ERIC STEHFEST
und Michael J. Stephan

9 TAGE WACH

EDEL

VORWORT

Dennoch, ich bin ein Kind der Liebe,
… ganz sicher.

Meine süße blonde Mutter ist auf meinen Vater total abgeflogen. Die Bilder von damals, wie die beiden sich anhimmelten, die Fotos sagen alles.

Später jedoch hat meine Mutter sich auch anders verhalten. Männern hinterhergewohnt, einmal sogar mich, ihr Kind, zurückgelassen. Doch was sollte sie tun? Mama auf der Suche nach dem Glück. Ich hätte sie auch geheiratet, später. Besser ich als ein schlechter Vater, simples Einmaleins. Darum: kein Vorwurf, kein Wort je aus meinem Munde. Sie hat mit ihrer Liebe wirklich alles gut gemacht.

Hans und Horst sind längst tot. Hans kam aus Hamburg, sah aus wie ein Ufa-Star mit seinem energischen Kinn, kleidete sich verwegen und elegant zugleich. Der hätte jede haben können, sagte Urgroßmutter Hilde. Hans wurde Diplomingenieur und hatte zwei Söhne mit Hilde, der ältere ist mein Opa, Hans-Peter. Der wiederum wurde Marinesoldat der neuen Armee im neuen Deutschland und verliebte sich in Walburga, Sekretärin des FDGB-Chefs von Dresden. Sie heirateten, ihr Kind ist Liane, meine Mutter. Liane war bereits die zweite Generation, die versuchte zu vergessen. Danach kam ich.

Die Erinnerungen an die Urgroßväter Hans und Horst stammen aus Opas Fotoalben und geheimen Kisten. Abenteuer, Flugzeuge, Piloten. Der Zweite Weltkrieg beherrschte ihre Jugend, im Namen des Wahnsinns und des deutschen Volkes in Russland, Frankreich, Sizilien. Ein Mal abgeschossen, ein zweites Mal, Horst sogar drei Mal. Horst, der geborene Pilot, und Hans, der Kradmelder, weil einen Zentimeter zu klein zum Fliegen, doch später durfte er zur Luftwaffe. Die Risikobereitschaft und der Überlebenswille der beiden schienen besonders ausgeprägt. Tatsächlich jedoch gab es Drogen für das Heer, allerfeinste Amphetamine. Bomber-Piloten-Pervitin, damit Töten und Getötetwerden nicht so auf die Seele gingen, während sie hellwach von Frankreich über den Kanal flogen, »um England in Schutt und Asche zu legen«. Es folgte Geschichte. Deutschland, Blitzkrieg, der Untergang, ein Fußballwunder, Biker-Gangs. Und alle waren scharf auf diese Droge.

Die Soldaten haben fast das gleiche Zeug bekommen, das heute in den »Küchen« Tschechiens gebraut wird, nur viel sauberer. Die müssen unglaubliche Krämpfe gehabt haben, als im Kessel vor Stalingrad die Lieferungen ausgeblieben sind. Mit der Waffe im Anschlag versagt der Arm den Dienst. Aus.

Niemand achtete auf die schmalen Gesichter, Methylamphetamin lässt die Muskeln kontrahieren, du wirkst straff und gesund, siehst gut aus. Nur sind da keine Reserven, und wenn du runterkommst oder dich fallen lässt, wirst du sterben.

Das macht Methylamphetamin, es zieht an den Reserven, die Paranoia beginnt, wenn kein fettiger Schutz mehr unter der Haut bleibt. Genau der Zustand, vor dem wir irgendwann Schiss haben sollten, warum wir keine Diäten machen oder als Fünfzigjährige beginnen sollten, Marathon zu laufen. Es hat Soldaten ihr Leben gekostet, im Osten, nicht für Blut, Boden und Vaterland, sondern weil ihr Fett längst verbrannt war.

Methylamphetamin ist die ideale Substanz für Verschwörungssucher und alles andere als eine Party- oder Modedroge. Der Strichcode in einer geklauten Jacke, ein sehr bedeutungsvoller Strichcode, wird zum Rätsel, einem Beweisstück. Du wirst hochgradig unkommunikativ, jede Frage ist eine Unterstellung oder ein Angriff, bist im Zustand permanenter Verteidigung. Du suchst nach Geheimnissen und Fehlern, überall, bei den Freunden, deiner Familie, den Nachbarn. Selbst ein schiefgewachsener Baum vor dem Fenster wird zu einem Zeichen oder Symbol, muss ja einen Grund haben, dass er sich so verneigt. Dein verzerrtes Spiegelbild grinst dich an und macht dich glücklich.

Glück besteht nur aus Erinnerung, ausschließlich die »Drops« bleiben haften. Ortswechsel und Freundschaften sind unlogisch und wahllos, denn eine Droge hechtet von Kick zu Kick. Das macht Meth-User zu tragischen Menschen, weil sie keine Rücksicht nehmen auf ihre Zustände, sie sind nur noch »drüber«. Einer Meth-Biografie fehlen kostbare ruhige Momente, im Sonnenuntergang ein Buch zu lesen, guter Espresso. Die leisen Bilder fehlen oder sind schnell vergessen.

Ich will das nie wieder haben, ein Leben, das nur aus Kicks besteht.

1

TEIL

1.

Anja schlief noch. Eric hatte Muffin auf dem Arm, streichelte ihn, obwohl er den Hund nicht leiden konnte, weil er überall seine Haare verteilt hatte. Jeder Bewohner markiert sein Revier auf besondere Art. Die Heizung auf Anschlag, Anja liebte Wärme. Das Laken verrutscht, sah hübsch aus, ihr brauner nackter Hintern. Schade, dass sie hier schon mit Lars, ihrem Ex, gewohnt hatte, schade, dass der Hund so hieß. Eric nannte ihn jedenfalls Lars, den Jack Russell mit dem Namen »Muffin«.

Musste duschen, kaum geschlafen, eine zerschossene Nacht mehr in Heidenau. Mit dem Tütchen saß er auf dem Klodeckel, wusste nicht, wie lange schon. Ließ die Seiten eines Buches durch die Hände gleiten, ein sehr feines Geräusch, das mochte er, tat tat tat tat ... Eine Frage ist eine Frage. Kristalle in Plastiktüten können keine Antworten auf schwer zu lösende Fragen geben. So würde Eric sich auch nicht verteidigen können, dafür war er zu zittrig, zu unsicher.

Sie würde für mindestens drei Stunden reichen müssen, die Tüte zur Reserve, ein viertel Gramm. Nicht, um das Bewusstsein zu verändern oder schön feiern zu gehen. Es diente der Verteidigung. Er suchte leise die Zettel zusammen, seine »Akten«, verteilt in den Schubfächern. Beweise, Aufzeichnungen, ein komplettes Dossier. Nur nicht das Fotoalbum vergessen. Irgendetwas fehlte ihm ständig. Suchaufgaben waren die perfekte Beschäftigung in schlaflosen Nächten. Wie heute, vor seiner wichtigen Verhandlung.

Ziemlich viel Papier wegen einer geklauten Jacke. Nicht geklaut, umgewidmet, gerecht-gerechnet. Die Hälfte vom Preis zu bezahlen war mehr als fair. Märkte und Ökonomie, eine Lektion aus Erics Zeit in der Fachoberschule.

Der Fernseher lief wie immer, nur damit sie schlafen konnte. Ein Aschenbecher neben dem Bett, rauchen ist so viel besser als schlafen oder die Stille. Eric wartete im Fenster sitzend auf sein Taxi, das er am Abend zuvor reserviert hatte. Hinter dem Bett die Kleiderhaken, dort hing die Jacke. Anja wurde wach, als er die Tür schloss. Vorbei an den Briefkästen im Treppenhaus, sie hatte panische Angst davor, den Briefkasten zu öffnen. Gelbe Post von Behörden, Vorladungen, und immer wieder die schlechten Nachrichten vom Arbeitsamt. Das Taxi wartete schon.

»Amtsgericht Pirna, das Gericht auf dem Hügel.«

»Kenne ich. Hat mich ein Kollege damals hingefahren.«

Der kannte also Zeithain, den gemäßigten Strafvollzug für Unentschlossene. Eine Tätowierung zwischen Daumen und Zeigefinger des Taxifahrers verriet ihn. Fünf blaue Punkte, vier Wände und ich, das soll beruhigend wirken beim Alleinsein, beim Warten darauf, dass es irgendwann vorbei ist.

»Dreißig fünfzig, bitte.«

PIRNA, AMTSGERICHT, KLEINER SAAL, 09:00 UHR

DER FREISTAAT SACHSEN GEGEN ERIC STEHFEST

Im Namen des Volkes wurde das Licht gedimmt, leises Läuten. Die im Saal und die auf der Bühne erhoben sich, der ehrwürdige Richter erschien, nahm jedoch Platz hinter den Zuschauern, ganz links hinten. Von dort kamen die besten Auftritte, von links hinten nach rechts vorn. Man sollte nur wissen, dass der Richter dort sitzt, mit der gebotenen Autorität, denn er würde in den folgenden zwei Stunden kein einziges Wort sagen.

Deutschland am Mittwoch, dem 05.08.2009. Die Zahl der an Schweinegrippe Erkrankten stieg weiter, im Kölner Oberlandesgericht wurde ein Theaterstück über einen wahnsinnigen Schauspieler verboten.

Auch in Pirna in Sachsen tagte ein Gericht im Haus des Amtsgerichtes, Saal zwei. Natürlich sitzen Richter immer auf der Bühne, rechts und links die Schöffen, zu deren Seite der Staatsanwalt.

Der Angeklagte Eric Stehfest musste warten, bis der Staatsanwalt seine Grußformel beendet hatte, durfte überhaupt nur nach Aufforderung sprechen. Unter den Zuschauern eine Schulklasse, Erics ehemalige Klassenlehrerin, die »Chorleiterin«, machte heute einen Ausflug in Gemeinschaftskunde mit einer siebenten Klasse. Die Schüler durften auch kein Wort sagen, nur Eric ab und zu winken.

Er wusste, warum er nicht längst weggesperrt worden war. Die anderen in den Clubs und Gangs – die anderen waren viel älter. Sieben Vorstrafen, alles Kinderstrafen. Entschuldigung, Täter-Opfer-Ausgleich, paar Arbeitsstunden, Antiaggressionstraining. Nur keine Haft, er war immer als Mitläufer durchgegangen, weil die Richter seinen Lügen geglaubt hatten. Heute würde es gefährlich werden, obwohl er nur eine Jacke geklaut hatte. Jetzt kamen die Vorstrafen hinzu, ihm drohten fünf Jahre Freiheitsentzug.

»Sie haben den mehrfachen Hinweis, sich einen Anwalt zu nehmen, missachtet. Warum?«
Der Staatsanwalt führte die Befragung, während der Richter nur zuhörte.
Eric wollte sich selbst verteidigen. Dabei – des Stiefvaters Schwester war Anwältin. Die Stieftante, seine halbe Tante, klar hätte die ihren Neffen erneut rausgehauen.

Nicht nötig, ich weiß, was ich nicht sagen darf. Ich kann mich gut erinnern, Paris 1942, Richtung Flugplatz, da schenkte ich Hilde ihren Ring. Ich sagte, Hilde, weine nicht, schau nach Osten. Sie gab mir einen letzten Kuss.

AUS DEM PROTOKOLL:
»Herr Stehfest, wissen Sie, welcher Tag heute ist?«
»Entschuldigung, ich fange besser von vorn an. Es beginnt 1989, Mama hatte eine schwere Geburt, ihr Kind war zu dick. Mach dir keine Sorgen, Mama, sagte ich, das bleibt nicht so. Sie wusste nicht, ob ihr Kind ein Junge oder Mädchen sein würde, und dann der Kaiserschnitt, weil der Kopf so riesig war. Die Ärzte fragten sie nach zwei Namen, kurz vor der Narkose. Das müssen Sie sich vorstellen, Herr Staatsanwalt, sie sagte nicht Eric ›oder‹ Christin. Sie hat ›und‹ gesagt.«
»Und dann, Herr Stehfest?«
»Ja was schon, es wurde Eric.«

Er musste kurz nachdenken, kurz verschwinden, denn die Wirkung ließ gerade nach. »Darf ich mal aufs Klo?« Die drei Stunden waren vorbei. Auf der Toilette rutschte Eric ein Monolog von Brecht aus der Tasche, fast hätte er seinen Joker vergessen. Der Staatsanwalt erwartete eine typische Drogengeschichte, und er wurde von Eric nicht enttäuscht.

AUS DEM PROTOKOLL:
»Nehmen Sie bitte wieder Platz.«
»Danke, ich habe schon zu viel gesagt. Entschuldigung.«
»Bitte?«
»Ich bin etwas aufgeregt. Das mit der Jacke wird nicht mehr vorkommen. Wir haben uns getrennt.«

Das Wirrwarr der losen Blätter, einige in Folien, andere in Kuverts. Hildes Worte, »einer von uns beiden muss es sich merken«. Als hätte sie geahnt, dass sie dement werden würde und Eric nach Zetteln suchen müsste.
»Ich habe ihn gleich, Herr Richter.«

Hilde, der Krieg ist vorbei. Ich war nur drei Jahre in Gefangenschaft.

»Herr Stehfest, setzen Sie sich bitte wieder. Sie sind zwanzig Jahre alt, ledig, wohnhaft in Dresden?«
»Mein Name ist Eric Stehfest. Darf ich das bitte selber vortragen?«

Der Staatsanwalt lehnte sich nach hinten, Eric wühlte weiter in seinen Dokumenten.
»Das können wir uns eigentlich schenken, Herr Staatsanwalt. Außerdem finde ich die Seite nicht. Wäre doch besser, wenn Sie beginnen.«
Die Anklage wurde verlesen, Juristendeutsch, endlose Schachtelsätze.

AUS DEM PROTOKOLL:
»Folgende Feststellungen ... zu den persönlichen Verhältnissen des Angeklagten. Reife- und Entwicklungsdefizite. Es liegen schädliche Neigungen vor ...«

Eric wusste sehr genau, warum er sich selbst verteidigte. Er wollte keine Anwältin, die ihm die Hand auf die Schulter legte. Die alberne Sätze sagte wie: »Lass mal gut sein, sprich auf gar keinen Fall, außer, wenn ich dich dazu auffordere.«

»Bleiben Sie bitte sitzen, Herr Stehfest. Wir haben keine Eile. Ich zähle jetzt im Kopf von 1989 bis 2009, sagen Sie einfach ›Halt‹, wenn Sie wissen, welches Jahr heute ist. Oder fangen Sie von vorn an.«
Eric legte los, als hätte er nur auf diesen Augenblick gewartet.
»Prag, es war in Prag, ganz klar. Nein Paris. Oder doch Prag? Wir können Hans nicht fragen, aber Oma, seine Frau.«

Noch heute redet man in Marnitz kein Wort darüber.

Marnitz, das kann kaum jemand fehlerfrei schreiben. Wir wollten das Zeug gar nicht schlucken, doch Befehl war Befehl.

»Das muss ein Irrtum sein, Herr Stehfest. Wir sprechen über Dresden und Freital. Und über ein Warenhaus in Heidenau.«
Noch gab es keine Drogenkontrollen vor den Verhandlungen, vielleicht war das ein Fehler.
»Sie sind Eric Stehfest, das ist doch korrekt? Geboren am sechsten Juno 1989 in Dresden.«
»Ja?«
»Herr Stehfest, Sie erinnern sich daran, dass Sie am 9. Mai dieses Jahres verurteilt wurden, im Amtsgericht Dippoldiswalde, für ein Delikt mit schwerem Raub und Körperverletzung?«
»Ja?«
»Nur einen Tag später klauten Sie eine Jacke in einem Warenhaus, obwohl Ihnen klar sein musste, dass Sie dabei Ihre letzte Chance verspielen. Darüber reden wir heute.«
»Klar, Herr Staatsanwalt.«

Nur – Hilde kann sich an nichts davon erinnern. Ich war gerade bei ihr, habe sie besucht, auf der Station. Kein schöner Anblick. Wenn sie nicht um sich schlägt, starrt sie auf die Nordsee. Sie erkennt mich nicht mehr.

»Heute ist ein besonderer Tag. Ich bin so glücklich, endlich studieren zu dürfen.« »Entschuldigen Sie, Herr Stehfest. Bevor wir uns missverstehen, noch einmal Fakten.« »Einen Moment nur, ich muss kurz in meine Unterlagen schauen. Ich kenne übrigens alle Fakten.«

Eric holte das Fotoalbum heraus, weiß beschriftet, in großer lockerer Handschrift, »Türkei 1999, Ohrenschmerzen«.

Was für ein Ausflug, welch kluges Ablenkungsmanöver von Liane, der Urlaub unter Palmen. Zum Trost für beide, denn gerade hatte Erics Vater sie endgültig verlassen.

»Sie können sich bestimmt vorstellen, Herr Staatsanwalt, wie es ist auf dem Dorf, mit meinem Familiennamen. Da sitzt man schnell mal weich.«

In Ihren Unterlagen, Sie sprechen immer von einer Anja Hilbig. Sagen Sie das bloß nicht Hilde.

Wirklich dumm, dass die im Gericht keine Drogenkontrollen machten.

2.

Die Landkarte von Erics Leben enthielt nur drei Orte. Possendorf, die Kleinstadt Freital, wo er zur Schule ging, und Hänichen. In Hänichen entstand gerade das Familiennest, das »Haus der sieben Schwestern«. Doch nichts übertraf die Langeweile von Possendorf, einem Buswendeplatz mit Asia-Imbiss und drei Häusern.

Auf alten Schulfotos saß Eric neben längst vergessenen fremden Kindern, die Orte hatten zu schnell gewechselt. Seine Geschwister, ein Bruder und eine Schwester, hatten mehr Glück. Sie hatten Freunde gefunden, durften sie behalten. Auch ihren Papa durften sie behalten. Wenn Eric an seinen Vater dachte, sah er nur Bilder der Trennung. Wie seine Mutter und er sich anbrüllten und Türen knallten. Keine einzige Erinnerung daran, dass er einfach bei ihnen war. Nur wie Liane weinte. Blieb immer ein Scheißgefühl, insgeheim auf jemanden zu warten, den man gleichzeitig hasste.

Eric skatete mit seinem neuen Board über den Buswendeplatz von Possendorf, nur zwanzig Kilometer von der Stadt Dresden entfernt. Bisher hatte Opa ihn immer abgeholt zu den Besuchen nach Dresden, bis Eric dreizehn war durfte er nie allein fahren. Jetzt musste aber eine Entscheidung getroffen werden, weil er kein Dorfkind bleiben wollte.

3.

Andy, fettiger Topp-Schnitt, bisschen länger als Topp. Klein, doch die größten Freundinnen, weil er verbraucht wirkte. Eric stand daneben wie ein Bubi, ein kleiner Süßer, dem man in die Wange kneift. Zentriert, geradegerückt, mit der Ausstrahlung eines Enkelsohnes. Er versuchte Andy zu gleichen, sich die Haare nicht mehr zu waschen. Dafür wurde er zum Therapeuten von Andys Verflossenen, wenn die sich ausheulen wollten.

Andy war wenig Körper in zu weiten Klamotten. Ein ewiges Grinsen sein Markenzeichen. Grinste immer und war bekifft, bevor er gekifft hatte. Guter Stil beim Skaten, extrem weich. Er liebte die breiten Boards, acht Inch. Immer einen Edding in der Tasche, um auf Bahnsitze zu taggen. Andy war ein Weltklasse-Gamer und Skater. Unter seiner Joggingjacke kroch eine Ratte herum, meist sah man nur ihren Schwanz. Warf einmal ein offenes Tintenfass nach seiner Mutter, der Meisterdieb. Die Jacke am Bund nach innen gefaltet, spazierte er gelassen durch die Regalreihen des Warenhauses. Warf in den Kragen Süßigkeiten oder Disketten, wurde nie dabei erwischt. Die Jacken waren perfekt zum Klauen, besonders als die ersten MP3-Player auftauchten.

Andy stand als Erster den »Kickflip«, wo das Brett sich beim Sprung 360 Grad um die eigene Achse dreht. Auf dem Parkplatz vor dem Warenhaus, ihrem Treffpunkt, behauptete Eric, dass er den Flip auch könne. Einfach behauptet, als sie dort in Jogginghosen und Kapuzenpullovern rumhingen.

»Kann ich auch.«

»Zeig.«

Gestanden. Schwein gehabt, Junge, sollte man sich nicht drauf verlassen. Leider waren gerade keine Mädchen in der Nähe, die hätten ihn dafür abgeknutscht. Nicht den Bubi, sondern einen richtigen Kerl.

Eric brauchte ständig neue Röntgenpässe. Gingen ständig zu Bruch, Finger, Mittelhandknochen, Schmerzgrenzen. Kein einziges Weihnachtsfoto existierte ohne blaue Gipsbandagen.

Andy und Eric skateten durch ihre Geisterstadt, die Straßen waren für sie immer leer, selbst wenn sie es nicht waren. Als Andy mit seiner Mutter nach Dresden zog, war das alte Bruchhaus nebenan kein Gespensterschloss mehr. Vorbei die Gruselstunden auf Andys Couch. Wenn seine Mutter zur Nachtschicht fuhr und sie heimlich »Es« anschauten, mit dem Clown, der kleine Kinder frisst, während sie schlafen. Andy und Eric liebten Horrorfilme.

Ein Bus alle vierzig Minuten, eine einzige Haltestelle, eine Hauptstraße, ein Friseur. Nichts war mehr komisch oder aufregend. Auf dem Parkplatz vor dem Warenhaus war Eric allein. Ohne Publikum kein Kickflip, kein Handstand, nackt auf dem Board. Blieben das Haus der sieben Schwestern und der Stiefvater mit dem Staubsauger, »der Junge soll die Schuhe ausziehen«. Eric war ein guter Junge, der auf dem Fensterbrett hockte, während in der Nachbarschaft ein Haus nach dem anderen unbezahlt blieb. Hänichen wurde für die nächsten hundert Jahre zur Baustelle, Väter kamen und errichteten in der Nachbarschaft die nächsten Häuser für sich und die nächsten Schulden. Einziger Trost blieb der Spaß, den man mit einem steifen Schwanz haben konnte, vorausgesetzt, man blieb dabei ungestört. Zur Strafe für eine begangene Schweinerei endete der Kabelanschluss vor Erics Zimmer. Nicht einmal der Schwanzvergleich mit Philipp im

Park konnte das Verlangen nach der großen weiten Welt stillen, das mit Andy in die Großstadt gezogen war.

Der kleinste von Erics Freunden, noch kleiner als Andy, mit einer coolen Spuck-Zahnlücke zwischen den Schneidezähnen, Philipp. Wenig Haare auf dem Kopf, dafür viel Bart im Gesicht, später. Ein kleiner Sachse und Skifahrer. UFC-Fighter, viel Kampfsport trainiert, etwas zerbeult, hatte zu viel eingesteckt. Sehr familiär, so war er schon als Kind. Sein Vater auch ein Pitbull. Einer, der mit dem härtesten Knochen des Menschen, dem Ellenbogen, die weichste Stelle eines Auto zerschlug, um durch das Loch in der Scheibe den Fahrer zu ziehen, weil der ihn »unsportlich« überholt hat.

Ein grauer Winter begann. »Kauf mir eine Jacke aus Holz, Mutter.« Diese Späße verstand Liane nicht, während Andy sich schlapp gelacht hätte. Die langen Abende an den Wochenenden, die Eis-Disco. Hatte Mama ihm beigebracht, rückwärts zu kurven, gelernte Eiskunstläuferin. Danke, Mama, dafür bekam er seinen ersten Zungenkuss von Lydia. Die lag am nächsten Tag mit einer Alkoholvergiftung im Schulhaus. Lydia war extrem hässlich wenn sie heulte oder eine Alkoholvergiftung hatte.

4.

Schule, sieben Uhr aufstehen, zum Buswendeplatz, zwei Zentimeter Abstand zwischen Bus und Bordstein. So riesig war der Ort, an dem Andy ihn zurückgelassen hatte. Eric zeigte sein Ticket, fuhr mit den anderen Dorfkindern zur Schule nach Freital. Ließ absichtlich die Schultasche im Bus liegen, um sie in der Fundstelle wieder abholen zu können.

Freital schmeckte nach Milch. Eric dachte an Kühe, an Weiden, wenn er aus dem Fenster der Schule schaute. Er hatte immer dieses »Gefühl von Milch«.

Im Jungenklo der »Waldblick-Mittelschule« biss Eric sich die Unterlippe blutig, nur um nach zwei Schulstunden wieder nach Hause fahren zu dürfen. Er hatte die Wahl zwischen acht Stunden Unterricht, danach Chor mit der gleichen Lehrerin, oder zu Hause Fernsehen. Die »Gummibärenbande«, »Darkwing Duck«, die »Kickers«, »Dragonball-Z«. Eric war »Son Goku«, der mit der fliegenden Wolke, durfte aber Mama nicht wissen. Das Einzige, was Eric wirklich fehlte, war eine fliegende Wolke.

»Ja, ja, ja!«, so lautete der Befehl, die Mission. Toll, Andy war fort und Son Goku sagte »Zero or die«. Stand auch auf Erics Skateboard, mach es endlich oder stirb. Der Bus aus Tschechien fuhr weiter nach Dresden, Eric stand mit dem Skateboard an der Haltestelle und übte die immer gleichen Tricks.

Er beschimpfte andere in der Schule, klebte viele böse Worte aneinander, bis zur »Arschfickfotze«, als die Direktorin ihn und Liane vorlud. Eric versprach Besserung, ich mache auch mit beim Schultheater. Wie anständig von dir, fand die Schulleiterin, deren Aufgabe es war, Kindern die Welt und das Leben zu zeigen. Ein großer Teil des Unterrichts waren Bastelstunden, darum war es viel interessanter, aus dem Fenster zu schauen, während die Schultage vergingen. Bastelt euch nur tot, das wollte Eric nicht teilen oder lernen, er suchte nach einem beschleunigten Übergang vom Kind zum Großsein. Stundenlang hockte er im Straßengraben der einzigen Hauptstraße, brachte die Trucks zum Hupen, die durch das Dorf fuhren. Noch gab es keine Autobahn nach Prag, die den gesamten Verkehr schlucken würde, als hätte es niemals die Lawinen von Fahrzeugen gegeben und die Büdchen hinter der Grenze, wovon die älteren Kinder unglaubliche Geschichten erzählten.

Immerhin konnte Possendorf mit tollen Dorffesten aufwarten – »Besuchen Sie Freital im Ost-Erzgebirge!« Wo Dreizehnjährige zu Mittag Cola-Bier trinken, zu Schlagermusik Tangas durch die Luft fliegen, wo sich Väter beim besoffenen Spagat schwere Verletzungen zuziehen. Sommerfeste, Gerangel auf dem Vorplatz der Schule, Eltern, die ihre Kinder beim Topfschlagen anfeuern.

Highlight des Jahres war das sogenannte »Teichfliegen«, der Rest der Welt nennt es Seifenkistenrennen. Selbstgebaute Vehikel, die über eine Rampe in den Dorfteich fliegen mussten – sollten. Viele brachen schon beim Anlauf auseinander, der absolute Wahnsinn. Im Anschluss Big Party, ein DJ mit einer einzigen CD, ein Würstchenstand, ein kleines Bierzelt. Philipps Eltern besaßen eine Laube neben dem Dorfteich, so bekam Eric einen VIP-Ausblick auf das Flugfest. Wie sollte er hier die nächsten Jahre überleben?

Die Blitzer an der Fernstraße reagierten noch auf Radfahrer, also die Straße hinauf, hinunter, Blitz auf Blitz. Auf dem Friedhof ein kleiner Trompeter, der bei den Beerdigungen für traurige Musik sorgte, der hatte Eric ein paar Mal angesprochen. Ein Trompeter suchte Nachwuchs für einen sterbenden Beruf, das war toter als tot. Wirklich letztes Abenteuer war ein Haus in einer Seitenstraße mit einem mumifizierten Hund vor der Tür. Das Haus der Wagners, der wahnsinnige Vater hatte es angezündet, ein brennender Vater hinterließ ausgebrannte Kinder und einen toten Hund. Zwei ausgebrannte Kinder, nein, natürlich waren sie davongekommen, die konnte Eric trotz ihres Unglücks nicht leiden.

Neben dem Buswendeplatz hatte ein asiatisches Restaurant eröffnet, großartig gebratene Nudeln mit Hühnerfleisch, und ein sehr beliebter Wettbewerb, besser als jede Mutprobe. Wer kippt ein ganzes Chili-Glas über seine Nudeln und überlebt das Essen? Es brannte im Mund noch länger als das Haus der Wagners. Unter den Gewinnern der Chili-Esser belegte Eric Platz neun von zwei.

Dabei wartete nur wenige Meter weiter die Erlösung, mehrmals täglich fuhr mit dem Zwei-Zentimeter-Abstand zum Bordstein die 3-6-0, der Linienbus nach Dresden. Hier ist deine fliegende Wolke, Eric. Eins achtzig pro Fahrt und ein Schülerausweis.

Die Winter-Traumreise mit Papa nach Österreich, niemand sonst hatte Eric auf eine Reise mitgenommen, außer in die Türkei, die Reise mit den Ohrenschmerzen. Nur Papa und Liane waren mit ihm verreist, und irgendwie auch Andy. Andy war fort, also wartete er auf Papa. Scheiß auf Papa. Er ließ neun Busse abfahren, in den Zehnten stieg er ein.

Dresden hat sehr viele Bewohner, doch nur wenige Orte, wo sich Skater treffen. Eric landete genau am richtigen Ort, vor dem Kristallpalast, einem Kino. Noch war die Zeit der Telefonzellen, sodass Mama nicht ständig anrufen und Fragen stellen konnte. Wo Eric gerade wäre oder wann er wieder nach Hause käme. Klingelnde Telefonzellen gab es offiziell nur im Fernsehen.

Eric fand Andy und seine Ratte schon beim zweiten Ausflug. Der hatte schnell seine Hausaufgaben gemacht, war kein Dorfkind geblieben. In der Halfpipe an der Petersburger Straße wurden Tricks ausprobiert, sogar die Bordsteinkanten waren gewachst, um besser »grinden« zu können. Das Hartwachs klauten oder »borgten« sie bei den Eltern, die damit Skier wachsten. Eric fand nicht nur Andy wieder, ohne den von Freital nur noch die Spielbühne interessant geblieben war, sondern eine richtige Skater-Gang.

5.

»Spielbühne« heißt das Theater in Freital. Stefan Oehme, ein Schulfreund Erics aus einer christlichen Familie, verbrachte dort viel Zeit. Die beiden hatten Sketche von den DDR-Comedians Herricht und Preil geübt und in der Schule aufgeführt. Dafür gab es einen wichtigen Satz im Zeugnis, neben der Fünf in Betragen. »Eric engagiert sich sehr im kulturellen Leben der ›Mittelschule Waldblick‹.«

Die Spielbühne lag etwas abseits, in einer Halle hinter einem Schrottplatz, betreut von einer guten Seele. Hannelore Umlauft hatte es sich zur Aufgabe gemacht, in einer Provinzstadt ein Jugendtheater zu betreuen. Ein kleiner Schaukasten neben dem unauffälligen Eingang, unten die Hausmeisterwohnung, dahinter eine Steintreppe ins Obergeschoss. An der Wand ein Pfeil, weiß auf schwarz, »Jugendbühne«.

Die andere gute Seele war der Regisseur Mario Grünewald. Bei ihrer ersten Begegnung fragte er Eric nicht, ob er mitspielen wolle, machte auch keinen Test mit ihm.

»Kannst du lesen? Der Text liegt da drüben auf dem Pult. Du bist die Birke. Na los.«

Mit der »Sonderbaren Reise des Herrn Tannenbaum« begann das zweite, vorerst geheime Leben des Eric Stehfest.

Dieser Ort war magisch, der Regisseur ein richtiger Schauspieler, Mitte 30. Nach Herricht und Preil, die nur herumalberten, und Erics Zwischenspiel als Frontmann einer Mädchentanzgruppe, endlich Rollen in einem richtigen Theater. Egal, dass es sich im Hinterhof eines Schrottplatzes befand, zwischen alten Containern.

Erics Schuldirektorin, die sein Geheimnis kannte, hatte es wirklich drauf, in der Spielbühne anzurufen. Forderte rotzfrech den Rausschmiss von Eric aus dem Theater, weil er zu vorlaut wäre. Als würden im Laientheater nicht genau diese Kinder gesucht, um sie abzulenken oder mit Sprache auszustatten. Hannelore Umlauft, Leiterin der Jugendbühne, war die schlechteste Adresse für eine Direktorin, um sich über missratene Schüler auszuheulen.

PIRNA, AMTSGERICHT, KLEINER SAAL, 09:34 UHR

AUS DEM PROTOKOLL:

»Eine Frage, Herr Stehfest, wer ist Hannelore?«

»Das Gespräch, Herr Staatsanwalt, hätte ich auch gern mit angehört. Frau Hannelore machte eine vorlaute Direktorin herunter, oder ließ sie ausgesprochen höflich abblitzen. Hat sie mir kurz danach erzählt, und dass ich mir von einer Direktorin nichts sagen lassen müsse. Eigentlich meinte sie: ›Weiter so, Eric.‹«

6.

Eric fuhr wann immer er konnte zu Andy nach Dresden. In der Küche stand ein »Sandwichmaker«. Eric und Andy ernährten sich fast nur davon, Toast und Ketchup, manchmal auch Ketchup mit Toast. Ohne zu kiffen schafft man bestenfalls zwei trockene Toastscheiben, so wurde auch daraus ein Wettbewerb verschiedener Gewichtsklassen. Zwischen Eric, dem dreizehnjährigen Fliegengewicht, und seinem älteren Freund.

Eric saß auf Andys Fensterbrett. Zwischen den Neubauten der Nachbarschaft dröhnte die Musik von Eminem. Gegenüber ein wunderschönes Mädchen – Lilli, die war vielleicht sechzehn. In die hatten sie sich beide verguckt. Taten cool und hingen mit einem Joint am Fenster. Hatten sich irgendwann sogar mit einer Rasierklinge »Lilli« in den Arm geritzt, beide. Und nie darüber nachgedacht, was sie täten, falls Lilli hier klingeln würde.

Dann sah Eric Andy, drüben in Lillis Zimmer, wie sie auf Andys Schoß saß und ihn küsste. Sie schaute dabei herüber, als wollte sie Eric eine geheime Botschaft senden. Warte ab, in zwei Jahren sitzen wir beide hier, dann ist Andy vergessen. Doch auch ihr Blick konnte Eric nicht trösten, eine Siegerpose für den Freund – für Eric Verrat, damals jedenfalls. Natürlich blieben sie Freunde.

Ein Foto, Stufen mit einem Geländer, vor dem Kristallpalast in Dresden. Ein freundliches Kind lächelt in die Kamera. Die Kugellager für die Skaterrollen hatte Oma geschenkt, damit wurden die Boards schneller. Wer am längsten über das Geländer rutschte, war ein Hero. Es ging viel ums Kiffen, das war Teil des Aufnahmerituals. Um in einer Gang mitspielen zu können, brauchte es einen Status. Eine Stunde rumsitzen, einen Joint rauchen, paar Moves und weiter die Zeit totschlagen. War nicht schwer, dabei aufzufallen, es genügte schon, nicht die ganze Zeit herumzuhängen. Eric musste jetzt fünf wichtige Dinge miteinander verbinden, Mama, Schule,

Bühne, Oma, Skater, und vier von denen durften nicht wissen, dass er kiffte.

Bei Andy in Dresden gab es überhaupt keine Kontrollen. Er besaß eine Spielkonsole mit einem Egoshooter und CDs von Eminem, die Umstände waren perfekt.

Der Guru der Gang, den sie alle den »Gärtner« nannten, betrieb ein Gewächshaus vor der Stadt, in dem er zweitklassiges Gras anbaute. Von ihm konnten sie viel lernen, obwohl er nicht mal ein Board besaß. Dafür hatte er das Gewächshaus, einer musste sich um den Nachschub kümmern.

Es klingelte bei Andy, der Gärtner. »Heut Nachmittag, bring deinen Freund mit.« Andy und Eric betraten den Bong-Boden, einen Ort, den es eigentlich nicht geben sollte, nicht für Dreizehnjährige. Andy hatte es längst hinter sich, das Aufnahmeritual, die Mutprobe. Eric nicht, doch so waren die Regeln der Skater. Vielleicht half ja ein bisschen Italienisch, va bene?

Die Stadt Dresden verbirgt eine unsichtbare Wüste, auch der Dachboden oben in Andys Haus gehörte dazu. Eric traf sich zum Skaten mit seinen neuen Freunden in der Neustadt, während die Eltern ihn bei den Großeltern wähnten, in Prohlis, einem anderen Stadtteil von Dresden.

Die Großmutter verbrachte ihre Zeit gern mit dem Enkel, doch auch da gab es einen Deal. Er begleitete sie zum Schwimmen, danach aßen sie in einem schicken chinesischen Restaurant, dann durfte er gehen. Der aufgeweckte Eric konnte sich sehen lassen, war gut erzogen und höflich, warum sollte ein Dreizehnjähriger auch anders sein? Er popelte nicht in der Nase, wünschte sich »richtig scharfe Rollen«, doch diesmal nicht für die Bühne, sondern für sein Skateboard. Eine coole Jacke gleich dazu. Vorbei die Zeit, als Kinder sich »etwas« wünschten, von den Eltern zum Geburtstag oder vom Hasen, mit dem Erwachsene zu Ostern kleine Kinder verarschen. Der Irrsinn des Konsums war längst angetreten und hatte jede Bescheidenheit verloren. Dreizehn Jahre nach dem Mauerfall hatten Wünsche Namen, Markennamen, Resultat einer raffinierten Werbung, die selbst Kinder als Zielgruppe einkalkulierte. Die Kinder der neuen Zeit kannten den Preis und die Namen ihrer Träume. Darum wurden Wünsche unbescheiden und mit einer Hausnummer vorgetragen und gern von einer müden, glücklichen Großmutter per Geldschein eingelöst.

Den ersten Schritt müssen wir selbst gehen, sagt ein russisches Sprichwort, die folgenden Schritte sind Zufall. Der Zufall führt die Klugen, die weniger Klugen führt er an der Nase herum.

Der Guru führte sie unters Dach. Was die von Eric wussten, war die Geschichte vom verschwundenen Papa aus Italien, Palermo, ein Scherz. Hier auf dem Dachboden glaubte es sowieso niemand. Eric wie immer das Fliegengewicht, während die anderen schon versierter waren, als sie ihm Mut abforderten. Darum hatten sie ihn auf den Boden bestellt.

»Lass uns was kiffen«. Keine Tüte, sie holten die »Maschine«, eine Zwei-Liter-Bong. Das war seine Probe, alles anzünden, bis der gesamte Rauch im Rohr war, absetzen, dann voll durchziehen. In einem Zug zwei Liter stechenden Qualm inhalieren. Nun hätte Eric Hilfe gebrauchen können.

Die Großen, der Guru und Andy saßen im Kreis um ihn, zwischen altem Gerümpel und Möbeln, die nie wieder jemand in seine Wohnung stellen würde. Sie beobachten ihn mit wachsender Schadenfreude. Der gelblich-dreckige Qualm von einem fünftel Gramm wurde aus dem Rohr in Erics Lungen gepresst, schon vom Anblick der Menge wurde Andy übel. Im Kopf der Bong sehr begehrtes Dope, genannt »Jude«. Ein kleines Stück nur, von einer dunkelbraunen, fast schwarzen Platte des Gärtners.

Wollen doch mal sehen, ob nun alles »va bene« bleibt bei diesem halben Angeber-Italiener. Die Freunde hatten keine Vorstellung davon, dass sie gerade in Erics Vorstellung saßen. Er betrat seine Bühne und schluckte tapfer herunter, das Brennen in den Augen, den Hustenreiz, der ihn auftrieb wie einen Kugelfisch. Überstand es irgendwie, ohne sich einzuscheißen.

»Und? Was schaut ihr mich so an?«

Johlen und Gelächter. »Jo, Mann, der war gut!«

Applaus, angedeutete Verbeugung.

Reinknallen, die Wirkung überspielen. Richtige Zauberei. Kneif die Augen zusammen, nur lass die Bong nicht fallen. Ich werde mich schnell gewöhnen an das lustige Spielzeug. Kommt nicht nach einer Weile erst ins Kichern, wie nach einem Joint. Ist schlagartig breit. Mein Körper zittert. Ich will mehr davon.

Übelkeit, sein Bein verkrampfte sich. Eric vermisste gerade nichts, hatte sogar vergessen, worauf er gewartet hatte, am Buswendeplatz. Tschau, Papa. Wollte schon immer ein Flieger sein, und nun fühlte es sich so gut an. Der langweiligste Ort Ost-Sachsens und der Geschmack von Milch – egal. In Erics Zustand war Alleinsein plötzlich kostbar und schön.

Eric kam erst sehr spät nach Hause, weil er wie nie zuvor bekifft war, nun fand er gerade noch sein Bett. Kurz zuvor war auch Liane von ihrer Arbeit zurückgekommen, die hatte wirklich einen üblen Tag gehabt, und dennoch eine Ahnung, weil ihr Sohn so anders und vorsichtig das Haus betreten hatte. Er war sofort eingeschlafen, so fest, dass sie ihn schütteln musste, als sie am Morgen nach ihm sah. »Eric, was soll das? Musst du nicht aufstehen?« Eric murmelte, sie solle ihn schlafen lassen. Dann wurde er grob zu ihr, beschimpfte sie, stieß sie mit dem Bein weg. Sie fiel rücklings in einen Glastisch. Krachen und Scherben, Liane von den Splittern verletzt. So hatte Liane auf dem Boden gelegen, als der Boxer-Freund sie geschlagen hatte, nach Erics erstem großen Auftritt in der Karnevalsnacht von Hackenbroich.

Nichts war vorbei. – Scheiß auf den Tisch, morgen ist alles vergessen, verlass dich drauf.

PIRNA, AMTSGERICHT, KLEINER SAAL, 09:49 UHR
Die Schöffen tuschelten, das Klackern der Tastatur der Protokollantin zerhackte ihr Flüstern.
Solche Geschichten passieren einfach, eine Mutprobe absolvieren oder eine Jacke klauen. Gibt keine Frage nach dem wie.
Der Staatsanwalt fragte nach Uhrzeit, Fakten.

AUS DEM PROTOKOLL:
»Und dann?«
»Wieso geklaut? Ich hatte doch Geld, nur zu wenig. Warenhausverkäufer lassen nicht mit sich handeln, also habe ich ein anderes Etikett auf die Jacke geklebt. Exakt die Hälfte vom Preis.«

7.

Erics Stadt-Karriere begann mit Skateboardfahren und dem Rauchen von Harzen aus Pflanzen aus Gewächshäusern. Er benahm sich wie die Jungs aus angesagten Filmen, denn die kannten keine Regeln.

Beobachten wurde zu seiner zweitliebsten Beschäftigung. Die Codes in der Sprache, die Gesten, wie provokant Mode wirken kann. Punks, besetzte Häuser, brennende Mülltonnen, Sternburg-Bier – seine neuen Freunde. Eric brauchte unbedingt Nieten, bunte Schnürsenkel und eine zerfetzte Lederjacke. Bevor er den Wunsch ausgesprochen hatte, lag das neue Kostüm in seinem Zimmer. Mama teilte gern ihr Haarspray, wichtigstes Hilfsmittel für den Iro. »Kannst auch Zuckerwasser nehmen, dann hält er länger, mein Großer.«

Bei den Punks in der Neustadt begegnete Eric einem Mädchen, das heißt, er starrte sie nur an. Wollte ihr unbedingt gefallen, doch es ist nicht leicht, aufzufallen, wenn man vom Dorf kommt und sich auch so fühlt und benimmt.

Jessie war die beste Freundin einer besten Freundin und nie allein unterwegs. Trug ihre Haare kurz wie ein Junge, sie konnte unglaublich laut lachen zwischen den pöbelnden Punkfratzen der Neustadt. Am meisten gefiel ihm jedoch, dass sie eine Tänzerin war und wahnsinnig gut roch.

Für Eric begann eine Zeit großer Fantasien unter der Dusche, was ihn daran erinnerte, wie jung er wirklich war. Ein Bubi im Punkkostüm, ein Punkstöpsel der Klasse Fliegengewicht. Er konnte nicht mehr von der Schulbank aufspringen, wenn die Pausenklingel läutete, weil er seine ständigen Jessie-Erektionen für sich behalten wollte.

Als Jessie mit ihrer besten Freundin hinter der Scheune verschwand, wurde die Stadt zu einem riesigen Kindergartenbuch, einem Wimmelbild mit der Überschrift: Wo ist Jessie?

Silvester feierte Eric auf der Straße vor der »Scheune«. Liane hatte nicht mal gefragt, ob er zum Jahreswechsel bei der Familie bleiben würde. Er erschien irgendwann, aß, schlief, brauchte Geld und verschwand wieder. Klar, dass es ihren Sohn in die Großstadt zog. Das sah sie nicht als Mutter, sondern als Pädagogin. Mein Junge ist klug, der weiß, was er tut. »Wenn du deine Pflichten erledigst, darfst du tun, was du willst.« Schule, gute Noten, bisschen Rasenmähen. Deal.

Gegen Mitternacht stand ein Mädchen vor dem einzigen »Spääätі« neben der Scheune. Älter als er, Campino, die ihn direkt anflirtete. Trug einen Pony und lange Haare. Eric nannte sie Campino, weil sie Orangenbonbons im Mund hatte und davon einen nach dem anderen aß. Campino roch extrem nach Orange. Mitte zwanzig, er seit sechs Monaten vierzehn. Er würde sich ihr Gesicht merken können, das wusste Eric, und ihren Geruch, der ihn eigentlich störte. Dennoch fragte er: »Bekomme ich auch einen?«, nicht, weil sie so hübsch war. Wer genauso riecht, riecht nichts. Ein schönes Bild für das neue

Jahr, würde er nie wieder vergessen, auch weil sie ihm in der gleichen Nacht ein besonderes Geschenk machte. Es war kurz vor Neujahr und sie hatte sich extra Zeit gelassen.

»Lass uns ans Wasser gehen.«

Sie liefen die Königsstraße entlang, vorbei am »Goldenen Reiter« zur Elbe hinunter, auf eine der Wiesen. Dort würden drei Jahre später die Jungs eines anderen Clubs zwei Polen »fertigmachen«.

Campino küsste ihn, dann schubste sie ihn nach hinten, und als er auf dem Rücken lag, zog sie ihm und dann sich die Hose herunter. Campino ließ sich Zeit, fing ganz behutsam an, hat sich wirklich Punkt null Uhr auf ihn gesetzt, Punkt null Uhr angefangen, ihn zu vögeln. Sie zählte laut rückwärts, bis die ersten Raketen flogen, und setzte sich auf Erics Schwanz. Die oben auf der Brücke, die bestimmt zusehen konnten, waren ihr egal. Die Silvesterkracher flogen überall herum, Eric war völlig besoffen und zugeknallt, und es war dennoch unglaublich.

Danach zog Campino ihre Hose hoch und verschwand. Sagte kein Wort, ließ ihn einfach auf der Wiese zurück, die eiskalt gewesen sein musste, doch davon merkte Eric nichts. Er war glücklich und wollte nie wieder aufstehen. Eric, das kleine Großmaul, war zu Neujahr entjungfert worden.

Geschafft, Jessie. Danke, liebe Sofaritze, für die vielen schönen Stunden mit dir. Ich bin raus.

Er blieb lange auf der Wiese liegen, bevor er zurück zur Scheune taumelte. Seine Freunde sprachen gerade mit zwei Mädchen, Romy und siehe da, das Wimmelbild war entschlüsselt: Jessie. Die amüsierte sich über die vielen Ampeln, die er auf seinem T-Shirt angeordnet hatte.

Die Stripbar am Bahnhof, »Flirt«, später »Angels«. Ein sehr schöner Name für eine Stripbar, fand er damals.

Die hielten ihn dort für das Kind einer Stripperin, der Besitzer war ein Schulfreund von Tilo, Wolle. Den fragte er, ob er in der Bar sein könne, das war ja naheliegend, einem Mädchen gefallen zu wollen und damit anzugeben, dass man in einer Stripbar ein- und ausging. In diesem Alter müssen brave Kinder spätestens drei Stunden nach dem Sandmännchen ins Bett, doch er blieb bis kurz vor Mitternacht, bis in der Bar die Hardcore-Shows losgingen.

Für die Gäste gab es Buttons, eine kleine Ampel, die anzeigte, wie der Status der Besucher war. Rot für vergeblich oder schon vergeben, Orange für flirten oder mal schauen, und Grün für na klar. Er fing an, die Ampel-Buttons zu sammeln, befestigte sie auf seinem T-Shirt.

Auf der Straße gab es viele Demos, brennende Mülltonnen, viel Polizei.

Die Ampeln alle auf Grün, und wenn der Krawall beginnt,
Rot – Riot.

So bekam Eric seinen Namen. Ampel.

Jessie konnte sprechen, »Hey, du bist Ampel, musst du sein!« Was für ein Spitzname!

»Ja?«

»Klar. Tschau!«

»Wir sehen uns!«

Tolle Dialoge, ganz wie auf der Bühne. Und weil Dresden ein Dorf war, wusste Eric, wo er sie wiedersehen konnte. An der Scheune.

Das Wochenende darauf waren sie tatsächlich wieder dort. Eric zu Jessie:

»Wollen wir einen rauchen?«

»Ja. Hast du was?«

»Würde ich sonst fragen? Komm, wir gehen hinter den Club.«

Sie gingen auf einen Parkplatz, setzten sich hinter ein Auto, Eric rollte ihnen einen und gab damit an, dass er mühelos Mercedes-Sterne abbrechen konnte. Richtig elegant, anheben, leichte Drehung und ein kurzer Knick. Dann ging er über den Parkplatz und brach alle Sterne ab, um sie ihr zu schenken.

Eric hatte Campino vergessen, mit ihren blöden Orangenbonbons. Wahrscheinlich war es auch ihr erstes Mal ... Nein, dafür war sie viel zu raffiniert gewesen. Vielleicht hatte sie sich verkleidet, eine Studentin, die sich einen Neujahrsspaß mit einem Vierzehnjährigen erlaubte. Keine Amazone, die nebenbei ein Haus besetzte.

8.

Beinahe hätte diese Zeit mit einem Kopfschuss geendet, vor einem Proberaum am Rande von Gorbitz. Punkrock, Pogen auf engstem Raum. Die Nieten bohrten sich in Schulterblätter, Sternburger in Hektolitern auf den Köpfen der verschwitzten »Ois«. Eric, der Schmetterlingspunk. Mit Jessie vor den Augen sprang er über die Bühne. Musik auf Anschlag, brüllend laut, was für ein Genuss, Leuten beim Ausrasten zuzusehen. Den erhobenen Fäusten der Revolution und der Pubertät. Vermischt mit Sternburgdunst, besoffen, vollgequalmt und zugekifft. Manchmal Tabak, selbstgedrehte Zigaretten, ein großes Gefühl, der Nikotinflash nach einem fetten Joint. Eric fuhr gern mit der Hand über die geschorenen Hinterköpfe der Frauen, ihre kleinen weichen Borsten. Die leckten ihn dafür ab mit ihren Zungenpiercings, Metall und Spucke ergaben einen wunderbaren Geschmack.

Die letzten Restgäste zogen weiter durch die Straßen von Gorbitz, schubsten sich gegenseitig einen Hügel herunter. Eric fand diese Mädchen süß, die sich wie Jungs gaben, mit ihren tiefen Stimmen. Selbst wenn sie ihn anbrüllten, waren sie nicht aggressiv. Ging ja um viel größere Dinge, Scheißsystem, Scheißstadt. Stoßen wir an, auf alle, die nichts tun oder noch viel tun werden.

Neben Eric schlug eine Flasche ein, Schreie, Blut. Eine Gruppe

Neonazis hatte sie verfolgt, von einer Baustelle Ketten und Schilder abgerissen, Flaschenhälse in der Hand. Die gute Stimmung war vorbei. Auch die Punks zerschlugen Flaschen, wollten sie nur nie gebrauchen, Kraft und Gegenkraft, nein. Also lauft, dumm nur, in einer Nebenstraße zu landen. Dumm sich zu trennen. Die Faschos auch dumm, aber sie würden sich niemals trennen, um nicht allein erwischt zu werden. Drei Punks versteckten sich im Innenhof eines Neubaublocks, genau dort kamen die Skins herein. Zurück auf die Straße. Sie wurden erwartet. Einer rannte auf Eric zu, mit einem Schläger, knallte ihn gegen seine Kniescheibe. Eric fiel, der Schläger zersplitterte. Die anderen Punks konnten fliehen, nur Eric nicht, mit seinem offenen Knie, zusammengekrümmt auf der Straße. Der Skin zog eine Pistole, hielt sie ihm direkt an die Schläfe.

Letzter Moment, wo alles vorbei sein konnte. Du scheißt und pisst dich ein. Passierte Eric jetzt. Wie lustig, ein Grund, ihn nicht zu erschießen, war, dass sie lachen mussten. »Jetzt stinkst du auch noch, Scheiß-Punk. Wenn ich dich hier noch einmal sehe, drücke ich ab. Peng! Hahaha.«

PIRNA, AMTSGERICHT, KLEINER SAAL, 10:09 UHR
Die Schüler auf den Besucherbänken waren entsetzt, die Chorleiterin auch.

AUS DEM PROTOKOLL:
»Wir standen an der Kasse. Anja wollte noch ein kühles Getränk, ich aber wollte nur schnell aus dem Warenhaus verschwinden. Als Letztes zog die Kassenfrau die Jacke über das fiepende rote Auge und stellte eine extrem unpassende Frage.
›Wollen Sie das wirklich bezahlen?‹
Ich sagte nicht ›Nein‹ und bezahlte. Betrog. Ich bitte um eine harte, aber gerechte Strafe.«

9.

Kein Wochenende durfte ausgelassen werden, von den Partys zu den Theaterproben, dann nach Hause, mit vierzehn Jahren. Ein kleiner Spaziergang nur, Club, Jugendbühne, Haus der sieben Schwestern.

Das Punkstöpsel-Kostüm hatte Eric vor seinem Zimmer liegen gelassen. Nicht damit es gewaschen würde, sondern um es loszuwerden. Eric bat Liane, ihm die Haare zu schneiden.

»Wie kurz?«

»Noch kürzer.«

Er musste sich verändern, musste anders werden. Wenn er auf einer Straße Schiss hatte, wären es morgen alle Straßen.

Die Wochenenden waren heilig, darum konnte Eric nicht mehr mit seinen Eltern in den Urlaub fahren. Hatte sturmfrei, veranstaltete Hauspartys, die übel ausgingen. Sekt-Badeorgien im elterlichen Bad, Spaghetti klebten an den Wänden der Küche von nächtlichen Fressflashs. Die Jungs setzten sich in die gute Stube, schauten Pornos und wichsten um die Wette. Sie verwüsteten das Haus, ein Haufen vierzehnjähriger Bubis, die sich gehen ließen. Hatten vergessen, dass jede Vase ihren Platz besaß, fehlen würde, und ihr Fehlen entdeckt. Die Freunde brachten aus der Stadt ihre Rohre mit, verschiedene Bongs für die Parade, legten sich auf die Wiese. Zwischen ein paar Mädels, die sich nicht mehr bewegen konnten. Die Rohre standen qualmend in der Luft, hinter der Hecke vom Haus der sieben Schwestern. Verschiedene Bongs für verschiedene Zwecke. Für die unbeweglichen Mädchen Doppelrohre, damit sie zu zweit rauchen konnten. Daher ihr Vorsprung, das Koma. Die experimentierfreudigen Bauern gingen in den Keller, holten einen Eimer, schnitten eine Colaflasche auf und »eimerten« Dope. Die alternative Oberstufe der Freunde naschte Psilocybin. Ein älterer Typ spielte Gartenzwerg, mit einem Glas Pilzen in Honig. Wollt ihr auch mal? Niemand rief die Bullen, wollte den

Kindern die Party versauen. Dann hätte der liebe Herr Nachbar seine Rollläden für immer unten lassen können.

Wenn Eric damit fertig war, die Spuren zu beseitigen, sah das Haus ganz passabel aus. Bis auf die Tomatensoße an den Wänden, die geklauten Zigarettenstangen und die geplünderte Hausbar. Erics Wochenenden verschwanden aus dem Familienleben, die wollte er nur noch für sich behalten.

Inzwischen mussten fünf Clubs erobert werden, denn Eric war dort, wo Jessie von einem Floor zum anderen tanzte. Sie gehörte nirgendwohin, mit ihrer klugen Brille, kannte keinen Dresscode. Sein Weg zu ihr blieb versperrt, denn zu jedem Club gehörte ein anderer Legionsführer. Jessie konnte die Türen mühelos passieren, als würde sie dort wohnen. Mädchen ab sechzehn hatten leichtes Spiel, und Jessie hatte beides, was zählte, war blond und hatte Brüste. Die Türsteher veranstalten ein Lotteriespiel mit den männlichen Gästen, wen sie hereinließen und wen nicht. Fliegengewicht Eric durfte nie passieren. Tatsächlich standen seine Chancen fünf zu eins, klein jung und blöd wartete er darauf, größer und breiter zu werden.

Verbotene Türen besitzen eine destruktive Kraft, aber nicht, wenn man beobachtet. Eric sah zu, wie sich die Gäste mit dem kostbaren Stempelabdruck auf dem Handrücken benahmen, wenn sie vor der Tür redeten und soffen oder im Halbdunkel in den Ecken vögelten. Eric studierte. Sein größtes Problem war das geringe Alter, er musste unbedingt älter wirken, brauchte dringend eine neue Uniform. ›Mama, mir fehlen coole Jeans und ordentliche Schuhe. Am liebsten Airmex.‹ Zwei Tage später lag beides in seinem Zimmer, ohne Zettel oder Grüße vom Weihnachtsmann.

Eric stutzte seinen Iro auf fünfzehn Zentimeter, verbrachte mindestens zwei Bastelstunden im Bad für eine neue Frisur mit viel Haargel. Die leichten Schuhe würden auch den Tanz leichter machen.

Punks können nichts als Pogen, weil sie die falschen Schuhe tragen, doch wer tanzen kann, sieht immer älter aus.

Fast war die Uniform perfekt, fehlte nur noch der Rock. »Liebste Oma, ich benötige eine Anabolika-Jacke.« Damit sah Eric aus wie ein supertrainierter Zwerg, so nahm er den nächsten Anlauf. Seine Eintrittsquote stieg, doch war er viel zu schnell besoffen. Wieder zeigten die Legionsführer zur Tür, diesmal von innen. »Du nicht. Raus hier.« Verdammt.

Vor der Tür, verschwommen nur, die Lösung der letzten Frage. Stand direkt vor ihm. Ein mittelgroßer Typ trank eine Flasche Goldkrone auf ex, plauderte mit einer Gruppe Mädchen, lallte nicht, war charmant und ging kerzengerade zurück in den Club. Der kannte ein Geheimnis, das Eric schnell herausfand. Er hatte sich von der Tür ablenken lassen, dabei lag die Lösung auf einem leuchtenden Handy im Halbdunkel vor dem Club. Einige Lines wurden gebaut, und wer zufällig in der Nähe stand, durfte auch mal.

Ein scheußlicher Name, »Christ'l«. »Christin« hasst falsche Namen und Chronologie. Erstkontakt. Gläsernes Knirschen beim Zerkleinern, Brennen, Durchströmen, Tränen in den Augen. Erst Schmerz, dann Betäubung. Tanzende Nervenbahnen, Puls in den Zähnen, zu den Augen hoch bis zur Kopfhaut. Sieh her, das ist mein Preis.

Das ist es, was Methylamphetamin einzigartig macht, dass es extrem wehtut und gleichzeitig belobigt. Der kurze Schmerz ließ Eric wissen, was er gerade gezogen hatte. Seine Anabolika-Jacke brauchte er nicht mehr. Er zog sie aus und spazierte danach an den Türstehern vorbei, als würde ihm der Club gehören. Seine erste Begegnung mit dieser Droge war schmerzhaft und fantastisch zugleich. Und er wollte mehr davon.

Viel heftiger als die Mutproben auf dem Dachboden, viel existenzieller. Eric hatte das Zeug gefunden, um Nächte durchzufeiern ohne Müdigkeit, ewig zu tanzen und erwachsener zu wirken. In der Schule würden Stunden nun unbemerkt vergehen, die davor nur öde waren. Der Geschmack von Milch war ab jetzt Vergangenheit.

Endlich!

10.

Zwei geheime Leben wollten bedient sein, die Clubs und die Bühne. In den Clubs stellte niemand Fragen, im Theater schon. Konzentriere dich, Eric. Es wurde anspruchsvoll, Eric spielte mit alten Theaterhasen aus Freital. »Das Spiel von Liebe und Zufall.« Marios Einfall, die Rolle eines Erwachsenen gespielt von einem Fliegengewicht. »Hier, zieh das an.« Barock-Status mit Feder, fühlte sich klasse an, der Hut.

»Heute lesen wir nur.« Nach den ersten Sätzen war Eric klar, niemand hier ahnte, was Ampel noch tat, wenn er wieder in sein anderes Leben verschwand.

»Danke, ich nehme die Rolle an.«

Als hätte er eine Wahl gehabt, bei dieser Lisette.

Sein Blick fixierte nur noch die Brüste der Spielpartnerin.

»Heute ohne Kostüm. Setz dich. Nicht neben mich. Vorn an die Rampe. Ihr beide. Akt zwei, Szene drei. Wir lesen nur.«

Kaum zu glauben für Eric, dass jemand so ernsthaft mit ihm umging.

ARLEQUIN (*Ihr die Hand küssend*) Liebes kleines Spielzeug meiner Seele! Das tut mir wohl wie feinster Wein, leider krieg ich davon nur ein Gläschen!

LISETTE Na na, halt, Sie sind zu gierig.

ARLEQUIN Ich will nur, dass man mir hilft zu überleben, bis es endlich soweit ist.

LISETTE	Sollten wir nicht Vernunft beweisen?
ARLEQUIN	Vernunft! Ach, ich habe sie verloren, Ihre Augen sind die Gauner, die sie mir gestohlen haben.
LISETTE	Ist es denn möglich, dass Sie mich so sehr lieben? Ich kann es nicht glauben.
ARLEQUIN	Mir ist egal, was möglich ist; ich liebe Sie wie ein Verlorener, und wenn Sie in den Spiegel schauen, wissen Sie, warum.
LISETTE	Mein Spiegel würde meine Zweifel nur bestärken.
ARLEQUIN	Ah! Süße, Wunderbare, Ihre Demut ist doch eine Heuchlerin!
LISETTE	Da kommt jemand; es ist Ihr Diener.

Ende der Probe, Eric flog nach Hause. Die Seiten des Bühnenstücks in der Hand, ihre Brüste vor den Augen.

Lisette! Jessie!

11.

»Melly's«, Hardstep. Ein Stil, beim Tanzen mit den Beinen zu zappeln, als würde man über Feuer laufen. Erics neuer Freund Jojo beherrschte ihn perfekt, also gab es wieder etwas zum Üben, vor dem Spiegel zu Hause.

In Dresden begann ein Drei-Tage-Jägermeister-Silvester-Wochenende. Hätte legendär werden können, ein kleiner bunter Flyer war die Schatzkarte, Eric schwitzend mit Winterjacke, Jägermeister aus Reagenzgläsern.

Und er durfte nicht gehen. Mama hatte Stubenarrest verhängt, mit einer neuen Stimme, die Tilo ähnelte. Alarmstufe rot, Sirenen, Hausarrest zu Silvester. Eric musste sich bewaffnen. Löschte das Licht in seinem Zimmer, die Tür einen Spalt geöffnet, er hielt den

Atem an. Das Herz pochte und rief: Jägermeister! In der letzten Nacht des Jahres 2004 begann der Jägermeister-Blitzkrieg im Tal von Dresden.

Ein sicherer Weg führte in den Keller, rasch die Treppen hinunter, links die Waschmaschinen, rechts zwanzig Kästen Radeberger Bier. Tilos Geldbörse, dunkles Rochenleder, zwei kleine Scheine sollten ausreichen. Freier Eintritt bei Vorzeigen des Flyers, sonst würden Münzen fehlen für den Sieg. Schnell zurück ins Zimmer.

Eric musste geräuschlos die Rollläden öffnen. Ganz langsam ziehen, bis durch die Ritzen die Straßenlaternen schienen, dann behutsam der Rest. Rucksack, Sprung und los.

Sie warten auf dich, lauf!

Etwas näherte sich mit tiefem Ton. Der BMW von Tilo, sehr alt, sehr böse. Hausarrest und Fluchtversuch – nicht mit dem Stiefvater. Tilo jagte seinen Stiefsohn. Rechts ein altes Bruchhaus, schneebedecktes Gras, ›Duck dich und warte‹. Der Wagen hielt genau davor. Tilo stieg aus, stand einen Zentimeter vor Eric, suchte vergeblich. Verschwand wieder. ›Warte noch ein paar Minuten, viel zu kalt, du kannst nicht bis nach Dresden laufen.‹

Endlich der Bus, doch dahinter sehr alte, sehr böse Scheinwerfer. ›Steig ein. Der Bus wird am Hauptbahnhof halten, du bist drauf, er nicht. Niemand kann schneller rennen.‹

Tilo gab auf.

Im Melly's war ein Typ völlig druff durch die Scheibe geflogen. Nackt. Direkt durchgerannt, von drinnen nach draußen, durch eine geschlossene Glastür.

Es müssen Göttergedanken in ihm gewesen sein. Nichts mehr zurückhalten. Nackt ausziehen und dann durch eine

Scheibe rennen. Vielleicht sogar hier? Es gibt kaum einen besseren Ort für Größenwahn.

Endlich normale Leute. Eine riesige Fensterscheibe splitterte, ›Halt dein Handy drauf‹, ein nackter Typ war gerade durch die Scheibe geflogen. Aufs Klo, Neustart, drei Stunden sind vorbei. Musik, Frauen, erleben, ziehen.

Heute etwas Besonderes, der nackte Flitzer hatte den Kieferbruch nicht mal gespürt, dafür vierzig Leuchtfeuer organisiert. Fünf gegen vier plus ein nackter Mann ohne Zähne, Blitzkrieg, die »Nacht der Goldenen Krone«. Im Vollrausch mit Leuchtraketen auf Menschen schießen, grün-blau-roter Qualm. Davor hatte Oma große Angst, jedes Jahr zu Silvester litt sie.

Hilde, ich hab dir doch gesagt, der Krieg ist vorbei.

12.

Verkatert, Bockwurstgeruch aus dem Mund, ein Senfklecks auf seinem Textbuch. »Auf der Bühne wird nicht gegessen Eric. Niemals.« Mario erklärte ihm die Regeln des »Fight Club«, der Bühne. Regel Nummer eins: Iss niemals eine Bockwurst auf der Bühne, außer sie gehört zum Stück. Pfeife nicht und trage keinen Hut.

Erste Bühnenprobe mit Kostüm nach zwei Wochen. Mario gab letzte Regieanweisungen.

»Improvisation. Akt zwei, Szene fünf. Los.«

Wenn Mario etwas gefiel, rieb er sich mit beiden Händen das Gesicht, als wollte er einem Apfel das Kinn polieren.

ARLEQUIN Ah! Madame, was meine Liebe angeht, wann wird die Ihre meiner denn Gesellschaft leisten?
LISETTE Es ist zu hoffen, dass es dazu kommt.
ARLEQUIN Und meinen Sie, es kommt dazu?

LISETTE Die Frage ist direkt; wissen Sie, dass Sie mich verlegen machen?

ARLEQUIN Was wollen Sie? Ich brenne und ich schreie ›Feuer‹.

LISETTE Sie sehen in mir viel mehr Qualitäten, als ich habe.

ARLEQUIN Und Sie, Madame, Sie kennen nicht die Meinen; ich dürfte nur auf Knien zu Ihnen sprechen.

LISETTE Bedenken Sie, wir sind nicht die Herren unseres Schicksals.

ARLEQUIN Väter und Mütter tun, was ihnen passt.

LISETTE Was mich betrifft, mein Herz hätte Sie auserwählt, welchen Standes Sie auch immer wären.

ARLEQUIN Ja, schön wär's, Sie würden dabei bleiben.

LISETTE Darf ich mir schmeicheln, dass Sie für mich dasselbe fühlen?

ARLEQUIN Ach, und wären Sie nur ein Milchmädchen, und hätte ich Sie in den Keller hinuntersteigen sehen, mit einer Kerze in der Hand, für mich wären Sie immer meine Prinzessin gewesen.

LISETTE Wenn so schöne Gefühle dauern könnten!

ARLEQUIN Um sie beiderseits zu stärken, schwören wir, uns stets zu lieben, trotz der Mängel, die Sie an mir entdecken werden.

Mario fragte den nervösen Eric, ob er es eilig hätte.

»Es ist Wochenende, natürlich.«

Probe beendet.

13.

Endlich fünfzehn! Eric ging allein aus und feiern, keine Verabredungen, keine Grüppchen oder Freunde. Nun suchte er nach neuer Ausstattung, nach eindrucksvollen Utensilien. Mal sehen, was Tilos Werkzeuglager hergab. Sägen wirkten kindisch, die Axt zu schwer.

Doch der Hammer war perfekt. Besser wären zwei davon, im unteren Schubfach der Spitzhammer. Eric musste wissen, wie er damit aussah.

Du bist ein Räuchermännchen aus dem Ost-Erzgebirge und hast einen Penis. Also darfst du dich herumschlagen.

Die Kellerfenster waren angekippt, Fenster für den Blick ins Gras, Grasfenster – er sah in der Spiegelung einen Comic-Mann mit zwei Hämmern. Dresdener, schätzt euch glücklich!

Eric war stinksauer. Jessie hatte nicht keinen Freund. Bis dahin hatte Eric angenommen, sie wären ein Paar. Sie fummelten im Halbdunkel, tanzten und soffen zusammen.

Er sah die beiden kommen, sich auf der Tanzfläche knutschen. Jessie legte dabei zärtlich ihre Hände um den Hals ihres Freundes. Erics Jessie hatte Spaß ohne ihn.

Viel Meth, viel Goldkrone. Die großen Gefühle der Pubertät, er wollte sie nicht aushalten. Aushalten war überhaupt scheiße, Aushalten stank nach Milch.

Also lass dich krönen, schöne Schwester, Kälteschutzmaske auf, geh vor die Tür.

Da standen die Spinner, zu denen er gestern noch gehörte. Musste sie jagen.

Und Jessie vergessen.

Abend, Regen. Eine wilde Nacht, Gürteltaschenzeit. Auch Maske und Mundschutz. Zeichen, es ging immer nur um Zeichen. Irgendwer hatte angerufen, die kämen heute wirklich. Antifa gegen jeden. Alle kannten sich inzwischen, von den Straßenschlachten. »Auskehren«

war der großmäulige Plan, großes Gerede, die Security war in Aufregung. Dann kamen sie mit vielleicht zwanzig Mann, ein großer Fehler, dass sie überhaupt vor dem Club stehenblieben. Eric hatte zwei von ihnen längst erkannt, aus seiner Scheunen-Zeit, sie gewarnt. »Verpisst euch. Wir sind zu viele.«

Die Sturmangriffe der Linken auf die Neustadt waren Legende, extrem sportliche Typen, bunte Springerstiefel, fast die gleichen Jacken. Schlägertypen, linke Schläger, von außen kaum von den Rechten zu unterscheiden. Die Rechten waren auch nicht rechts, sondern nur »nicht links«. Wem gehört die Stadt, für diesen einen Abend? That's all.

Eric hatte etwas in der Tasche. Die Antifas konnten nicht wissen, wie viele im Club druff waren. Die Welle mit dem Methylamphetamin sah niemand kommen, das war noch ein Geheimnis, darum ja die Diskretion, die Heimlichkeit auf den Toiletten. Chemie war immer noch tabu. Nun wollten die Linken einfach in einen Club spazieren und dort ein bisschen aufräumen. Johlten und grölten, waren besoffen und bekifft, also völlig unterlegen.

Eric-Ampel mit der Kälteschutzmaske und den Hämmern. Eine Flasche Goldkrone im Kopf und, um den Alkohol zu dämmen, Meth. Damit kann man wirklich fliegen. »Gib mir die Flasche.« Ex auf einen Zug. Goldkrone soll helfen bei Liebeskummer.

Schaut euch diesen Krieger an! Der Mann hat Eier, dem ist nach Bewegung.

Hinter die Bar gekotzt, ein paar Kristalle geknackt. Maske wieder auf. Weiter. Die Antifa vor der Tür des Melly's. Die kamen nicht mal rein, weil sie erwartet wurden, sie konnten nur noch über die Wiese flüchten. Verfolgung, Eric schlug einen roten Schatten zu Boden. Dann wahllos den nächsten Flüchtigen, riss ihm sein Tuch vom Gesicht – Andy!

Klar, Andy gehörte zu denen. Auch der Gärtner hatte die schwarzrote Flagge an der Jacke getragen, als er sie beide auf den Dachboden holte. Sagte: »Niemals Chemie.« Er hätte auch sagen können: »Ich brauche neue Freunde.«

Andy, wegen dem Eric das Dorf verlassen musste …

Freundschaft ist Widerspruch, Lüge und Verrat, oder ein Kinderfreund, der vor dir im Dreck liegt.

Sie hatten heimlich »Es« angesehen. Bei Andy zu Hause, wenn seine Mutter zur Arbeit ging. Jetzt war Eric am Zug. E.S., Eric Stehfest, der böse Clown, der nachts kleine Kinder frisst.

Er schlug einmal richtig zu. »Das ist für Lilli, du Arsch. Jetzt nimm deine Deckung hoch, muss echt aussehen.«

Eric war zu drauf, um denken zu können, rannte zur Straße, sprang auf die Motorhaube eines Autos und schlug vor Wut mit den Hämmern auf die Frontscheibe, bis sie Milchglas war.

Dann Sirenen, schnell weiter, noch eine Haltestelle verwüstet, alle Scheiben gingen zu Bruch.

Oh Jessie! Ich will nach Hause!

Die Hämmer in den »Großen Garten« geschmissen, dann schnappte ihn eine Streife. Vandalismus gegen den Freistaat Sachsen, so die Anklage. Das milde Urteil war eine Warnung.

Dummerweise hatte im Auto eine Frau gesessen, eine Bekannte seiner Mutter, sodass Eric sich stellen musste. In der feinen gelangweilten Sprache der Justiz hieß das »Täter-Opfer-Ausgleich«, also ehrlich – kommt nicht wieder vor, war nicht so gemeint, 'Tschuldigung. Und das im Haus der sieben Schwestern. Von der großen Schlägerei kein Wort. Konnten die niemals zurückverfolgen, die Kälteschutzmaske hatte er in einem Online-Army-Shop bestellt, mit Omas Karte bezahlt. Die wussten gar nichts. Liane aber wusste längst, dass ihr Sohn kein braves Kind mehr war.

PIRNA, AMTSGERICHT, KLEINER SAAL, 10:17 UHR

AUS DEM PROTOKOLL:

»Scheiß Jacke, verstehen Sie, hohes Gericht? Ich meine das ehrlich.«

Das angespannte Gesicht des Richters verriet Eric, wie lange die Verhandlung noch dauern würde.

Drecks-Dresden, Drecks-Jugend, Scheiß-Sachsen. Es kotzt mich an, die ganze Vergangenheit kotzt mich an. Verfluchte Scheiß-Jugend-Scheiße.

14.

»Das Spiel von Liebe und Zufall« hatte Premiere. Ein Blick durch den Vorhang auf den Zuschauerraum. »Das ist mein Enkelsohn«, rief Erics Oma aufgeregt durch die Sitzreihen. Hinter ihm seine »Kollegen«. Er wurde vor einem leuchtenden Spiegel geschminkt.

Die physische Reaktion war genau die gleiche wie beim Draufsein. Lampenfieber ist Aufregung, ist Adrenalin. Es war Erics erste richtige Aufführung, zwei Monate Proben neben Schule und Clubs.

Black. Der Vorhang öffnet sich.

ARLEQUIN Endlich sehe ich Sie wieder, meine Königin, ich verlasse Sie nicht mehr, denn Sie fehlten mir entsetzlich, ich glaubte schon, Sie drückten sich vor mir.

LISETTE Ich gebe zu, da war was Wahres dran.

ARLEQUIN Was, geliebte Seele, Labsal meines Herzens, trachten Sie nach meinem Leben?

LISETTE Nein, mein Lieber, seine Dauer ist mir allzu kostbar.

ARLEQUIN Ah, wie mich diese Worte stärken!

LISETTE Ich betrachte Ihre Liebe als Geschenk des Himmels.

ARLEQUIN Das Geschenk ruiniert den Himmel nicht, es ist recht schäbig.

LISETTE Ich finde es zu wunderbar.

ARLEQUIN Weil Sie es nicht bei Licht betrachten.

LISETTE Sie glauben nicht, wie mich Ihre Bescheidenheit verlegen macht.

ARLEQUIN Genau da liegt der Hund begraben.

LISETTE Schon wieder? Sie machen mich unruhig: Sind Sie nicht ...?

ARLEQUIN Ich bin ... Haben Sie noch nie gefälschtes Geld gesehen?

LISETTE Also, wie ist Ihr Name?

ARLEQUIN Mein Name?

LISETTE Na?

Black. Vorhang. Applaus, Applaus. Wie war sein Name? Eric? Ampel? Er nahm die Texte mit in sein Leben, änderte nur die Namen. Was für eine Sprache. »Hier, mein Goldschatz.« Der größte Geldschein, den er jemals von seiner Oma bekommen hatte. Auch den gab es heimlich.

15.

»DaFa«, die Dance Factory, Freitag und Samstag geöffnet. Jedes Wochenende glich dem davor, nur die Haarfarbe der Mädchen roch aufgefrischt. Am »Weißen Hirsch« in Dresden. Drei Floors, man kam über eine gut bewachte Treppe nach oben. Links der Main-Floor mit Techno und Kaugummis an den Schuhsohlen. Dahinter Schlager, ersoffen in »Rattengift«, im unteren Floor Black Music. Ost-Chic. Mottopartys, zwanzig Frauen soffen zwanzig Männer in Grund und Koma. Und dazu Kaiser Roland ...

Was für eine wunderschöne Zeit, nicht über den Tellerrand zu schauen, die Hirngespinste der Jungsgesellschaft.

Ab und zu Drogen, hier und da Matheaufgaben, was änderte das schon.

Auf Erics Wunschzettel für das Maiblütenfest standen nur zwei Punkte: Brauche einen neuen Dealer und kussechten Abdeckstift.

Shuttle-Service zwischen DaFa und Melly's. Von einem zum anderen Besäufnis gefahren, Eric blieb meistens unten im Mädchen-Floor, beim Beckenbodentraining zu Black Music. Dort tanzten die talentiertesten Frauen, die sich fantastisch bewegen konnten. Die größten Lippen mit den längsten Haaren, schweißfrei über Stunden. Limettengeruch, keine Bierfahnen, Eiswürfelreste im Mund. Nicht leicht zu beeindrucken, die zogen Punkt null Uhr die Schuhe aus, um es richtig krachen zu lassen. Eric übte sich darin, extrem lange auf einen Arsch zu starren, ohne vor einen Pfeiler zu laufen.

Darf ich bitten, Christin? Egal zu welcher Musik. Du bist eine großartige Tänzerin. Tanzen geht fast von allein.

Purer Sex auf der Tanzfläche, Partner dafür waren selten. Sein Talent wurde entdeckt, Eric oft aufgefordert. Nicht zum Techno-Stampfen, schranz, schranz, eins, zwei, tip, sondern um die Hüften synchron schwingen zu lassen.

Leider hatte Eric seine Zunge verschluckt, weshalb er sich hinter halb aufgerauchten Zigaretten versteckte. Und irgendwann bekam er Krämpfe, weil es nicht normal war, so verrückt zu tanzen, nicht so lange jedenfalls. Er war nicht der Einzige, der sich diesen Film gab. Stunden-, tagelang. Marathon mal zwei, nur untrainiert. So etwa.

16.

Der Kleinste und Lauteste aus der DaFa war David, Kopf einer Gang von Türken und Armeniern. David hatte eine Russin zur Freundin, Sina. Stahlblaue Augen, die hatte sich in Eric verknallt, sie trafen sich heimlich.

Auch in Dresden gab es Familien, deren Kinder einander »versprochen« waren. Wie David und Sina, die gar keine Russin war, sondern aus Kasachstan stammte. Sina und Eric hatten rumgeknutscht und auch gevögelt bei ihren heimlichen Treffen. Das eigentliche Rätsel blieb jedoch, wie Davids Familie dahintergekommen war.

Vor der Tür ein dunkler BMW, fünf Armenier und Alex, ein Russe. Die versuchten, ihn in das Auto zu zerren. Zwei von hinten, ein Schlag auf den Hinterkopf, Tritt in die Rippen, Blut schoss aus der Nase. »Wo ist Sina?!« Er kam wieder hoch, konnte sich losreißen, zurück in den Club sprinten. Die Armenier hinter ihm her, bis zur Tür. Jahrelanges Anti-Aggressionstraining gehörte zur Grundausbildung der Security, gelassen stoppten sie die Verfolger.

Halt es aus. Geheult wird zu Hause.

Verdientes schwarzes Blut. Zwei Wochen lang ging Eric nicht in die Schule. Seine Mutter wollte ihn zum Arzt bringen, doch er weigerte sich. Doppelter Nasenbruch, das Gesicht geschwollen, niemand ging so auf die Straße. Es sprach sich natürlich schnell herum, Alex der Russe erzählte, dass der Bubi Eric sich mit den Armeniern »eingelassen« hatte und die es nicht mal schafften, ihn in ein Auto zu zerren.

Mit einem aus dem Clan musste Eric sich anfreunden, um David loszuwerden. Die Armenier hätten niemals aufgehört, ihn zu verfolgen, jedes Wochenende vor dem Club gewartet oder vor seiner Haustür, bis er nicht mehr hätte fliehen können.

Die wirkliche Provokation in Erics Dresden war, selbst ein Ausländer zu sein oder einen zu spielen. Slang sprechen, abgehackte Sprache. Hatte Eric nie gefallen, dass Leute aus dem gleichen Viertel sich gegenseitig die Knochen brachen, nur weil ihre Haare nicht die gleiche Farbe hatten. Bei den Ausländern ganz anders, die hielten zusammen, waren irgendwie spannender. Soffen sich nicht ins Koma und schlugen dann ins Leere. So wollte Eric gern sein. Dorfjungen trugen Gummistiefel, mit dem großen Ziel, endlich auf den Traktor zu dürfen. Er wollte zur neuen Familie gehören, zu den anderen.

Samy war ein Freund von David, nur wesentlich unauffälliger. Der »Schlichter«, auf einem Schachbrett wäre er der Springer gewesen. Ein Sizilianer, va bene, stolz, mit einer Gucci-Sonnenbrille. Alles echt, Samy hatte immer Geld. War das schwarze Schaf seiner Familie, wurde in die Verbannung zu den Räuchermännchen ins Ost-Erzgebirge geschickt. Samy wartete auch nur auf den Bus, auf seinen Vater. »Lass uns zusammen warten.«

Samy schlichtete, zwei vor, ein Feld zur Seite. Vermittelte geschickt. Eric musste sich nur einmal verbeugen, das eine Wort sagen. Entschuldigung. Dann konnten Sina und David heiraten.

Nach der Hochzeit in einer Spielothek, Zweitausend fröhlich verballert. Eric wollte nie wissen, woher Samy das Geld hatte. War einfach zu cool, wie der ihm einen Tausender in die Hand drückte. »Lass uns ein bisschen Spaß haben, va bene.« Sie koksten sich um die Wette taub, verspielten das Geld. Wieder zu Hause lag Samy mit einem nassen Waschlappen über den Augen auf seiner Couch und schlief ein. Ein Anruf aus Gorbitz, vom »Streuner«, einem Drogenkurier, der wollte Eric unbedingt treffen, war ganz panisch, es müsse schnell gehen. Eric bestellte ihn zu Samy in die Wohnung.

Samy schlief, als der Anrufer kam. In der Küche schüttete der Streuner Schätze auf den Tisch, sehr viele Geldscheine und einen Klumpen Methylamphetamin, bestimmt 200 Gramm. Erzählte, sie wären an einem Laden vorbeigekommen im Warenhaus, dort hätte ein Tresor offen gestanden, also hätten sie einen Sack voll Geld rausgenommen und seien abgehauen. Dann Methylamphetamin gekauft, von den Zwanzigtausend, die im Sack waren. »Schön, jetzt sind wir aber hier.« Sie zogen etwas von dem Klumpen, der für Monate reichen würde, dann gleich noch mal, der Streuner packte alles wieder ein und verschwand. Eric dachte nur noch an das Geld, den Haufen Scheine auf dem Tisch, und: ›Ich will diese Kohle!‹

Nun weckte er Samy. Eric wusste, dass der Streuner in einer WG lebte, die sie schon einmal ausgeraubt hatten. Samy blieb extrem cool, Eric war extrem uncool, glänzte vor Aufregung, was an der anderen Line lag, die sie inzwischen gezogen hatten. Mit Samy in ein Taxi, auf nach Gorbitz, wo der Streuner auf der Treppe vor seiner Wohnung saß, als hätte er die beiden erwartet. Eric winkte fröhlich, hurra, das wird ein Spaziergang. Setzte sich neben den Wartenden auf die Treppe, »Alles cool, Mann?«, bis Samy um die Ecke bog, der noch das Taxi bezahlt hatte. Der Streuner begann zu heulen: »Nein! Seid ihr irre?«

»Hör zu, gib uns die Kohle und gut!« Ganz leise, fast gezischt, wie im Kino, wenn es richtig böse wird, oder kurz bevor es böse wird. Eric zeigte auf die Gürteltasche des Streuners, Scheine voller Tränen, gut versteckt hinter einem Reißverschluss im geheimen Fach. »Gib schon.«

Zurück in Samys Wohnung. Alles auf den Tisch geschmissen, wo es vor einer Stunde schon gelegen hatte, und gezählt, gezählt ... Knapp Zwölftausend, Eric hatte niemals so viel Bargeld gesehen. Zählte ein weiteres Mal. »Hast du noch Koks, Samy?«

»Klar, liegt direkt vor dir.«

Eric blieb zwei Tage, zog weiße Striche auf dem Tisch, dazwischen die Pakete mit den Scheinen. Zog, zählte, zog. Er blätterte in Illustrierten, suchte nach den Telefonnummern von Callgirls, »Masseusen«, um sie in die Wohnung zu bestellen. »Lass uns halbe-halbe machen, Samy.« Da wurde Samy komisch. »Besser, du gehst jetzt. Los, Mann! Morgen vielleicht.«

Was für eine kranke Geschichte. Der offene Tresor, die Ladentür und woher der Tipp gekommen sein sollte. Kleine Runner, und der Typ war höchstens der Runner von einem Runner, dürfen solche Summen nicht einmal anfassen. Auch das Telefonat war schlechtes Theater, die Aufregung, die gestammelten Sätze. Gier ist kein guter Berater. Eine Falle, Samy sollte reingelegt werden, vielleicht auch Eric.

Erster Anruf. »Gebt alles sofort wieder zurück!« Der Streuner war nämlich kein Drogenkurier, er gehörte zur »Alten«, die erst viele Jahre später erwischt werden würde. Von der war der Sack Geld, dieser Frau klaute man nicht einfach zwanzig Riesen, selbst wenn die Tür zum Tresor offen stand. Eric kannte sie nur aus Erzählungen. Die Alte ließ demnach Abmahnungen schreiben, setzte Arbeitsverträge auf, führte akribisch Buch, wie die Medellín-Leute in Kolumbien. Eine üble Frau, mit Kontakten nach Prag und Moskau. Mit der hatten sich gerade zwei Bubis angelegt, Samy und Eric.

Der zweite Anruf kam von einer Freundin aus der Gorbitz-Clique, Julie, sie müsse sich schnell mit ihm treffen. An der Elbe, merkwürdig, doch alles war gerade merkwürdig.

Eric mit dem Moped zur Elbe, Julie erwartete ihn. »Bleib ruhig, Ampel. Mach einfach, was die verlangen!«

Hinter ihm standen sechs Russen. Sie drohten ihm, fragten nach Samy und dem Geld, wollten wissen, wo er wohnte. Schmissen Eric in einen Jeep, fuhren mit ihm zu Samy. Vier gingen hoch, nur kurz, ein paar Minuten vielleicht. Dann zurück an die Elbe, dabei kein Wort gesprochen. Ließen ihn laufen.

Das Geld gehörte einer Dealerin, und der gehörten die Russen. Eric war knapp davongekommen in einer völlig undurchsichtigen Geschichte, nur Samy, der verstoßene Sizilianer, verschwand spurlos.

Scheiß Clans, was für irre Leute. Doch der Batzen Geld, den hatte Eric kurz in der Hand gehabt, der Sog war enorm. Eine grenzenlose Materialschlacht begann in seinen Träumen und Spinnereien.

PIRNA, AMTSGERICHT, KLEINER SAAL, 10:36 UHR
Ein schlechtes Zeichen, wenn sich ein Staatsanwalt Notizen macht. Also hatte er Fragen.

AUS DEM PROTOKOLL:
»Dabei waren ja überall Kameras im Warenhaus, also musste ich mich langsam bewegen, das erforderte Feingefühl. Ich kämpfe für die Liebe, der Satz steht auf meinem Nacken. Wenn das Geld nicht reicht, kann ich improvisieren. Anja ist meine erste richtige Frau und wollte unbedingt diese Jacke. Also habe ich mit Feingefühl improvisiert.«

17.

Gorbitz, ein Stadtteil von Dresden, Vorzeigeobjekt der Kommunisten, die Stadt von morgen, dachten ihre Planer. Wie viele »Städte von morgen« nahezu unregierbar, siehe die Außenbezirke von Paris, Marseille und Duisburg. Oder Berlin-Mitte. Große Ideen sind in verwahrlosten Plattenbau-Städten gestorben.

Tino, geschätzter Gegner bei Dance-Battles. Sein bester Freund war ein Zauberkönig, der sagenhafte Diamantenhändler. Die Prägungen auf den Ecstasy-Tabletten – Kunst und Schutz vor der Drogenkommission. Nutze niemals länger als sechs Monate die gleiche Prägung, sonst finden sie dich. Da gab es richtige Sammler, mit Schachteln voller Pillen aus vergangener Zeit. Doppelkirschen, gesprenkelte Delfine, M&Ms, doch der Diamant auf den Diamanten war eine absolute Rarität.

Beim Einschlag der Pillen bist du, wer du immer sein wolltest, für exakt drei Stunden. Du sitzt auf einer Couch wie ein Kleinkind, stellst die Beine rechtwinklig nebeneinander, legst die Handflächen links und rechts neben dich. Es beginnt in den großen Zehen, das eingeschlafene Bein taut wieder auf, bis zur Hüfte, die Beine wippen leicht. Deine Augen hören auf zu zwinkern, nur um keine Sekunde zu verpassen. Dann der Bauch, Oberkörper, bis es »klick« macht, nur kurz die perfekte Balance zwischen warm und kalt. Du beginnst zu brennen, dein Puls rast. Ein Diamant besetzt deinen Körper, wird in dir gespalten.

Nur einer konnte diese Schätze teilen, weil nur er sie besaß. Er wohnte in einem Plattenbau, zweite Etage, erstes Fenster von links. Ab und an bewegte sich leicht die Gardine. Warten.

Eric hatte von diesen Dealern nur gehört, vor deren Tür man stundenlang strammstehen musste, als würde ein Staatsbesuch empfangen werden. Obwohl sie schon einige Nächte miteinander gefeiert hatten, blieb Eric ein Fremder vor der Tür, nur einer von vielen Käufern. In der Nacht, als er endlich eintreten durfte und Eric den ersten Diamanten schluckte, wurde er Spiderman, ein Superheld. Er rannte von einer Haltestelle der Straßenbahn zur nächsten. Sprang, ließ immer mehr Schwellen aus. Hängte sich von außen an die Scheibenwischer, Spiderman konnte die Straßenbahn surfen.

Drei Diamantenexperten fuhren mit ihrem eigenen Taxi in eine nahegelegene WG. Der Chauffeur durfte ihre Lieblingsmusik spielen, passend zum Trip, viele rote Ampeln wurden überfahren. In der WG waren Handwerker versammelt, ein Gras-Hobler mit seinem handsignierten »peser couteau«, einem dreihundert Jahre alten Wiegemesser. Ein Schmied, der mit einem Uhrmacherhammer Methylamphetamin zerkleinerte. Und Aram, die arabische weiße Nase. Aram war glücklich, weil sein Koks so frisch war, dass es durch das Papier tropfte, auf dem es ausgebreitet war. Nach einigen Bong-Hüten kam die Spielidee. Der Händler der Diamanten besaß einen wunderschönen Beutel, in dem er seine Babies bunkerte. Eine frische Lieferung war eingetroffen, er zeigte sich großzügig und verkündete die einzige Spielregel: »Wer schafft die meisten Pillen?«

Jeder von ihnen erhielt zehn Diamanten, »wer die meisten übrig behält, hat nicht gewonnen«.

Eric liebte sie sofort, pur, nicht heruntergespült mit Wasser. Ließ sie auf der Zunge zerfallen, bevor er sie schluckte, wollte fühlen, wie sie ankamen. Gleichstand, für alle die Eins. Sie zogen um, auf in den Club. Die Schlange davor lang genug für den zweiten Einwurf. Heute war Donnerstagabend, morgen ein Sportfest in der Schule, keiner würde Eric vermissen.

Das Essen war entscheidend für die Kondition. Je fettiger, umso länger brauchten die Pillen, bis sie ihn auffraßen. Also heimlich noch einen Döner, ergab eine halbe Stunde Vorsprung, jedes Baby wusste, dass es nach zwei Pillen einen Riesen umhaut. Genau dafür hatte Eric noch ein Ass im Ärmel.

An der Bar, »Havanna Club«, drei Jahre alt.

»Kurz oder doppelt?«

Die Jungs fassungslos, nein! Wir sind vier, also vier Flaschen!

Erics Sprache klang sehr japanisch, durch die vielen Mangas aus dem Fernsehen, er tanzte wie ein Schreitvogel. Zeit für den Gang zur Toilette. Ein Storch betrat das Klo, Terminator kam zurück, stahlhart, das halbe Gramm Methylamphetamin würde die nächsten zwei Pillen neutralisieren.

Grinsend hielt er zwei Diamanten in die Höhe, spülte sie mit Havanna herunter. Attacke!

Mädchen flüsterten Rätsel in sein Ohr, codiert gezischte Formeln vom anderen Ende der Welt. Selbst die Typen, die ihm hier die Nase gebrochen hatten, winkten wie glückliche Teletubbies. Eric hatte verstanden, wer er wirklich war, Momo Mister Naseweis mit dem Zauberstab. Er unterhielt sich mit einem leeren Stuhl, konnte ja nicht jeder sehen, die heimlichen Partygäste. Erstaunlich, dass auch seine Familie anwesend war. Mama, Papa, Oma und Opa. »Tut mir wirklich leid, wie falsch von mir« – sie verziehen ihm. Fast hätte er Mama geküsst vor Rührung, war aber eine andere Frau, dafür gab's sofort

Ohrfeigen. Seine Freunde wollten Versteck mit ihm spielen, in roten Kapuzen, spitz und hoch, von weitem gut zu erkennen. Stunden vergingen oder vergingen nicht, hier hatte der Superheld kämpfen gelernt, in der Zeitlosigkeit. Eine Frau im blauen Anzug nahm ihm die letzte leere Flasche aus der Hand, längst war es Morgen. Die Teletubbies hüpften in Richtung Ausgang, ein guter Grund, noch einmal nach den Diamanten zu schauen. Zwei wirkten wie keine, als der Tag begann, sieben standen nun auf seiner Liste.

Die Zehn-Pillen-Kämpfer überlebten den Weg zurück in die WG. Schüttelfrost, eine super Idee, dein Spiel, großer Meister. Zeit für den Schwanzvergleich. Holt sie heraus, eure Zuckertüten, ihr Naschexperten. Eric musste gewinnen, ließ eine Pille in der Tasche zurück. Eric acht, Tino sechs, der Händler sechs, Aram vier. Buuhh!! Dennoch sahen alle gleich beschissen aus. Eine Afterhour sollte man nie nüchtern betrachten. Hätte Eric nur einmal sehen müssen, wie sie hängenblieben.

Mir ist kalt. Voll abgeschossen, die Piloten verbrannt. Doch ich fühle nichts. Nur ein Streifschuss, Hilde. Sorge dich nicht.

Der Mann mit dem Gras-Hobel war zurück auf Sendung. Aram hing wie ein Lappen in der Couch, hatte gerade die deutsche Sprache verlernt. Eric saß wie eine häkelnde Oma daneben, mit einer Fusseldecke über den Beinen. Erntezeit, Fusselernte. Die gehörten nicht auf die Decke, außerdem war sie ohne Fusseln noch weicher. Der Diamantenhändler, eine Zahnfee mit etlichen Zahnlücken, hatte großen Spaß an Seifenblasen, die er schweben ließ. Stundenlang platzende Erinnerungen an die Nacht.

»Auf Wiedersehen, ihr schönen Menschen!«

»Du auch, Ampel. Nimm dir unser Taxi, unseren Chauffeur, Oma Spiderman. Nur geh niemals zu Fuß.«

Wenn du besoffen schlafen gehst, bedecke nicht die Füße. Ein Bauerntrick von Oma oder Opa gegen das Drehen und die Übelkeit, sobald die Augen geschlossen sind.

Doch irgendwann muss jedes Kind aufs Kettenkarussell. Die Matratze schwamm in der Mitte von Erics Zimmers, war heute aus weicher Butter. Und er fiel, tief hinein.

Fett, ranziges Schmalz, darüber schreiende Kinder auf dem Karussell, pissen auf ihre Eltern. Wo seid ihr, meine liebsten Eltern? Ihr sollt bewundern, winken.

Schon als kleiner Bubi hatte Eric die Fahrkarte in der Hand gehabt für die Reise, die ihn gerade in die Butter presste. Er flog weiter.

Eric hatte im Traum eine Talsperre in sein Zimmer geholt, Mama war in eine Pfütze aus Urin getapst. Er hatte sich endgültig in ein Hotdog verwandelt, eingerollt in seine Bettdecke.

Eine Nacht lang großen Applaus. Eine Preisverleihung, Schattengesichter, die jubeln mir zu. Bravo! Ich drehe mich im Kreis, zu schnell, weil ich mich nicht entscheiden kann, vor wem ich mich als erstes verneigen müsste.

Die Freudentränen darüber verließen ihn über die Blase, er hatte sich eingepisst. Nur war er keine vier mehr.

»Das bleibt bitte unter uns, Mama?«

18.

Abgehetzt in den Washroom, die Proben hatten länger gedauert. Eric verschwand durch den Hinterausgang der Jugendbühne, sollte niemand wissen, dass er Theater spielte. Dann hätte er genauso gut erzählen können, dass er schwul sei. Mit dem ersten Drink spülte er die verräterische Sprache hinunter. Drei Drinks für einen, nach dem vierten »Waschwasser« knickten die ersten Partygäste ein. Vor der Tür ein Lüftungsschacht, in den sie reinkotzten, Waschwasser verwandelte sich in Kotz-Wasser. Die müssten es unten nur auffangen, um es wieder auszuschenken, ab drei Uhr würde das niemand bemerken. Eric hatte mehr Glück, er wurde vom Kotzreiz verschont. Nach zwölf Shots hörte er auf zu zählen, brauchte nur nach jedem Vierten eine Line.

Es hackte irrsinnig, er machte einen Zug, lehnte sich nach hinten und das Brennen zog die Speiseröhre hinab. Er liebte den Geschmack.

Hör auf dein Herz? Nein.

Niemand nannte sie mehr Christin, alle sagten nur noch »Meff« oder »Christ'l«. Schade.

Und sofort kamen die Horrorgeschichten.

Seinen Unterkiefer, der zum Takt der Beats wippte, hatte Eric nicht unter Kontrolle. Lieblingsort das Zentrum zwischen den Boxen der Neun-Punkt-Eins-Anlage, wenn die Nebelmaschinen angeworfen wurden. Füße noch schneller als der Beat. Auf Eins der Sprung, auf Vier eine Drehung. Bei Acht flog er zum anderen Ende der Tanzfläche. Sah durch den Nebel aus, als könnte Eric schweben. Er zwinkerte nicht mal, wenn andere Leute mit ihm redeten oder lachten. Ein Sport, nicht zu zwinkern, obwohl die Augen brennen. Neben Frauen mit einem Ständer zu stehen, ohne sich zu schämen. Das schrie nach Wiederholung, klar.

Jojo, der Hardstep-Gott des Washrooms, war längst überholt, mehrfach übertrumpft. Den Stil, genannt »Shuffle«, kopierten selbst Backgroundtänzer zu Scooter-Remixen. Erics Schweiß war eklig, fanden die Frauen, jedenfalls die Aufgetakelten. Eric hingegen mochte das Salz, leckte seine Lippen, die Unterarme. Natürlich nur, wenn er beobachtet wurde. In der Raucherlounge mimte er den Therapeuten, hörte »jungen Hühnern« stundenlang zu. Woher sollten sie wissen, dass Eric präpariert war mit der »Substanz des Verstehens und des Teilens«. Eric und sein Dorffreund Kai waren einen Pakt eingegangen, ihr Wort für Freundschaft hieß nun »Dreier«.

Mit einem Kasten Bier neben dem Bett schauten sie »Herr der Ringe«, sämtliche Teile hintereinander. Wurden zu Waldläufern auf der Jagd nach frischen Ereignissen, dann schlossen sie den Dreier-Pakt. Besuchten zu zweit den Washroom, die »Dritte« stand direkt vor ihnen, heilige Vagina von der Talsperre. Ein Mädchen aus dem Nachbardorf, bereit für wirklich alles. Noch bevor sie »Hallo« sagen konnte, einmal, zweimal Waschwasser. Sie verriet äußerst detailliert, wie sehr sie ihren Ex hasste. Eric heuchelte zwanzig Minuten Verständnis, dann beendete er ihren Monolog mit einem Schlangenkuss. Eine Minute die Luft angehalten und ihre Geschmackssensoren waren vereint. Kai kam dazu, hatte gerade frisch gekotzt, roch dennoch nicht anders als vorher. Eric ließ die Dritte dabei zusehen, wie hart er steppen konnte. Keine Frage, welche Schlussfolgerungen sie daraus zog, mit seiner Ausdauer und seinem Schweiß hätte er ihre geliebte Talsperre überfluten können. Noch einen zwanzigsten Shot für Eric, noch einen Ersten für den Freund. Nach dem Kotzen beginnt jeder von vorn, zurück auf die Eins, setzen bitte. Kai nahm keine Drogen, Idiot, wie wollte er das Gelage durchhalten? Für die Dritte einen stabilen Sechsten, Zeit zu gehen. ›Zieh deine Schuhe aus, Mädchen, ich will dich nach Hause tragen.‹

Eric hatte seine letzten hundert Euro in Fünfer gewechselt, eine Ecstasy-Tablette kostete fünf Euro, er hatte also ein langes Wochenende in kleinen Scheinen in der Tasche.

Er trug die Dritte bis zum Taxi. Brauchte nicht atmen, keine neue Luft während der ganzen Fahrt, so heftig war sein Laberflash, über seine Familie, andere Familiendramen, ob er darüber berichten sollte. Über den ganzen kranken Müll. »Hat der Taxifahrer aber Glück gehabt mit mir«, dachte Eric. »Fahrgäste sollten ihren Brechreiz besser unter Kontrolle halten«, dachte der Taxifahrer. Ein betrübter Mann kutschierte Fremde durch die Stadt. Der Fahrer kannte keine gemeinsamen Abendessen, seine Schichten waren zu lang, er zu müde. Er mochte seine Familie nicht, für die Beichte bekam er einen Fünfer Trinkgeld. »Tut mir leid um dich, mein Freund«.

Taxitür zu. Haustür auf.

Meth-Schweiß stinkt wie die Hölle. »Wartet mal kurz in meinem Zimmer, bin gleich wieder da.« Eric zog sich rein, was locker für ein weiteres Wochenende gereicht hätte, aus Angst, jetzt keinen hochzukriegen. Die Dusche war im Obergeschoss, wo die Familie schlief. Also leise, kleiner Apache. Tilo war im Zweitberuf Vertreter für Herbalife-Produkte, oberstes Gebot für die ganze Familie war Sparsamkeit mit dem ganzen Zeug. Eric drückte Haarspülung und Shampoo leer, der Schwanz musste glänzen und gut riechen für die Dritte, die Maid von der Talsperre. Er war kein Schwein, also putzte er sich noch die Zähne, putzen, putzen, kleiner Apache, zurück zu den Gästen, nackt und mit einer halben Erektion. Noch ganz nass vom Duschabenteuer öffnete er die Tür, in seinem Zimmer roch es bereits nach Freude. Kai wirkte etwas angespannt, hatte große Mühe, die heilige Vagina von der Talsperre zu öffnen. In seiner Verlegenheit leckte er um sein Leben. Eric war nicht gierig, im Gegenteil. Ein Charmeur. Setzte sich in seinen Chefsessel, spielte an sich herum. Die Dritte sollte ja erraten, wo ihre Finger erwünscht waren. Eric war nicht nur ein guter Zuhörer. Sobald er seinen Treibstoff hatte, wurde er zum Sternenspalter. Die Dritte ahnte, dass eine neue Erfahrung auf sie wartete, und als Erics Schwanz endlich gerade stand, griff sie zu. Jetzt wollte Eric unbedingt der Erste sein, von seinem Hausrecht Gebrauch machen, war wenig beeindruckt von den Skills seines Freundes. Hob Kai behutsam auf die Beine und stellte ihn über das Gesicht der Dritten. Dort darfst du warten, kleiner Bruder, bis gleich. Eric ließ nur die

Schwanzkuppe in ihr verschwinden, beobachtete ihre staunenden Augen. Sie wollte mehr davon, und es gab noch mehr. Als die Dritte einen Moment unaufmerksam war, zischte Eric die Zauberformel, dann: »Wie geil!« Freundschaft zu dritt ist ein Miteinander, nicht Nacheinander. »Sprich Freund Kai und tritt ein.«

Das Abenteuer endete ebenso wortlos, wie es begonnen hatte, nachdem Kai und die Dritte mehrmals Gott um Hilfe baten. Sie gaben sich glücklich die Hände, bedankten sich beieinander. Schichtwechsel.

Eric wollte keine Pause, keinen Halt, noch nicht. Doch alle Lust war verschwunden aus dem Gesicht der Dritten. Als Dankeschön für die Begeisterung rannte Eric in den Keller, holte einen Plastikeimer randvoll mit Eis und kühlte damit ihre geschwollene Vagina.

Die Freunde saßen rauchend und nackt vor der Haustür, aus Diskretion, immerhin ist sich anzuziehen viel intimer als der Akt des Fickens an sich. Weißer Rauch stieg in den Himmel des Ost-Erzgebirges, Sieg!

Das Mädchen setzte sich zu ihnen. Kai und Eric, Gentlemen, gingen ins Haus und schlossen leise die Tür. Kai fiel aufs Bett, schlief sofort ein, Eric kramte alles Geld aus seiner Tasche. Dreiundzwanzig fünfzig. Ging nach draußen, einen Kuss auf die Wange.

»Hier, nimm dir ein Taxi. Bis dann.«

Eine Stunde Pornos, zwei Stunden. Clip für Clip einfallslose Wiederholungen. Umsonst.

Die im Haus erwachten, Erics Geschwister tobten im Bad. Mama bereitete ein Frühstück.

»Guten Morgen, Mama. Bekomme ich Kaffee?«

Keines seiner Abenteuer blieb unerzählt. Eric konnte mit seiner Mutter teilen, beschrieb ihr, wie es war, drauf zu sein. Wie schwierig es war, manchmal nicht drauf zu sein. Wenn sie sich vorbereiteten auf ihre Touren, war sie dabei, hatte die Drinks besorgt, nur kam sie niemals mit. Zu Hause hatte er einen Freifahrtschein für Besuch, jeder durfte flüstern oder stöhnen so laut er wollte. Er schloss nur aus Rücksicht leise die Türen.

19.

Die Bunkerfamilie, ein altes Fabrikgelände in Richtung Flughafen, Dresdens einzige Partymeile. Der dreißig Meter hohe Schornstein mit einer endlosen Stahlleiter, Eric zog mindestens zwei Bahnen, bis er sich hoch traute. Dann die schönste Line auf dem höchsten Punkt. Ganz oben, mit Blick auf die Bunkerfamilie, die in den Clubs verschwand. »Washroom«, »Fahrenheit«, Endstation »BK8«, der »Bunker«, ehemals »Panzerschuppen«. Wenn die Einweg-Kumpels herunterbrüllten, amüsierten sie sich über die verwirrten Stimmensucher am Boden. Die erste »Bombe« des Abends, Einpacken und Abstieg eingerechnet, exaktes Timing. Ein Fetzen Papiertaschentuch, Ecstasy, Speed, auch die Schwester durfte nicht fehlen. Das Papier zusammengedreht, schnell schlucken. Die Bombe platzte genau bei Eintritt in den Bunker.

Wenn jemand nach acht Stunden Wichserei immer noch nicht genug hatte, ging er zum anderen Ende der Partymeile, in den einzigen Meth-Schutz-Bunker, der nie richtig ausgeleuchtet wurde. Die Washroom-Bubis soffen sich vorher schon zu Tode. Am Bunker klebte eine Legende. Dass ein DJ eine komplette Line Methylamphetamin auf die äußere Spur einer Schallplatte gelegt, sein Röhrchen drangehalten, sie weggezogen und mit diesem Loop ein drei Tage währendes Dauerfeuer begonnen hatte.

In den dunklen Ecken Vampirdamen, baten zu Tisch, setz dich doch, mein Kleiner. Sie konnten Ringe machen beim Rauchen, die durch die Lichtkegel schwebten. So wurde hier gezogen, für ein paar Tage im Dunkel des Clubs verschollen, im Licht der Toilette wiedergeboren. Mutige Stimmen flüsterten von etwas Neuem. Nicht aus den Küchen von Leipzig und Chemnitz, sondern direkt vom Tablett der Masterminds. Tschechien. Dass die Substanz gut sein musste, sah man am Publikum. Ungebremste Tanzstile. »Ausziehen!« Zu heiß, es drückt deinen Oberkörper auf den Boden, während die Füße nach oben wollen, stampfen, schreien. Der Chor brüllt: »Jawohl! Vorwärts!«

Gas strömte aus den Nebelmaschinen, nur nicht stehen bleiben! Die Zieher, Redner und Trinker unterdrückten nicht den Rausch, sie wollten gern gesehen werden. Ihre Zähne mahlten, Unterkiefer verrieten sich im Takt. Der Club war darauf vorbereitet, verschließbare Wasserflaschen überall. Eine hohe Kunst, Ziehen ohne Alkohol, keine Prozente, die den nächsten Tag versauen würden.

Kleine Püppchen erzählten, was ihre Mütter mit den Vätern trieben oder auch nicht. Dahin wollten sie nicht zurück, in ihre Stübchen. Hier war ihre Bilderbuch-Bunkerfamilie, am Ort der Liebe, der Luftschutzzärtlichkeit. Frauen durften weinen, in Ekstase, über einen gestreichelten Arm.

Warum sollte das jemals enden? Falls es einen Ort oder Grund gab, dieses Zeug zu zelebrieren, dann genau hier. Wo Qualm in der Luft stand, die Welt überschaubar wurde, oben im Licht, wo die Käfige riefen.

> *Lasst uns aufsteigen, gemeinsam, kurz bevor die Sonne aufgeht. Die Treppe hinauf. Keine blöden Bemerkungen, weil hier und da ein Zahn fehlt, glückliche Lücken. Die Bunkerfamilie hat ihr Opfer gebracht.*

Wenn sie nach Hause kamen Aussprachen, Schmerzen, Runterfahren. Die großartigen Tipps der Schulpsychologen, auch das mussten sie aushalten.

Im Bunker gab es keine traurigen Gesichter. Der DJ trieb sie schwitzend in die letzten Stunden. Käfigtanz. Harte Stäbe wollten abgeleckt sein. Eine fremde Zunge, das Blumenmädchen tanzte nackt, schenkte Eric die kleine Sonnenblume hinter ihrem Ohr. Der steckte sie sich in den Mund, fraß sie auf. So würde sie sein, seine Zügellosigkeit, mit der er die Tänzerin verschlingen würde. Erics Sextänzerin ließ sich Zeit. Musste nicht schnell ins Taxi springen, den Weg zum nächsten Orgasmus abkürzen. Nicht zwei Stunden plappern, um dann nicht mehr plappern zu müssen. Die Tänzerin war längst begeistert.

»Brauchst du Wasser? Hab dich hier noch nie gesehen, in unserer Familie. Sah hübsch aus, deine Sonnenblume.«

Kurz aufs Klo, die Trinkflaschen aufgefüllt. Bananen wurden verteilt, braune Obstpampe.

Eric, du Bubi. Raus aus dem Bunker. Nimm die Sonnenblume mit nach Hause.

Vor dem Eingang Meth-Heads auf dem Bordstein, warteten auf den Sonnenaufgang, die ganzen Hängenbleiber der Y-Gesellschaft. Warteten, um ihre schicken Sonnenbrillen aufsetzen zu können.

Links außen begann der Weihnachtsmann, sie mussten sich nicht mal erheben, als er den Segen verteilte. Er verlangte auch nicht das Doppelte, wie die Idioten-Dealer auf der Straße, sondern spielte Papst. Schenkte Gratispillen, mit Grüßen vom Chef aus der oberen Etage. Hier, meine Kleinen, damit ihr nächste Woche auch brav wiederkommt. Eric gab ihm dreißig Euro. »Ich brauche sechs extra.«

Pillen, Gras, Longpapers, Milch und Honig.

Die Augen des Blumenmädchens hat Eric nie gesehen, er betrachtete sich durch ihre verspiegelten Brillengläser.

»Wir fahren zu mir.«

Das Haus der sieben Schwestern schien Ferien zu mögen, wenn alle verreisten, flohen, mit dem Campingwagen nach Griechenland verschwanden. Das Sorgenkind blieb zurück, Eric war groß genug, nicht mehr das Haus zu verwüsten, erledigte seine Pflichten, ging zur Schule, stand gern morgens auf. Vergaß nicht zu spülen nach dem Kacken.

Sie knutschten ununterbrochen. Eric gab dem Fahrer fünfzig Euro. »Lass die Uhr aus, halt die Fresse, stopp an dem Laden da vorn.« Kippen, Schnaps, Kaugummis. Dann weiter nach Hänichen.

Eric trug das Blumenmädchen über die Schwelle, warf sie auf seine Matratze. Zeit für die Superzunge. Sie hatte mittlerweile Tollwut, vom Kauen und Lippenlecken. Eric riss ihr die Klamotten herunter, zerfetzte ihren Slip. Seine Zunge verschwand in ihr.

Ziemlich scharf. Der Geruch stechend. »Muss kurz auf Toilette, gleich wieder da.« Neben seinem Zimmer das Gäste-WC. Er roch an Fingern, Achsel, Brust. Musste von ihr sein. ›Lass dir was einfallen, kleiner Schauspieler. Du hast zwei Optionen, den Hochdruckreiniger, mit dem der BMW gereinigt wurde. Option B, die Eckbadewanne.‹ Eric zurück, warf das Blumenmädchen über seine Schultern, die kicherte, ein schöner Scherz. Er trug sie nach oben, legte sie auf die geheizten Fliesen, quetschte alle Shampoos in die Wanne, Wasser. »Lass uns baden, kleine Nixe, auf zur dritten Seifenrunde.«

Eric hatte die Situation falsch eingeschätzt, was war ein Blumenmädchen ohne Blumen? Eine Bestie, wildgeworden. ›Nimm dich in Acht.‹ Die Blumenmädchen-Bestie vögelte ihn, einmal in jedem Zimmer.

Das letzte Zimmer war das von Eric, er setzte sich an den Schreibtisch und fing an zu zeichnen. Die Bestie war so in Fahrt, dass sie ihn inzwischen vergessen hatte. War kurz davor, sich mit ihren Fingern umzubringen, mit einer Sonnenbrille auf der Nase.

Eric brachte Schreie und Geruch zu Papier, Blatt für Blatt, mit feinen Linien. Er saß daneben, zeichnete das immer gleiche Bild. Aus entfernter Perspektive.

Mama-Papa-Haus, Teich, Steg.
Mama-Papa-Haus, Teich, Steg.
Mama-Papa-Haus ...

Gerade hatte Eric das Hängenbleiben entdeckt. Brauchte niemanden jetzt, keine Freunde, Clubs, Blumenmädchen. Nichts.

Die Augen der Bestie hat er wirklich nie gesehen.

PIRNA, AMTSGERICHT, KLEINER SAAL, 10:49 UHR

AUS DEM PROTOKOLL:

»Ich habe jahrelang immer das gleiche Bild gemalt, in den verrücktesten Situationen. So sehr habe ich mir das Glück mit Anja gewünscht. Das war Leben, kein Stillleben, ein schönes Haus, eine glückliche Frau und ein Weg, der dorthin führt. Ich war bereit, das Opfer zu bringen, selbst wenn ich dafür eine Jacke klauen musste.«

20.

Mit lustigen Leuchtringen und den kleinen Geschwistern im Garten gefeiert. Endlich achtzehn. Mama tanzte mit Eric Discofox. Sie wusste alles über ihn, fragte aus Interesse nach seinen Abenteuern. Ihr Sohn zog die Schule durch, würde eine Ausbildung machen. Eric schaffte es, den ganzen Dreck am Ortsschild von Hänichen zurückzulassen. Dafür liebte sie ihn. Wenn er nach den Partys aufwachte, stellte sie ein Tablett mit Essen und Süßigkeiten neben Erics Bett.

»Dauert nur drei Tage, Mama, komm doch mit, die wollen dich endlich mal kennenlernen im Felsenkeller.«

Stadtauswärts, die Endstation aller Buslinien. Am Fluss entlang, über die Gleise. Eine riesige alte Fabrik, unten der »Felsenkeller«, darüber das »Triebwerk«.

Vergessen die Knarre am Kopf, der verschwundene Samy, am Versammlungsort der Unterwelt, dem Felsenkeller. Jungs an den Türen mit besonderem Feingefühl, hier wurden Freundschaften fürs Leben danach geschlossen.

PIRNA, AMTSGERICHT, KLEINER SAAL, 10:54 UHR

Alle Übel waren im Felsenkeller versammelt oder warteten im Warenhaus. Seine Belohnung bekam Eric vorher in einer Umkleidekabine. Vorübergehend widerstandslos, ein guter Moment für Erpressung. »Nicht diese Jacke, die dahinten. Klar ist die teuer.« Aus Anjas Mund keine Bitte, sondern eine Forderung.

AUS DEM PROTOKOLL:

»Wollen Sie zu dem Vorwurf Stellung nehmen, Herr Stehfest?«

»Aber ja doch.«

Zurück von seinen Touren saß er auf der Bank vor dem Haus, rauchte eine halbe Schachtel Zigaretten. Liane kam oft zu ihm. Sie wusste immer, wo Eric gewesen war. Fragte, was er brauchte, um schlafen zu können, eine heiße Wanne, Honigmilch, Tee. Niemals Widerstand, keine dummen Fragen. Eric war ein sanftes Lamm im Haus der sieben Schwestern.

Er nahm sich Zeit, wusch mit Liane ab, schippte Schnee im Winter. War ja egal, ob er jetzt schlafen oder noch wach bleiben würde. Mama sorgte dafür, dass am Party-Vorabend immer eine Schachtel Zigaretten von Tilos Stange auf seinem Schreibtisch lag. Martini Bianco war ziemlich in Mode, sie besorgte gern große Flaschen, zwei Liter, in der Hoffnung, ihn würde der Anblick umhauen. Doch nein, er musste nur schnell trinken, pisst man ja wieder aus. Dann fuhr Eric vergnügt los. »Bis dann, Mama.« Er sagte nie »Bis morgen«, war ja auch Blödsinn, morgen, wenn ein Wochenende zwei Morgen hatte.

Schade, dass sie niemals mitkam. Er hätte Lamm im Schlachthaus gespielt. Hätte mit ihr getanzt, andere Frauen beeindruckt, vielleicht sogar mitgenommen. Eric, Mama und eine Liebste für die Nacht.

Die Freunde ließen Liane grüßen, brachten Blumen vorbei. Eric hatte wirklich keine Geheimnisse vor ihr, das war sein Schutz, ihr nicht die Wahl zu lassen, alles mit ihm zu teilen.

»Wir müssen los, Mama. Was zum Naschen besorgen.«

»Spinnst du?«, fragte ihn ein Freund. »Wenn ich nach Hause komme, darf ich im Keller schlafen, muss das Zeug verstecken. Und du bekommst auch noch eine heiße Wanne und Tee?«

»Klar. Ich werde Schauspieler, wir bereiten mich gerade vor.«

21.

Die Schlacht vom Männertag, brennende Autos auf der Elbbrücke. Der Baseballschläger in Erics Hand war leicht und nagelneu, hatte keine einzige Kerbe. Über Dresden ging eine rote Sonne auf.

Nebel lag über dem Dorf Hänichen, Eric stand auf der Bank vor dem Haus der sieben Schwestern, lauschte, ob die wummernden Bässe aus der Stadt schon zu hören waren. Massive Beats, schreienden Massen zu Füßen gelegt. Und über allem kreisend ein fliegendes Auge, ein Helikopter mit den Infrarotkameras der Polizei.

Vorsorge, vorsorglich. Friss, was du kannst, kleiner Apache. Damit du etwas ausspeien kannst, auskotzen, wenn im zweiten Teil die Schlagermusik gespielt wird. Ausgekotzte Schlager aus kotzenden Sachsen. Wenn kein Männertag war oder Staatstrauertag, sangen sie alle mit.

Erics schwarze Rüstung waren Jogginghose, Hoodie, ein Schal, doppelt gelegt mit einem kleinen Schlitz in der Mitte. Eric war Ampel, der etwas Besonderes konnte: lächeln, kurz vor dem Fall. Und er hatte ein Ziel, den Platzverweis, das höchste Lob des Tages.

Sie würden kommen, alle Adrenalin-Hunter Sachsens, auf die großen Elbwiesen. Der Linienbus wurde zur Schaltzentrale der Schal-Menschen, den Gesetzlosen. Vermummt gegen das Gesetz.

Die ersten Flaschen flogen, in der Schule war viel Zeit, den Wurfarm zu stärken. Kreischende Molotow-Mädchen in den Händen brutaler Anfänger.

»Das Wichtigste ist zusammenbleiben, in Gruppen bleiben!« Ihr Schlachtruf kam nicht aus einer Anlage, obwohl es klang wie Tausende Watt. Nein, den erzeugten sie ganz ohne Boxen, die Hools. Sie vertraten die Anklage, die Maschine der Vergeltung, obwohl ja nur Männertag war. Gaben sich Namen wie Indianer, die niemand aussprechen durfte. Eric der »Große Bär«, der Mann, der auf das Maß achtete, der mit dem Messbecher kam.

Ein Messbecher voll Alkohol, versammelt euch. Das Utensil für glücklich backende Mütter spendete Trost für alle. Schnaps für jeden aus dem Becher, es floss der Zaubertrank, grünbraune Schnapssoße, um damit den Tag des Herrn zu würdigen und hoffentlich zu überleben.

Jeder kennt die Chili-Wettessen mit der sehr poetischen Maßeinheit für das innerliche Verbrennen. Eine Million auf der Scoville-Skala, hör endlich auf zu heulen. Heute würden es zehn Millionen sein. Die nämlich steckten in den Waffen der Polizei, dem Pfefferspray in kleinen bösen Flaschen. Nicht Dealer, Clubbesitzer oder Zuhälter sollten in Schach gehalten werden, sondern Unwillige willig gemacht. Die Cops würden keinen Spaß haben am Männertag, dabei glänzten in ihren Augen die Bollerwagen. Die waren allein schon darum sauer, weil sie heute Dienst hatten.

Regisseur Eric gab letzte Anweisungen, sagte niemals »Bitte«, sondern »Action!«. Mit diesen Worten goss er den Inhalt des Messbechers dem Nächsten in den Schlund.

Eric suchte den Vollkontakt, Instinkt ersetzte Choreografie. Ihr aller Antrieb, die Stinkwut, ruhte in der Geschichte der Stadt. Keiner von ihnen hatte jemals die Umzäunung Europas verlassen, viele nicht einmal Sachsen. Darum hatten sie keine Furcht vor Gitterstäben, kannten sie keine Grenzen. Jeder einigermaßen Sprachbegabte würde spielend als Mitläufer durchgehen in den Verhandlungen danach.

Schatten auf der Brücke, rasch, die Hymnen der Stadt tönten vom Ost-Ufer. Dresden! Auf, Dresden! Kämpfen und Siegen!

Die braven Väter drehten inzwischen Runde acht um die »Talsperre Malter«, mit Klingeln an den Gehstöcken.

In den Nachrichten »der Blitzkrieg von Dresden«, Leuchtfeuer von einem Ufer zum anderen, hier brüllten sie und brannten sie, eine Stadt im Wandel. Die Hools begannen zu zweifeln, so irrsinnig viel Polizei, war das gewollt? War das überhaupt unsere Idee? Es blieb keine Zeit, darüber nachzudenken, denn da tauchten sie auf, die Ninja-Turtles. Gepanzerte Schildkröten mit Nummern auf den Uniformen. Handkameras, Schlagstöcke und Chilisoße XXL.

Auf in den Kampf!

PIRNA, AMTSGERICHT, KLEINER SAAL, 11:07 UHR

Hätte edel aussehen können, der Saal im Amtsgericht von Pirna, war aber nur der Nebensaal für kleinere Delikte. Das System hatte einen neuen Anstrich bekommen, die Bilder alter Gerichtspräsidenten waren überputzt worden. Ein Wartesaal für traurige Diagnosen. Anja würde gerade duschen. Nicht trödeln und Schuhe aus, gleich käme der Möbelwagen, und ihre Eltern warteten schon. Auch Erics Eltern würden helfen beim Umzug. Er kannte das angespannte Verhältnis zwischen Anja und Liane. Alles Gute euch beiden, hoffentlich geht nichts zu Bruch.

AUS DEM PROTOKOLL:

»Keine Sau kannte überhaupt meinen Namen, Herr Richter, Ampel hier, Ampel da. Gelb, Grün oder Rot, das war ich. Wusste auch keiner, wo ich wohne, außer Andy.«

Hoffentlich war die Verhandlung bald zu Ende.

22.

Unter einem italienischen Restaurant ein Ü-40-Club in der Nähe des Dynamo-Stadions, die »Treppe«, in der Nacht vor dem nächsten Heimspiel. Dresden gegen »Irgendwer«, Hauptsache ein Feind. Die Tage zuvor, die ganze Woche verging in froher Erwartung, die Nacht davor durchzumachen war ungeschriebenes Gesetz. In der S-Bahn eine letzte Flasche »Pfeffi« für den frischen Atem, weiter zum Stadion, um den Feind brüllend zu begrüßen. Doch morgen war erst morgen.

In der Treppe acht mal zehn Frauen und achtzehn wesentlich jüngere Männer. War schon okay, wenn die mit ihren Müttern vögelten. »Hey, wir wollen die Eisbären sehen! Ho-ho-ho-ho-ho!« In Dresden wird außer Fußball auch Eishockey gespielt, ganz sicher.

Die Treppe hinunter, zum Einlass, gleich dahinter der Dancefloor. Zwischen den Säulen der Bar breit sächselnde Keeper, Cola-Bier, »Diesel«, für die Ü-40-Frauen. Die waren immer da, niemand sah sie kommen. Alle Helene Fischers warteten auf ihr Glück, das die Treppe herunterkommen würde. Sie wollten es auch, das Glück, nur nicht ganz so atemlos. Einer wird mich vögeln von euch, und nun Jägermeister für alle! An den Spielautomaten die einzigen Immigranten Dresdens, warum hieß es schnelle Nummer, wenn die Vorbereitungen Stunden dauerten? Ali Ben Safra gewann zwei Euro beim Superspiel. An den Wänden zeitlose Trophäen, es war Schlagerzeit, die Hymnen jubelten durch den Club. Schlagerstufen führten zu den Hinterzimmern, wo die Schläger saßen, abseits der 1-2-3-Gute-Laune. Die Türen dorthin hatten Klingeln, Ding-Dong, nur hereinspaziert. Alt-Hools verpackten Kristalle in kleine Tütchen. Ganz wie die Stammkneipe aus dem Film »Hooligans«, nur hier mit Schlagermusik.

In normalen Clubs war es ein Tabu, Titel mehrfach zu spielen, doch nicht in der Treppe. Zum Mitsingen, gleich noch dreimal, denn wir können den Text, wir bleiben gern in der Schleife. Frauen lieben es, wenn Männer tanzen können. Discofox, den er mit Mama getanzt hatte, hier kommt Eric, der konnte mitsingen – und tanzen. Nicht singen, grölen. Ein dunkles Geheimnis, das keines war, Söhne tanzten mit Müttern und landeten mit ihnen in irgendeiner Falle. Denn am grauen Morgen danach bereitete Mama, anders als die jungen Frauen, ein Frühstück. Die wollte den Augenblick zum Bleiben bewegen. Kein schneller Cut oder »Bis bald«. »Darfst sogar noch eine Stunde schlafen, oder zwei. Bleib ruhig liegen, bis ich zurück bin.« Das machte den bitteren Geschmack, dass Mama sich wie Mama verhielt. Mit der durfte man nur nicht vögeln, weil sich das einfach nicht gehört.

Mehr Treppe, mehr Taxis vor der Tür. Der Italiener eröffnete mit der Tageskarte, der Alkoholpegel war viel zu hoch, also genau richtig. In den Hinterzimmern gab es große Schätze, die Reinheit der Kristalle sprengte sogar die »Breaking-Bad-Skala«. Schlechte Zähne waren ein gutes Zeichen. Eine Zigarettenbox aus dem Zweiten Weltkrieg wurde geöffnet, nur kurz die Nase drüber gehalten. Wow! Neben Eric auf dem Klo der »Patriot« mit einer typischen Megafonfresse, die Musik war dumpf hörbar. Doch der Patriot grölte mit, als stünde er oben zwischen den Boxen. Ein Segen, Leute wie ihn zu kennen, den Alt-Hool ohne Sidecut. Die Neuen mit den neuen Frisuren nannten sich »Jugendsturm«, Pioniere, nur fehlte der Wahnsinn in ihren Gesichtern. Aggressives Styling, aber »Sinnenbank-Flavour«, Mädchen-Parfüm. Die wussten nichts vom Heimatgedanken, von »Wir sind Dresdener, sind ein Bündnis aller freien Menschen«.

Die Sonne brach durch die dreckigen Fensterscheiben des Keller-Klos, blendete den Patrioten. Kein goldenes Lametta ließ ihn leuchten, sondern die Glassplitter in seinen Schnittwunden und Narben aus vergangenen Fußballschlachten.

Jede grobe Naht stand für einen Heimsieg. Das Zeug von diesem unerklärten Staatsfeind würde Eric für die nächsten drei Tage in Schach halten, immerhin war heute Sonntag, Wochenbeginn.

Mir tut gerade einiges leid, Mama.

Auch der Mentor Mario Grünewald, ein erklärter Dynamo-Fan, ging oft ins Stadion, doch nie zur Schwarzen Messe in die Stadionkurve, zum Block K. Wie viele andere war Eric maskiert, wartete vor dem Haupteingang. Der Block der Feinde wurde zum Stadion geführt, mit einer gewaltigen Polizeieskorte. Die Bullen waren nicht beauftragt zu verhaften, sie sollten die Gegner schützen. Gefahr von Leib und Leben abwenden, doch sie waren unaufmerksam. Darum konnte Eric schnell zuschlagen, blind sprang er in die Reihe der Gäste, oh, wie wir euch hassen! Ein Feind ging zu Boden, während das Gebrüll noch lauter wurde. Mit Erics Sprung war das Buffet eröffnet.

Die armen Bullen mussten nun den Gartenschlauch ausfahren. Viel dicker als der bei den Großeltern, aus gepanzerten Spülmaschinen feuerte ein Strahl mit Hochdruck in die Meute. Vorher eine letzte höfliche Warnung: »Liebe Dresdener, bitte verlassen Sie umgehend das Gelände, sonst werden wir den Platz mit Gewalt räumen.« Die Festrede wurde mehrfach wiederholt, was die Krieger von der Treppe in Jubel ausbrechen ließ. Niemand räumte den Platz, sie alle wollten diesen »Krieg«.

Das Zugpferd der Bande hieß Lehmann, der konnte bis in den zwanzigsten Rang brüllen, verstärkt durch ein Megafon sogar noch weiter. Trug eine Schiffermütze, machte Mut, versprach den Sieg, Fußball eben. Die Einlasskontrollen wurden überrannt, denn auch die Sicherheitsleute waren Dynamo-Fans. Sie ließen viel Munition passieren, große Pyros, Räucherstäbchen, das Stadion sollte brennen.

Beim Brüllen verlor einer nicht die Stimme, denn unter fünf schwarzen Pullovern und zwei Jogginghosen verbarg sich kein

Sportsgeist, sondern Eric, der Schauspielpilot. Eric hasste Fußball, darum ging er lieber Bier holen. Neunzig Minuten auf eine Wiese zu starren war im Bierrausch erträglicher. Gladiatorenkämpfe hätten ihm gefallen, nur fanden die erst nach dem Spiel statt, wenn die Hundert-Liter-Bierwagen längst ausgetrunken waren.

Das Spiel »Dynamo gegen den Feind« wurde abgebrochen, zu viel Qualm von zu vielen Räucherstäbchen tauchte das Stadion in undurchdringlichen roten Nebel.

Trotz höherer Gewalt durften die Gäste nicht unbeschadet abreisen. Eric mochte die Meute aus der K-Kurve, den schwarzen Block. Von weitem sah es aus, als würde das Stadion dort zusammengehalten. Neunzig Minuten Geduld waren ein angemessener Preis für seine Mitgliedschaft.

Rückspiel, Dynamo gegen den Feind. Auswärts-Höflichkeit gebietet es, den Gegner zuerst zu nennen, »der Feind gegen Dynamo«. Fünfundzwanzig Busse voller »Fans«, das kleine Aufgebot. Zweitausend durstige Mäuler stürzten sich auf dreitausend Flaschen Bier in einer Tankstelle. Lehmann brüllte Kommandos. »Holt sie euch!«

Niemals wäre genügend Zeit geblieben zu bezahlen, sehr geehrter Herr Polizeichef. Die Karten waren wirklich teuer, auch musste die Mannschaft angefeuert werden. Zweitausend verwahrloste Kinder mal ein Bier plus ein Würstchen rannten zu ihren Bussen ohne bezahlen zu dürfen. Im Bus sangen sie »Unser lieber Busfahrer, Busfahrer …« Der Arme konnte kaum die Spur halten, so sehr schunkelten die bösen Kinder.

Ein Pfeilhagel von zweitausend Bierflaschen zerschmetterte das Empfangskomitee der Feinde. Abpfiff.

Egal, wer zu wem gehörte, eine Stirn und eine Gürteltasche, mehr Zeichen brauchte Thomas nicht. Er lief leicht nach hinten gebeugt, seine Beine zogen den Rest des Körpers. Thomas war eine Waffe, die wie aus einem Katapult auf ihre Opfer zuschoss. Drei Worte. »Glotz weg, Mann!«

Eric glotzte nicht weg, schon lag er auf dem Boden. Sprang wieder auf, hinunter zum Zaun, hechtete daran hoch, brüllte mit geballter Faust: »Fickt euch, Feinde!« Die Stadionkurve tobte, nahm den Ruf auf, Lehmann heulte vor Glück.

Thomas ging zum Bier, war nicht nachtragend, als sie sich am Bierwagen trafen. Die Beiden konnten also bei null anfangen, denn Thomas würde, hatte Eric gerade beschlossen, sein neuer Ausbilder sein.

23.

In Radebeul wurden Warenhäuser überfallen, die Polizei war wie immer ratlos. Von einem Informanten wusste Thomas von den Tätern, einer Bande. Auch von ihrem Hauptquartier, einer Garage neben einem Neubaugebiet. Über Thomas gab es easy den Treibstoff Methylamphetamin, bezahlt mit der geliehenen eisernen Faust. Den Tribut forderte Thomas jetzt ein. Er wollte die Bande »erledigen«, der gleiche Thomas, der auf der Brust ein Riesentattoo hatte, »Wir fressen kleine Kinder«. Thomas wollte Spaß und die Bande zum Nachtmahl.

> *Jung und verliebt in die Verantwortungslosigkeit. Christin liebt den Spaß. Doch du bist gnädig, Schwester. Forderst erst nach drei Tagen Schlaf. Tag zwei und drei bleiben für die Proben und Schulaufgaben. Tag eins, auf zur Jagd!*

Meth-Heads sind Adrenalin-Hunter.

Um Mitternacht hockten sie auf den Bahngleisen, Thomas, Eric und die serbischen Zwillinge. Machten sich hübsch für den Überfall, die drei Stunden waren vorbei.

Eric zu Thomas: »Was sind das für Typen?«

»Ist mir scheißegal.«

»Sind wir die Guten?«

»Nein. Wir bleiben Hools. Richtig nette Hools, die für Ordnung sorgen.«

Ein CD-Radio in der Garage, die hörten gerade »Kategorie C«, Musik zum Film. Das erbeutete Sternburg-Bier würde köstlich schmecken beim Zerdreschen der geklauten Sachen.

Den Größten der Bande erwischte Eric mit dem ausgestreckten Bein an der Schläfe. Thomas nickte Eric zu, nicht anerkennend, sondern stolz. »Wir lassen es hier richtig krachen. Die dürfen den Staub ihrer Garage fressen.«

Dann verlas er das Urteil. »Wir kommen wieder, dann sind wir viele.« Die serbischen Zwillinge schmissen »la Bombas«, die extrem qualmten und grün leuchteten. Zum Glück gingen die Dinger in der Garage hoch, sonst hätte ganz Radebeul gewusst, dass Thomas und seine Leute hier waren, um Gericht zu halten. Auch die Bullen – die hätten niemals unterscheiden können, wer die Guten waren und wer die Bösen.

Die Garagen waren schuld. Ohne Garagen keine Banden. Es gab unzählige Orte mit Hinterzimmern und Garagen, die immer schuld waren.

Beim Haus der sieben Schwestern hatte Eric sich verweigert, als der Stiefvater um Hilfe bat. Eine Garage weniger in Hänichen bei Dresden. Von wegen eine Garage, ein beheiztes Haus für zwei Autos und einen Caravan. Ist bis heute nicht fertig.

Rückfahrt nach Hänichen. »Sport frei, Ampel, oder?« Die leeren Gesichter in der Garage hatten sogar Lieder gesungen, weil Thomas eindringlich darum bat. »Singt, oh ihr schwarzen Augen von Radebeul.« Die Bande trug eine großartige Hymne vor. »Wir kommen nicht vom Neckar, wir kommen nicht vom Rhein. Wir kommen von der Elbe, dem Schlä-hä-ger-ver-ein!«

PIRNA, AMTSGERICHT, KLEINER SAAL, 11:12 UHR

War doch ganz lustig. Shoppen im Warenhaus, Sex in der Kabine. Vor dem Regal mit den Soßen eine traurige Anja. »Ich hasse Hollandaise, und ich will nicht wegziehen.« Eine Viertelstunde auf sie

eingeredet. »Wir sind doch zusammen. Du findest dort neue Freunde.« Zum Trost für Anja eine hauchdünne Scheibe Mortadella, die mit den kleinen Pilzen. »Keine Angst, unsere Eltern werden sich verstehen müssen. Wo ist eigentlich Muffin?«
Wäre da nur nicht diese blöde Jacke gewesen.

AUS DEM PROTOKOLL:
»Ich habe mich um den Hund gesorgt, der plötzlich verschwunden war. Dabei war Muffin gerade glücklicher als wir beide zusammen.«

24.

Nach dem Fußballspiel gegen den Feind lernte Eric Thomas Welt kennen, den »Teufelsdreier«, so nannten sich die drei Brüder. Der Älteste, Marco, ein anonymes Gesicht, sehr lange weggesperrt von Sachsens Justiz. Den Grund dafür hat niemand ausgesprochen, ein stiller Mensch, ohne auffälligen Gang, sein Kleidungsstil ließ ihn untertauchen, den lieben Papa. Mit Thomas mittlerem Bruder, Eric dem Zweiten, freundete Eric sich an, neon-oranges Lippenpiercing, ein Ring durch die Nase, Metallstecker an der Augenbraue, weiße Raver-Brille. Mochte Mädchenparfüm und war viel weniger aggressiv als die Jungs vom »Jugendsturm«. Erics Namensvetter – diesen Bruder liebte Thomas besonders, der war das Beruhigungsmittel für seine Tollwut. Eric der Zweite lebte im fünften OG einer Platte am Rande von Gorbitz, eine Wohnung voll vom Duft geknackter Kristalle.

Erics Besuche bei Thomas begannen mit einer Filzung, einer paranoiden Kontrolle. Thomas schaute zuerst auf Erics Handy, ob das Aufnahmegerät lief. Dann Jacke aus, Hose aus, okay, kannst dich wieder anziehen. Telefon an der Garderobe lassen. Thomas war ein »Zustand«, ein »Resultat« von dem Zeug, das auf dem Küchentisch lag. Der persönliche Gruß des Meth-Kochs trug den Namen »Verfolgungswahn«. Zur Entspannung Kriegsspiele auf der Konsole, die nie, wirklich niemals ruhen durfte. Beide Erics durften sitzen, doch Thomas raste von Zimmer zu Zimmer, immer in Bewegung, Hauptsache Bewegung. Der Meth-Schrauber kannte keine Unbeweglichkeit, wenn doch, saß er auf seiner Couch, schraubte an Laptops herum, irgendwelchen Handys, an allem was hätte »besser laufen« können. Wenn er damit fertig war, suchte Thomas nach den kleinen Schräubchen im Flusenteppich, um die Geräte wieder zusammenzusetzen. Eric wurde allein vom Zuschauen extrem nervös.

Ihm fiel ein, dass Opa wartete. Sollte ihm helfen beim Rasenmähen. Den Nachbarn grüßen, auf die Erdbeeren pinkeln, Kinderbrause aus dem Keller holen. Was die Getränke anbetraf, wurde er nie erwachsen in den Augen seines Opas.

Heute, Kinder, wird's was geben, die Russen standen vor der Tür. Die Russen waren nur einer, der musste sein Telefon nicht an der Garderobe abgeben. Überhaupt, so freundlich war Thomas noch nie gewesen. Bot dem Besucher seinen Lieblingsplatz an, auf dem Tisch davor ein halbes Kilo Methylamphetamin. Hübsch auf dem Kupfertablett, wie eine große Zauberkugel. So sahen kleine Häppchen in der Welt von Thomas aus. Konnte man nur mit Messer und Gabel essen, in feine Portionen zerteilt für die Hunderten Chromosomen, die dadurch glücklicher würden. Die ersten Gramm sind nie umsonst, Eric durfte das Tablett überreichen, wischte sich vorher die nassen Hände an der Hose ab. Aufgeregt wie er war, brachte er nur ein Wort heraus. »Da.« Der Russe nickte. Ja.

Multikill. Eric der Zweite freute sich über seinen dreißigsten Kopfschuss in Serie, schien ja gut zu laufen, das Spiel. Doch der Russe blieb kurz angebunden, verirrte sich nicht in billigem Smalltalk. Der wollte mehr. Hatte auch eigenes Zeug in der Tasche, aha. Ein fixer Deal, Handschlag, gekauft.

Als der Russe verschwunden war, zauberte Eric der Zweite für Eric eine kleine Überraschung aus der Gürteltasche. Etwas sehr Exotisches aus dem Orient. »Frag nicht wie viel, woher, warum.« Gelb leuchtende Kristalle aus der Vorhölle. »Pico«, die Schwester der Schwester. Eric hatte sich gerade ein Stück Zunge abgebissen. Mama rief an. Oder ein Stück Zahn?

Buchstaben-Ziehen, ein Doppel-E, Rücken an Rücken. Drei, zwei, eins, ssstt.

Mit einer Falttechnik ließen sich aus einfachem Papier von Schreibblocks Packages bauen, durften nur nicht durchweichen, wenn das feuchte Pico hineinfiel. Darum außen umwickelt mit der Folie von Zigarettenschachteln, behutsam mit dem Feuerzeug zugeschmolzen. In dieser edlen Verpackung durfte die Schwester aller Schwestern ab sofort in Erics Hosentasche wohnen. Ein Package war etwa eine Tagesration. Das Paket zu öffnen, den Stoff vorzubereiten, die perfekte Line zu bauen und alles sorgsam wieder zu verschließen, konnte drei Stunden dauern. Eric und Eric zogen ein ganzes Wochenende Buchstaben, bis das Brennen sie animierte, japanisch zu sprechen, zu schreien: »Konichiwa!«

Zeit zum Abzappeln, sie liefen quer durch Dresden, mieden Straßenbahnen, zu Fuß von Club zu Club. Teilten sich Schranzmusik, jeder einen Stöpsel im Ohr. Erics Augen drehten Kreise im Takt.

Erster Halt Melly's. Sie witzelten über den Glas-Flitzer, den Gewinner der Miss-Wahlen, der nackt durch eine Scheibe gerannt war. Schauten sich das Video auf ihren Smartphones an, jeder in Dresden kannte die Geschichte.

Mit dem Shuttle weiter in die DaFa, der Türsteher gab Eric den Tipp, mal wieder eine Orange zu essen. Wer so bleich war, bekam väterlichen Rat. »Iss mal ein bisschen Obst, du Lappen.«

Will Liegestütze machen, irgendwo. Die Frisur kontrollieren, den Chemo-Schwanz ausschütteln. Nachschauen, ob ich gefährlich genug aussehe. Ich will eine Freundin.

Die Lady an der Garderobe verstand heute keinen Spaß, als Eric Münzen verschwinden ließ in seiner Hand.

Auf zum Café »Europa«, dem einzigen 24-Stunden-Betrieb für Hängenbleiber, die Kaffee mögen. Der Weg dorthin wurde eine Weltreise. An der Haltestelle vor der DaFa, als sie zehn Kippen pro Minute rauchten, wurde es dunkel um Eric. Mit einem leisen Singen kam die Schlange näher. Als die Bahn hielt, war Eric vollkommen blind, mit weit aufgerissenen Augen. »Bitte gib mir die Kopfhörer, ich muss im Takt laufen«, sagte der Blinde, »gib mir bitte meinen Spürhund.« Eric der Zweite führte Eric zum Platz mit dem Rollstuhlzeichen. »Sitz, Junge.« Eine Frauenstimme redete, nicht mit Eric, sondern mit Ampel. Er konnte plötzlich jede Stimme in der Bahn hören, auch wer nur plapperte oder log. Er war nicht erschrocken, sondern von Bildern befreit.

Küsschen, als sie ausstieg, musste eine falsche Freundin gewesen sein. Die Bahn hielt, das Licht kam zurück.

Im Café warteten zwei Bekannte, sahen aus wie Zivilbullen, die Kollegen von Eric dem Zweiten. Gaben sich als Pärchen aus. Warum sollte Eric Eric verraten? Der ritt doch gerade den gleichen Drachen, konichiwa, hatte ein gleiches Paket in der Tasche.

Eine falsche Sonne ging brennend auf. »Lasset uns Schutz suchen im Triebwerk.« Die drei Stunden waren vorbei.

Eric vertraute dem Gleichschritt der Gefährten seines Gefährten nicht, so liefen nur Bullen. Sah aus wie einstudiert. Zwei Schritte hinter ihnen lief er im Gegentakt, bröselte sicherheitshalber Kekskrümel auf die Straße.

Der Club, kühles Dunkel, gerettet vor der Sonne. Neben Eric ein Mädchen, konnte nicht stillstehen. »Wie alt bist du?« Riesige Pupillen. »Fünfzehn.« Die sollte besser nach Hause gehen. Eric auch, hatte achtundvierzig Stunden nichts gegessen.

Sie bestellten sich Drinks, saßen auf verwanzten Sofas. Einer der Bullen legte Pillen auf den gläsernen Tisch. Komische Dinger, weißblau gesprenkelt. Er machte einen Dreckswitz. »Wie bricht man einer Blondine die Nase? Indem man die Line unter die Glasplatte legt! Ho, ho, ho!«

Blau-weiß, genau wie ihre Bullenautos.

Sie stießen an, dabei lag die Pille eingeklemmt in Erics Hand. Bin gleich wieder da.

Er wusch sich das Gesicht. Zählte langsam, einundzwanzig, zweiundzwanzig, der Beweis löste sich im Waschbecken auf. Klar hatten die Bullen einen Verdacht, er musste fliehen. Eric kroch unerkannt bis zur Clubtür, raus, weiter, sofort platzten Äderchen vom stechenden Licht. ›Hab den Schutz doch dabei‹, erinnerte er sich, ›in der Jackentasche.‹ Ein Geschenk des verschwundenen Samy, die Gucci-Sonnenbrille. Wo war eine passende Telefonnummer für genau jetzt? Scrollte hoch, herunter, durch die Brille war wenig zu erkennen vom Display.

Ein Bulle versperrte ihm den Weg. »Bundesgrenzschutz, Personenkontrolle, den Ausweis bitte.« Der Schriftzug »BGS« auf dem Auto sah aus wie draufgeklebt. Faschingskostüme, genau, sie hatten ihn also beschattet. Pico lag ja nie auf dem Tisch, und die brauchten Beweise – direkten Konsum, für die Anklage. Er musste sie prüfen, wissen, ob sie echt waren.

»Eine Frage, Herr Wachtmeister, in jedem Dienstwagen muss sich ein Gesetzbuch im Handschuhfach befinden. Zeigen Sie mir den Paragrafen, der Sie befugt, mich aufzuhalten.«

Die Dresdener Polizei hatte wenige Aufgaben, unter anderem überschaubare Konflikte zu schlichten. Wenn die ihre Autos verließen, konnten nur Drogen im Spiel sein. Die Bullen zeigten den geforderten Paragrafen, zogen ihn aus dem Handschuhfach, keine Spur von einem Buch. Jeder Depp konnte sich das ausdrucken. Verrat.

»Haben Sie Drogen genommen?«

»Ich bin ein freier Mann und auf dem Weg nach Hause. Wissen Sie vielleicht, wie spät es ist?«

Eric hatte nichts Unrechtes getan, obwohl, nichts war auch nicht richtig.

»Sie haben gerade eine Straftat begangen. Sind an einer geschlossenen Bahnschranke über die Schienen gelaufen. Sekunden später kam der Zug.«

»Was denn für ein Zug?«

Eben noch blind, jetzt die Ohren taub vom Club, vom Tinnitus des Triebwerks. Stimmt, stimmt nicht. Stimmt nicht, stimmt. Stimmt.

Keine Festnahme, eine Anzeige.

»Das kostet Sie, Herr Stehfest, 365 Euro. Ein sehr geringer Preis für das Leben.«

Die Bullen waren niemals echt, wollten ihn in einen Trip jagen, die waren wirklich gut. Richtige Profis, stimmt, stimmt nicht, die falschen Dresdener Bullen.

Erics Moped stand vor Thomas Tür, nur sein Helm lag in dessen Wohnung. Thomas öffnete, ausziehen, anziehen, Handyabgabe.

»Sport frei, Ampel. Wo ist mein Bruder?«

»Hatte nicht genug. Noch im Triebwerk.«

»Okay?«

Eric durfte nicht zu viel verraten von seinem Verdacht. Kurze Sätze, nur nichts anfassen. Hatte zu viele Fingerabdrücke hinterlassen in Thomas Wohnung, ausreichend für zweimal lebenslänglich.

Vor dem Computer saß ein Zuhälter, Anfang 50, mit einer Flasche Selbstgebranntem. Schaute nicht hoch, nickte nur. Sein Unterkiefer schwang verräterisch, Fasching für die Zähne. An ihm klebte Blut, Menschenhändler, Mister Methylamphetamin höchstpersönlich. Eric nahm den Controller, spielte, musste Zeit gewinnen. Kein

Schuss, ein Treffer, im Bildschirm die Spieglungen von Thomas und Mister Meth, wie sie flüsterten.

»Dann wären wir alle Strafen los, der Junge ist egal. Hab allen schon Bescheid gesagt.«

»Gib mir die Bilder. Ich stelle sie ins Netz.«

Darum das Empfangsritual bei Thomas, darum musste Eric sich nackt ausziehen. Die hatten Bilder von ihm gemacht, verschwitzt, abgemagert, ein kleiner zurückgezogener Meth-Schwanz. So sehen die Dinger aus, bevor sie steif werden für vierundzwanzig Stunden, ohne Pause.

Dein Helm, Eric, schau nach Osten.

Auf dem Fensterbrett orange-schwarz leuchtend Erics Helm.

»Alles klar, Jungs, ich muss dann mal.«

»Willst du schon gehen? Wird doch gerade lustig, wollten Monopoly spielen. Nur eine Runde.«

Eric steif zwischen Helm und Peiniger.

»Muss morgen wieder in die Schule, aber nächstes Wochenende.«

Runter, aufs Motorrad, bitte lass mich nur nach Hause kommen. Keine Bullenkontrolle, keinen Unfall, keinen Hooligan, der ihn vom Straßenrand mit einem Frontkick vom Motorrad schießt. Sein großes Glück, die Karre war noch gedrosselt, fuhr nicht schneller als hundert. Schlecht auf der Flucht, gut, wenn man nicht fahren kann.

Die Scheibe seines Helms zum Glück verspiegelt, niemand konnte seine Panik sehen. Dauernd drehte er sich um, hab acht, kleiner Mann. Vor einem Warenhaus ein Blitz aus Worten. »Du hast den Beweis noch in deiner Tasche, das, was davon übrig ist.«

Zweiter Absturz.
Sie zeigten mit dem Bajonett auf unseren Ehering.
Dann auf die Uhr, die Jacke, den Helm.
Du wirst lange nichts von mir hören, geliebte Hilde.

Familien kauften für die Woche ein, am Parkplatz ein kleiner Kreisverkehr. Inmitten von Blumen und Grünzeug verbuddelte Eric das Päckchen. Nur nicht den Helm absetzen.

Zu Hause schnell in sein Zimmer, durch die Schlitze der Rollläden dünnes Licht, er auf dem Fensterbrett, wippte vor und zurück.

Seine Haut mit einem Gelbstich. Zu wenig Zucker, besonders bei Mischkonsum gefährlich. Bisschen dies, bisschen das, Schnaps, wenig Essen. Hepatitis B, Eric hatte seine erste Überdosis.

Mama in der Tür.

»Alles gut, Eric? Du bist ganz blass.«

»Nichts ist gut, Mama. Es ist vorbei. Die wollen mich in den Knast bringen, und ich habe es gewusst und versaut. Die Türsteher, das Mädchen in der Bahn, die Bullen. Ich hätte vorher aussteigen sollen. Muss die Bullen anrufen, dass ich ein Opfer bin.«

»Beruhige dich. Geh schlafen.«

Das Telefon in den zitternden Händen, er konnte kaum wählen. Eins eins null.

Der am anderen Ende hielt den Anruf für einen Scherz. Den Namen, Stehfest. »Gehen Sie schlafen und rufen Sie morgen wieder an, Herr Stehfest.«

»Dann ist es zu spät! Ich habe keine Zeit bis morgen.«

Mama half ihm vom Fensterbrett, zog ihn aus. Holte Stift und Papier. »Hier Eric, schreib es auf. Morgen kümmern wir uns darum, versprochen.«

Ein Wort nur stand auf dem Papier, daneben ein langer Strich.

Black.

PIRNA, AMTSGERICHT, KLEINER SAAL, 11:16 UHR

Selbst ein Armenbegräbnis war prachtvoller ausgestattet als der kleine Saal des Amtsgerichts. Schäbiger Eric, schäbiger Saal, kommen wir zum Sachverhalt.

Der Staatsanwalt stellte gerade zum zehnten Mal die gleiche Frage.

AUS DEM PROTOKOLL:
»Ich wusste genau, wo die Kameras hingen. Auch den Hausdetektiv sah ich sofort. Doch Anja wollte eine Jacke.«
Viel zu hohe Summen. 350 für den Bahnübergang,
150 für die Jacke plus Verhandlungskosten.
Die Farbe der Jacke war übrigens gelb, wie Pico.
Sah sehr hübsch aus mit Anjas dunklen Haaren.

25.

Es war August, nein, November, also mitten im Sommer. Eric konnte es gar nicht erwarten, den Umschlag zu öffnen.

Zur Musterung war er geladen und einen Zentimeter zu klein, um Pilot zu werden, ja und? Vergeblich waren nur Erics Versuche mit den BWLern, zwei Jahre lang in der Fachhochschule, ein Irrtum im Lebensplan. Zwei Monate vor der Musterung keine Päckchen in der Tasche, alle Haare abrasiert, keine Drogen. Erics wahres Talent musste entwickelt werden, dann eben beim Militär.

Die Kameraden in der Kaserne teilten den Geschmack der Front und ihre schäbigen Kostüme. Kannte Eric aus dem Theaterfundus, alles auf den Zentimeter genau ausgerichtet, ein einziges Prinzip nur, Präzision! Hurra!

Mit stolzer Brust in die Zukunft gepisst, beim einzigen Test auf Schadstoffe oder Drogen.

Damit rechnen sie beim Bund nicht, mit einem Piloten,
der seine Schwester liebt.

Gesundheitscheck Teil zwei. Husten wie Herkules. Tief einatmen, nicht mehr atmen, warten. Wann kommt die erste Meldung, wo ist der Frontverlauf?

Angetreten! Einsortiert in den Club, Eric gehörte eindeutig zum Wachbataillon. »T1«, das hieß ganz bestimmt nicht Herumstehen, diese Klassifizierung. »Sie gehen nach Berlin, Herr Stehfest, werden Teil der Society. Tut uns leid, kein Fallschirm, kein Flugzeug. Dafür Wächter.«

Das enttäuschte Eric schwer. Doch – Hauptsache Kostüm und Uniform. Eric fühlte sich unpassend gekleidet auf der ersten Fahrt nach Berlin, wie nackt. In der Kaserne war niemand nackt, dort warteten angezogene Julius-Leber-Männer. Männer mit Strumpfbändern auf dem Kopf und viel zu großen Turnschuhen. Hier musste ein Raum sein zum Trainieren, es brauchte Steine und Gewichte, um zu überleben.

Steh gerade, schau nach Osten. Schon wieder Osten,
Berlin zum Beispiel liegt weit im Osten.

Und die komischen Namen, alles Männersoldaten mit »Mann« im Namen, Schneemann, Neumann, Weidermann. Jeden Morgen um sechs wurde ein Tag verschlungen.

Aufstehen, ein Befehl! Keinen Wecker gestellt, eine behaarte Hand stattdessen. Frühsport auf dem Kasernenhof. »Auf! Nieder! Robben!«

Bestraft mich. Ich werde niemals kriechen. Ich komme aus
Dresden. Ich lüge nicht und ich krieche nicht.
Ich diene der Bundesrepublik Deutschland und übe, durch
den Dreck zu robben.

Antreten zum Rasieren. »Hab keinen Bart.«

»Dann rasieren Sie sich die Haare am Arsch, aber rasieren Sie sich. Alle rasieren sich. Und müssen danach duschen, kalt.«

»Sir, ich kann nicht, Sir!«

Sir, dann sehen die anderen kleinen Soldaten, dass ich einen kleinen Schwanz habe, Sir.

»Stillgestanden! Das war keine Frage, Rekrut Stehfest. Hat Ihnen Ihre Mutter nie gezeigt, wie man sich den Arsch rasiert?«

»Sir, nein, Sir.«

»Warum nicht, Rekrut Stehfest? Nehmen Sie etwa Drogen?«

»Sir, nein, Sir.«

»Heiße ich Stehfest oder Sie?«

»Sir, ich, Sir. Weil ich einen Zentimeter zu klein bin, Sir.«

»Worauf warten Sie dann noch, Rekrut Stehfest?«

Zum Spaß hatten die Hauptgefreiten, Zugführer und Kanonen-Rabbiner, also alle mit mehr als einem Strich auf den Schultern, das warme Wasser für drei Monate abgestellt. Warm zu duschen sollten sich die Rekruten verdienen. Die Aufseher schauten dabei zu, denn Duschen war Pflicht. »Schön gegenseitig einseifen, gut so, jetzt die Haare waschen.« Im Winter – kleine Soldaten kamen aus der Kälte des Exerzierplatzes unters kalte Wasser. »Und die kleinen Schwänze nicht vergessen.« Die wurden ebenso ordentlich geschrubbt, auch unter Aufsicht.

Die Kaserne im Wedding, 2005 benannt nach einem Freimaurer und Hitlergegner, dafür bekam der einen Schauprozess am Volksgerichtshof und wurde in Plötzensee erschossen. Sein Andenken wurde schlecht bewahrt von den neuen Bewohnern und Bestimmern. Wenig Drogen, eher Alkohol. Überraschend die große Anzahl von »Thomassen«. Überhaupt, Skins, Punks, Dealer und Druffis, alle in der gleichen Uniform. Dennoch verriet sich der Gröbste unter ihnen auch ohne Rangabzeichen, als Schneemann zum Duschen abgeholt wurde.

Rekrut Schneemann, Eric lag mit ihm »auf Stube«, beging eine

Majestätsbeleidigung, als er fluchend sein Gewehr in den Dreck schmiss. Dafür wurde aber nicht nur er bestraft, darunter litt der ganze Zug. »In den Staub geworfen, Marsch, Marsch! Achten Sie auf meinen Daumen, meine Herren Rekruten. Auf! Nieder! Auf!«

Klar, was dann passierte, worauf die Kollektivbestrafung hinauslief. Nachts wurde Schneemanns Körper in einen Feldrucksack gesteckt, sein Mund verbunden, halbe Stunde unter die kalte Dusche. Waterboarding im Feldrucksack, damit bringt man jeden zum Sprechen oder zum Schweigen. Der Legionsführer trat am härtesten zu, trug als Einziger Stiefel, traf genau dort, wo er Schneemanns Gesicht vermutete. Der Widerstand des Gefreiten Schneemann verschwand mit dem rot gefärbten Wasser im Abfluss.

Wir haben ihn dort liegenlassen, Hilde. Blutend im Fallschirm, mitten auf dem Flugfeld.

Dabei hatte Schneemann nur die Nerven verloren.

26.

Das Wachbataillon, steife Elite zum Repräsentieren an Feiertagen und bei Empfängen. In der Kaserne Einrichtungen für jede Betätigung, die nichts mit Sex zu tun hatte. Jeder Tag bis ins Detail durchgeplant, Kostüm und Bügelfalten wurden benotet. Auch jeder Einsatz, vorher und nachher. Ein Karabiner von 1935 wiegt 3,9 Kilogramm, der rutscht gern mal ab. Darum wurde so emsig trainiert, im Drill-Team, Pfiffe waren die Kommandos. Die Karabiner durch die Luft geschleudert, die Angeber-Waffen, weil sie so »hübsch« waren, exakt und synchron. Diese Realität konnte Eric sich nicht schön spielen.

Zweite Hauptbeschäftigung war, die freien Wochenenden zu planen. Partys in Dresden oder Berlin, dort durfte Eric die Augen schließen, ohne angebrüllt zu werden.

Urlaube und Wochenenden verliefen nach einer Choreografie. Berlin–Dresden, in Dresden Freunde treffen, dann zu den Eltern nach Hänichen. Auch an dem Tag, als Eric Anja kennenlernte.

Im Zug konnte er bequem schlafen, den Kopf ans Fenster gelehnt. Wurde genau auf der Brücke wach, jedesmal an der gleichen Stelle, mit dem Blick auf das Panorama der Altstadt von Dresden. Ausstieg in Fahrtrichtung links. Mit dem Bus nach Hänichen. Nachmittag, das Haus der sieben Schwestern meist leer. Pissen, Essen, Rauchen, Musik. Telefonate, wer kam mit zu welchen Partys.

Ein neuer Ort war auf Dresdens Club-Karte erschienen. Am Einlass die Begrüßung per Faust. Kurz: Habt »Fun«, so hieß der Club. Schmetterlinge wurden in Jägermeister ersoffen. Die Barkeeper, als einzige klar bei Verstand, würden morgen viel Trinkgeld vom Boden auflesen.

Jeder Zweite hatte einen Pitbull auf der Hose, aus den Mündern tierische Brüll-Laute, Worte aus dem richtigen Leben. Die Frauen keine Gesichter, sondern Noten auf der Brust. Wer erlangt den wertlosesten Orgasmus des Abends? Ein Pendant zur Treppe, nur saßen hier Töchter. Die heulten sich dann bei den Müttern aus: Er hat mich verlassen, Scheißkerl. Die Mütter wünschten sich heimlich, sie wären es, die mit den Jungs vögelten.

Ein schreckliches Gejohle. Sex auf Floor Nummer zwei, der Schlagerhölle. Der Pegel nicht hoch genug, Alkohol zum Mund herein, durch die Füße wieder raus. Tanzen. Die ersten Party-Soldaten fielen, erlitten einen grausamen Trichtertod. Wenige konnten sich auf das Dach retten, kotzten im hohen Strahl vor den Eingang, der unter ihnen lag. Oh, du tollkühne blinde Jugend.

Von eins bis zehn wurden Punkte vergeben vom Sekt-Sonder-Einsatz-Kommando auf der Jagd nach Frauen. »Emanzipation« stand im Fun nur auf dem Klopapier. Der Club hieß Fun, nicht »Idealismus«.

Eric fiel ihr Lachen auf. Und ihre Hüften, perfekt sitzende Jeans auf einer makellosen Hüfte. Ohne Kirschlikör, ohne Rosengeruch. Alles, was Eric einfiel, war, einen Schnürsenkel zu öffnen, um dieses Wunder länger betrachten zu können. Lässig drehte er weiter seine Runden. Anja war mit einer Freundin gekommen. Irgendwann bemerkte er, dass sie ihn beobachteten. Anja konnte wahnsinnig gut tanzen. Eric musste vor die Tür, weil er schwitzte. Anja folgte, sie standen abseits, rauchten. »Wo kommst du her?« Sie machte ihn verlegen. »Wir sind zwei verwandte Seelen, wir teilen was ziemlich Großes miteinander.« Hatte er das gerade laut gesagt?

Nach dem zehnten »Hasenohr«, vielleicht waren es auch zwanzig, erhob sich der Prinz. Ein letzter erster Tanz, sie wussten nicht, wann sie sich wiedersehen würden. Darum beschlossen sie, diesen Moment als Abschied zu betrachten.

Viele Symbole auf der Haut der Prinzessin, zu jedem eine andere Geschichte. »Die sollst du dir merken, dich erinnern, für die Reise zurück«, flüsterte sie. Soldaten auf den Straßen, die ihrer Gier folgten. Kein guter Ort für letzte Worte, doch Eric musste schnell antworten. »Wollen wir bleiben oder gehen?«

Sie verließen die Kaserne mit dem Namen Fun durch den Vorderausgang. Vor dem Tor eine alte Haubitze neben einer Pyramide aus Kanonenkugeln. Dort platzierten sie sich wie für ein Erinnerungsfoto. Schluss mit der Punktevergabe, kein Wettbewerb mehr. Eric zeichnete mit dem Finger eine Zahlenfolge auf ihren Rücken. Er wünschte sich ein Essen mit Anja unter freiem Himmel, weit weg von den Soldaten und der Kaserne.

Sirenen heulten. Ein Auto vor der Tür, laut hupend. »Ausrücken, Ausrücken!«

Sie hatte die Scheibe runtergekurbelt, Eric war sehr cool: »Merk dir meine Nummer. Melde dich, wenn du willst.«

Wenn du morgen aufwachst, erinnere dich an diesen Augenblick und schau unbedingt nach Osten.

Wochenlanges Warten.

»Das Gewehr über. Achtung. Präsentiert ...«

»Das Gewehr ab! Siebte Kompanie weggetreten!«

Der Karabiner schoss Hilferufe in den Himmel, doch sie blieben ungehört. Eric lag abends im Bett, hatte sich damit abgefunden, dass sie sich nicht erinnern würde. Die Zahlen, stumm auf den Rücken geschrieben, verflogen unerinnert.

PIRNA, AMTSGERICHT, KLEINER SAAL, 11:25 UHR

Die Musik in Warenhäusern ist ein Geräusch. Doch nicht mit Anja. Sie tanzten zwischen den Regalen ihren vorgezogenen Walzer von Vater und Tochter. Anja heulte, so schön fand sie ihr Verlobungsgeschenk, die Königsrobe.

AUS DEM PROTOKOLL:

»Bevor Sie mir die Frage ein elftes Mal stellen, die Jacke war ein Geschenk. Ich war verlobt, also vollkommen unzurechnungsfähig.«

Flughafen Tegel, Eric wurde zum Einsatz geschickt. Herr Präsident Bush Junior hüpfte die Himmelsleiter herab, ohne den deutschen Boden zu küssen. Bügelfalten exakt, kein Staub auf den Schuhen, kein Gramm Dreck im Mund. Die Seiten drei Millimeter, oben sechs Millimeter, die Richtlinien für die Abnahme. Ein Marionettengeneral vergab Haltungsnoten für die Kopfbehaarung. Alle Verweigerungen und Verweigerer waren ausgebügelt, Kameraden erzogen Kameraden, dazu bedurfte es keines Feindes in der Julius-Leber-Kaserne.

Am Flughafen unsichtbare rote Punkte, Hilfe zum Geradestehen.

Hätte er sein Gewehr nur etwas schief gehalten, wäre das Letzte, was ihn lebend gesehen hätte, das Auge eines Scharfschützen gewesen. Eric den Feind. Darum die verschweißten Gullideckel, die

Scharfschützen auf den Dächern. Nur für den Fall, dass irgendein Schneemann vergessen würde, was sie ihm beigebracht hatten.

Vom Auftrag zurück, auf Vox die Übertragungsschleife des gelungenen Empfangs, Kameraden standen Spalier in der Kaserne. Die hohen Dienstgrade rotzten von der Treppe, »Unsere Jungs, eine glatte Eins«.

Kein gutes Schauspiel, fand Eric, er hatte mitgemacht, Gehorsam gezeigt. Der Beifall galt auch ihm.

Er schloss sich in der Toilette ein und starrte auf die Scheibe zum Hof, bis sie milchig wurde.

Sie wurden gefeiert wie Helden, ihre Wärmeunterwäsche, die schicken Uhren. Belohnung, viele Kameraden auf dem Weg zum »Afrikanischen Glück«, den 24-Stunden-Bordellen von Berlin. Spartanische Dreizimmerwohnungen, keine Edelpuffs, auf den Klingelschildern falsch geschriebene Vornamen.

Eine letzte Erinnerung klebte an der Scheibe zum Hof, denn Eric hatte ihre Stimme vergessen.

Die Prinzessin hingegen vergaß nie etwas, war brillant im Zahlenmerken. Auf dem Display eine Nummer, unbekannt, ein neues Mitglied im Netz der Spinne.

»Hallo?«

»Ja?«

Die vergessene Stimme war zurück, von der Prinzessin der Haubitzen. Schoss wie eine Kugel ins Hirn, versprach Erlösung. Um ein neues Leben zu beginnen, muss man sich nicht in den Kopf schießen. Ein einfaches »Hallo« von einer einfachen Prinzessin kann alles ändern.

»Samstag Abend im Fun?«

Sie hatten die ganze Nacht nur getanzt, kaum geredet. »Wir gehen auf keinen Fall zu dir.« Was für eine Frau.

Sie verschwand kurz, wollte sich umziehen. Kam fast nackt aus dem Bad, trug nur ein Jägermeister-T-Shirt. Betrunken starrte Eric wie ein Kalb. Sie auf seinem Schoss, saß nur da, schwieg minutenlang.

Dann ging's einfach los, sie begann zu stöhnen, wurde lauter. Sah ihn dabei an, mit großen Augen.

Eric blieb bis zum nächsten Morgen, und weiter. Das erste Mal nüchtern beim Sex. Der erste bewusste Blowjob, weil er sonst immer zugedröhnt gewesen war. Am Ende hatte er dann immer die Augen geschlossen und sich eine andere Frau vorgestellt. Aber Anja, diese Frau war echt, mit der er gerade zusammen war. Schamlos, ungehemmt und schön.

Nimm, was dir gefällt, Prinzessin. Du bist umwerfend.
Sieh mich an mit deinem Blick, der mich schön macht.

Neun Monate bedeuteten eine Ewigkeit, weil Eric keine Luft bekam, bei der Hetze, den ewigen Läufen mit vorausgesetztem Gehorsam im Gepäck. Das versteht jeder Arzt, warum ein gebrochenes Nasenbein zum Problem wird, krumm zusammengewachsen, weil nicht sofort gerichtet. Was wusste der vierzehnjährige Eric schon von Nasenbeinen, außer dass seines damals mehrfach schwer getroffen wurde?

»Weil wir gerade dabei sind«, sagte der Arzt mit den drei Sternchen auf den Schulterstücken, »die Nasenscheidewand sieht auch nicht besonders aus.«

›Seht her‹, denkt der kleine Rekrut, ›was für eine schlecht aussehende Nasenscheidewand ich vorzeigen kann. Wollen Sie auch mal anfassen?‹

Der Doktor zeigte viel Mitgefühl. »Haben Sie etwas Besonderes vor in den nächsten Wochen? Wird ziemlich seltsam aussehen, ihr geschwollenes Gesicht danach.«

»Nein, bin frisch verliebt. Das wird sie nicht stören. Außerdem leckt ihr Hund gern meine Füße. Was der kann, darf ich auch.«

Sie suchten ein Krankenhaus in Dresden. Die Nasenscheidewand machte dem Doktor viel mehr Sorge als der Rest der Nase, so wurde das eine besprochen und das andere gleich mitrepariert, im Monat

April, den der Rekrut Eric mit einem dicken Gips auf seinem neuen Gesicht verbrachte.

»KZH« bedeutet »krank zu Hause«, Eric musste keinen Dienst leisten. Er wollte unbedingt ausgehen, zum Stadtfest an der Elbe, mit seinem Monstergips und ein paar Freunden. Für die Drinks gab es einen Strohhalm, für eine Line genügte die Öffnung an der Nase. Von wegen, Öffnung. Riesige Watteklumpen versperrten den Weg, Torpedos aus Baumwolle.

Irgendwann verließ die Schwellung das Gesicht, die Zeit der Buße war vorüber. Die Verbände wurden dünner. Eric bekam das Gesicht seiner Kindheit zurück, eine kerzengerade Nase, wie auf den Fotos kurz nach der Einschulung. So wurden aus neun Monaten drei, ein kleines Intermezzo nur, und kein einziges Mal musste er scharf schießen.

Der Bundeswehrsold, das Drecks-Geld von Menschen, die ihn kriechen ließen, musste weg. Taxi, Taxi, völlig druff fuhr er zu Ikea, zwanzig Kilometer außerhalb von Dresden, nur um dort zwischen die Sofas zu pissen. Dann zur Bunkerfamilie. »Ihr seid alle meine Freunde. Frei ziehen für alle.«

Gute Reise, Schneemann. Der Scheiß-Sold ist einfach weg.
Ich hätt' ihn dir schicken sollen.

Eric und Anja schlossen sich drei Wochen in ihrer Wohnung ein, vögelten, kühlten sich mit Capri-Sonne-Eis am Stiel. »Komm, ich hab schon wieder einen Ständer«. Eric konnte nicht mal ein Zimmer streichen, ohne an Sex mit Anja zu denken oder an das neue Bett. Große Ösen an den Ecken für wunderbare Spiele. Eine Hand frei zum Malern, die andere zwischen Anjas Beinen.

Viele Treffen, oft auf der »Brühlschen Terrasse«, der großen, an der Elbe. Auf einer Bank stundenlang geredet. Eric hatte sehr viele Fragen. Woher sie kam, Kindheit, Eltern. Er war verrückt nach dieser

Frau, wollte alles wissen. Sie erzählte von ihrer Familie, doch wenig über sich oder was ihre Vergangenheit betraf. Ihr Geheimnis. Sie mochte seine Neugier nicht besonders, litt unter Angstzuständen, was sie anfangs verschwieg. Es dauerte, bis Eric auffiel, dass sie nicht oft allein ausging, meist nur mit Freundinnen.

Ihr gemeinsamer Fokus waren der Sex und das Eis am Stiel danach. Etwas, das Eric vorher unbekannt war. Den Alltag wie einen Ausnahmezustand zu zelebrieren.

Opas Datscha war ein noch besserer Ort für die Sexspiele. Immer dabei der Hund Muffin, ein reinrassiger Jack Russell, der in Ecken kackte oder stinkende Bomben in Opas Garten vergrub. Anja erzog einen Jagdhund zum verwöhnten Gabel-Lecker.

Wochenende. Eric vor dem Datscha-Fenster, sprach in seine Kamera. »Hier muss ein sehr einsames Mädchen wohnen. Ich werde sie fragen, ob ich telefonieren darf. Reifenpanne, das sollte funktionieren.« Die Terrasse erinnerte ihn an Omas sonnenverbrannten Busen, der eigentlich hier wohnte. Nun lag die Prinzessin, sein größtes Sexabenteuer ever, in Omas Puppenbett. Ein hübsches Sex-Tape – so schnell lassen sich Männer durch Bilder verführen. Das Letzte, was er vor dem Einschlafen hörte, waren der Pfiff einer Dampflok und das Winseln von Muffin. Dem hätte Eric gern eine Geschlechtsumwandlung spendiert. Der kleine Liebling bekam all die Leckereien, die Anjas Eltern auf der Flucht aus Polen verloren hatten. Selbst die Sprache kam ihnen abhanden. Das einzige Wort polnisch, das Anja kannte, war »Pitschka«. Pferdewagen oder Muschi, je nachdem, ob sie fluchte oder betrübt war.

27.

Eric stand auf Amazonen, wollte leben mit einem tätowierten Weib, zugehackt mit Gut und Böse. Anja entsprach bis ins Detail seinen Internet-Träumen.

Einen Stich für den ewigen Schlaf, einen Weiteren für deine Vergangenheit. Dann lass uns spielen, Angebetete.

Ihre Tattoos waren Meisterwerke. Links trug Anja Tribals vom Zeh bis zum Haaransatz, rechts das versammelte Disneyland in einem Dornenbusch.

»Du kannst nicht gut lecken.«

Liebe ließ sie das sagen, pure Liebe.

»Dann bring es mir bei.«

Eric übte. Zur Belohnung gingen sie shoppen, zwischen zwei Warenhäusern wurde Anja unglücklich.

Du musst dich nicht entscheiden, Prinzessin, du bekommst aus beiden Leben nur das Beste. Versprochen.

Worüber Anja gern sprach, waren ihre Träume, die vielen Pläne, die sie für »später« hatte. Das mit dem Zeichnen hatte sie geliebt in ihrer Drogenzeit, doch den Sprung nicht geschafft, nachdem sie clean war. Nichts, was sie vor dieser Zeit mochte, fand Platz in ihrem Leben danach, auch nicht die Stifte und Farben, die Eric ihr schenkte.

Anja stellte ihren Fernseher noch lauter. Eric wollte einfach nur mit ihr leben, ihre Liebe feiern, doch da war noch der Stiefhund. Den hatte Anja von ihrem Ex als Welpen geschenkt bekommen. Sie behandelte ihn wie ein Kind, dessen Sorgerecht nach der Scheidung der Mama zufällt, wie das so üblich ist.

Um sich mit dem Hund anzufreunden, ging Eric mit Muffin spazieren, zuerst die kleine Runde. Gegenüber ihrer Haustür eine sehr hohe Bordsteinkante. Ein Audi knallte dagegen, flog durch das Geländer und stürzte die Brücke hinunter. Bei der großen Runde wäre Eric genau jetzt auf der Brücke angekommen. Doch niemand kümmerte das. Anja riss das Fenster auf, »Muffin!!«, während die Audi-Insassen aus dem Wrack kletterten und zum Ufer schwammen. Blitzschnell war

Anja auf der Straße, schnappte sich weinend ihr Kind. »Mein armer, armer Liebling!« Kein Wort zu Eric, herzlich willkommen in der Realität.

Die leise Stimme sagte ›Lauf weg‹, die Stimme mit dem Schwanz sagte ›Bleib‹.

Geh in den Keller, wenn du heulen willst, aber bleib.
Der Stiefhund – Canis cum vitrico
Werde ein guter Stiefhund-Papa.

Anja lag, um ihn für die Nahtoderfahrung auf der Brücke zu trösten, in einer Schuluniform auf dem Bett, las laut Schiller, »Die Räuber«. Sie las betont langsam vor, während Eric sie leckte. So viel hatte sie von ihm gelernt, so viel hatte sie ihrem gelehrigen Schüler inzwischen beigebracht. Sie las vor, stöhnte und Eric verstand.

Weil das Drecksgeld vom Bund ausgegeben war, hatte Liane ein Sparbuch für Eric aufgelöst. Wichtige schöne Dinge mussten besorgt werden für das Nest von Anja und Eric in Heidenau. Ein Bett gekauft, einen begehbaren Kleiderschrank, das Bad rosa gestrichen – Hello-Kitty-Sexspielzeug, Sex-Unterwäsche, sogar eine Felljacke für den Hund, falls er jemals mitsamt einem Audi in den Fluss fallen sollte.

Der Stiefhund rebellierte nur hinterhältig, mit Muffin allein war alles lieb. Erics Füße wurden mit Hingabe geleckt, wenn der ihn vorher kacken ließ. Sobald Anja dabei war, wurde er garstig. Zog an der Leine, selbst wenn seine Wurst nur halbdraußen war.

Kann man dem verwöhnten Jack Russell nicht das Fell abziehen und eine Trompete daraus bauen?

28.

Der Stiefhund brauchte Beschäftigung, ein Vorwand von Anja. Sie wünschte sich eine geordnete Familie, Eric sollte den Hund liebgewinnen. »Spiel mit ihm, kümmere dich um ihn.«

Eric ließ sich darauf ein. Steckte den Finger in den Jack Russell, war auch kein anderes Quietschen, als er sonst von sich gab. Liebe wurde es nicht, was sie verband. Der Stiefhund durfte mit ihnen in den Pool in der Datscha ihrer Eltern, wo ihr Vater Würstchen in den Räucherofen hängte. Er hatte einen, zum Räuchern, so einen kleinen Ofen in seinem Garten. Ihr Papa liebte polnische Wurst. ›Die haben schon komische Eltern‹, dachte Eric, ›die ost-sächsischen Weiber.‹

DVD-Abend, Bollywood, drei Filme hintereinander, gemeinsam heulen. So schön hätte die Liebe sein können, wenn nicht vor dem Haus »Golf 1« eingeparkt hätte. Keine gewöhnliche Hupe, eine Hundehupe mit spitzen aufmerksamen Ohren. Anja wischte die Bollywood-Tränen fort. »Hier. Nimm mein Taschentuch. Bin gleich zurück.«

Schon saß ihr wundervoller Hintern auf der Motorhaube eines schicken Cabrios. Golf 1, Anjas alter bester Freund, plauderte angeregt, während sie die makellose Lackfläche streichelte. Kein Detail entging Eric hinter dem Vorhang am Fenster. Golf 1 hatte seinen Schwanz vor ihrem Haus geparkt. Die Verabschiedung, einen Moment zu lange umarmten sie sich, als würde Anja dem alten Freund etwas ins Ohr flüstern. Eine heimliche Verabredung, Erics Puls raste. Sie sollte nichts davon wissen, darum brüllte er ins Taschentuch.

Die ersten Entzugserscheinungen. Von jetzt auf jetzt hatte Eric aufgehört, Methylamphetamin zu ziehen. Dafür hatte er Anja an sich gerissen.

Sie führten eine exzessive Liebesbeziehung, für Anja musste er nichts schmeißen. Dann begann sie, Forderungen zu stellen. »Wenn du trinkst, küsse ich dich nicht.« Er wollte sie unbedingt küssen. Auch Meth und die anderen Drogen mussten darum warten.

Ein Jahr Pause, mindestens. Gibt Schlimmeres.

»Was ist mit dir? Mach die Kerzen an und lass uns baden.«

Nicht in dieser Stimmung, nicht in diesem Ton.

Mir musst du nicht ins Ohr flüstern, ich will dich schreien hören. Neue Töne in Heidenau.

Selbst dem Muffin-Hund verging die Lust am Bellen.

Eric hatte keinen Plan für sie alle drei, für das Leben nach der Liebe. Die Frage lag auf der Hand, und es gab nur eine Antwort: »Ich werde dein Hund sein, Anja.«

Für die Trauer eine Packung Taschentücher, die kratzten ein wenig, machten die Stimme heiser. Eric schrieb Songtexte, lieblos dahingeworfene Verse.

So schön könntest du sein, Prinzessin, wenn es mich nicht gäbe. Du brauchst unbedingt Abwechslung.

Anja liebte Hackbällchen Toskana mit Basmatireis, mindestens Basmati, kein Reis war gut genug. Nach dem Essen ein neues Spiel: »Lass uns im Schwimmbad vögeln.«

Blöde Idee, der Ort. Mir ist heiß, während du frierst.
Zwei verschieden fühlende Menschen im gleichen Raum bedeuten, in der Mitte der Temperaturen geht es beiden schlecht. Das ist Demokratie, mein Schatz, die Mitte.

»Können wir nicht verreisen? Irgendwohin fliegen?«

»Ich habe Flugangst, Eric, nein, ich will nicht darüber reden.« Tinnitus im Alter von drei Jahren, unheilbares Leid. Sieh an, du bist nicht allein, Eric.

Sie waren oft bei Anjas Eltern, ihrem übergewichtigen Vater, der sich ständig Schnaps reinkippte und sich über sein abgehangenes Fleisch freute. Das Einzige, was sie ihm jemals mitbrachten, war eine

Stange Kippen aus Tschechien. Ein ewiger Konflikt zwischen dem Vater und Anja, die Mutter als Neutralisator. Dieser Ort war es, von dem Eric dachte: ›Hier ist der Grund für deine Psychose, nicht in deiner Wohnung.‹ Arme Anja.

29.

Es war spätnachts, als Eric in die Wohnung zurückkam, er war mit seinen Freunden unterwegs gewesen. Zwei Tage Dresden, Tschechien. Nur ein paar Drinks im Fun, ein bisschen tanzen und Talk an der Bar, dann wollte er wieder gehen. Nach einer Stunde war er so betrunken, dass er lallte. Eric fuhr nach Heidenau, parkte das Auto quer auf dem Bürgersteig und ließ sich mit Schuhen aufs Bett fallen. Nur der Fernseher summte leise vor sich hin, wie jede Nacht, und beleuchtete schwach das Zimmer.

Als es schon dämmerte, kam Anja. Sah Eric liegen und schlafen und ging leise ins Bad. Dann ins Bett, frisch geduscht. Sie legte sich neben ihn, so gegenüber, dass sich fast ihre Nasenspitzen berührten, betrachtete sein schmales Gesicht und streichelte seine Stirn.

»Eric?«

Statt einer Antwort versuchte er, den Arm um sie zu legen.

»Ich habe jemanden kennengelernt ...«

Eric schlief sehr fest, selbst als sie ihre Hand unter die Decke schob und seinen Schwanz streichelte, keine Reaktion.

»Mein schöner Prinz. Weißt du, wie sehr ich dich liebe?«

Als Anja ihm ein Teststäbchen vor die Nase hielt, lachte Eric und sie weinte. Dabei freute er sich. Eric war so begeistert, dass er bei einem Frauenarzt Broschüren besorgte, »Vater werden«, »Die ersten Monate«, all die schlauen Pakete für werdende Eltern.

Besuch beim Arzt. Anja kreidebleich, die Tür vom Behandlungszimmer stand noch offen, Eric sollte zuhören. »Fahren Sie sofort in ein Krankenhaus.«

Dort wurde festgestellt, dass es den Eileiter getroffen hatte. Das

Kind wuchs, ganz normal, nur nicht dort, wo es hingehörte. Bitter die Nachricht, ein Eierstock musste raus, denn ihr Körper hatte eine unerfreuliche Vergangenheit. Eric fuhr Anja in die Klinik, dann allein zu ihrem Vater in die Datscha. Die ganze Nacht gesoffen. Mit Blick auf die Klinik, zum Sonnenaufgang ein neues Bier. Prost Kind, prost Schwiegervater. Ein trauriger Abschied, Eric und Anja weinten gemeinsam, als er sie nach Heidenau zurückbrachte. Die Chancen, ein Kind zu bekommen, lagen nach dem Eingriff unter fünfzig Prozent. Eric versuchte zu trösten. Alles hat seine Zeit. Das Kind hatte wohl einen anderen Plan, dafür würden sie später reich beschenkt werden. Versuchen wir ein Nächstes.

Aufnahmeprüfung in Leipzig, es war Mai. Den Brief, die Bestätigung, bekam Eric persönlich überreicht. Drei Monate noch bis zum Studium. Ein Umzug stand an, mit oder ohne Anja. Wollte sie lange nicht, wegziehen von den Eltern, den Freunden.

30.

Geburtstag auf dem Käferberg von Hänichen. Die ganze Ü-40-Nachbarschaft versammelt. Gartenparty, Grillen und Bier, Treppen-Musik.

Am Morgen hatte sich Eric seine Bewährung abgeholt, mit rasenden Kopfschmerzen während der Verhandlung, wegen Raub, Nötigung und Körperverletzung. Allein die Ermittlungen der Staatsanwaltschaft dauerten fast ein Jahr.

Eric hatte sich mit Tino an einer S-Bahn-Haltestelle getroffen. Tino mit dem Diamantenhändler, sehr in Eile, auf der Jagd. »Komm schnell mit, haben was zu erledigen.« Ihr Schuldner war durch einen S-Bahn-Tunnel geflohen, als er das Trio gesehen hatte. »Gib mir deinen Schläger«, Eric brachte den Flüchtigen mit einem Schlag zu Fall. Ein Fuß von ihm blieb auf halb sechs stehen, zeigte in die falsche Richtung.

»Habt ihr eine Ahnung, was die Russen mit euch machen werden?« Damit meinte er seine anderen Gläubiger.

»Jo, Mann. Kannst ja schon mal losheulen.«

Erics Tuch vor dem Gesicht war verrutscht beim Lossprinten. Darum wusste der Schuldner, wer vor ihm stand. Eric beugte sich über seinen Kopf, während er einen faustgroßen Meth-Klumpen aus dessen Tasche zog. Küsste ihn auf die Stirn.

»Fein gemacht, Süße.«

Bei der Verhandlung gab der Schuldner viel Blödsinn zu Protokoll. Fantasierte von vermummten Gestalten in einem S-Bahn-Tunnel.

»Wieso vermummt?«, fragte Eric den Zeugen. »Es war kalt, und ich trug einen Schal.«

Der Diamantenhändler bekam einen weiteren Anruf. Der gleiche Job, auch Gorbitz, nur einige Blocks weiter. Ein Lehrling des HOGA-Schulen-Verbundes, seit Monaten hatte er Stoff auf Pump bezogen.

Gorbitz ähnelt Berlin-Marzahn, Neubaublöcke, Block-Krieg. Tino spazierte in die Wohnung des Lehrlings, kickte ihn weg und ließ die anderen rein. Safe geöffnet, X-Box und den ganzen Scheiß mitgenommen, den anderen Kram aus dem Fenster geschmissen. Sechzig Euro in bar, die Konsole mit den Spielen vielleicht Hundert. Durch drei geteilt, genauso viel hatte das Taxi gekostet, Tino und der Diamantenhändler hatten ja ein eigenes Taxi. Eric wollte nach Hause und verschwand. Die anderen tobten weiter, bis ein Nachbar die Polizei rief. Ende der Party. In der folgenden Untersuchungshaft plauderten sie angeregt und gaben Eric als dritten Mann preis. Großartige Freunde.

Nur seine Ausbildung schützte ihn vor der Untersuchungshaft, obwohl er sehr auffällig zur Vernehmung abgeholt wurde aus der prachtvollen Königsstraße, wo er in einer berühmten Kanzlei »arbeitete«. So stand es jedenfalls im Ausbildungsvertrag, dass er hier arbeiten sollte, im praktischen Teil seines Fachabiturs. Doch Eric schlief meist im Kopierraum oder schaute am Empfang sitzend Pornos und holte sich einen runter. Auch an dem Tag, als die Bullen ihn mit großem Aufgebot abholten. Scheißbullen. Hätten die nicht fünf Minuten später kommen können? Er war fast soweit.

Die Verhandlung ging glimpflich aus, er hatte fast ein Jahr kaum Alkohol getrunken und keinen Kontakt zur Schwester gehabt. Er würde nach Leipzig gehen und Anja mitnehmen.

Käferberg, schwarzer Wodka auch für den »Mitläufer« Eric. Hellrote Karte und eine milde Jugendstrafe, so hatte das Gericht entschieden. Bei Geburtstagen gab es immer und viel schwarzen Wodka. Das Gartenfest-Gejaule wurde Erics heimliche Dreifachparty. Kein Knast, dafür Studium, nur Geburtstag hatte ein anderer. Ein dreifaches: »Hoch soll er leben!«

Seine letzte Nacht im Haus der sieben Schwestern. Ein Glas auf den Auszug, ein Glas für das Studium. Spätestens nach dem Fünften hätte er etwas gezogen, doch er hatte kein Tütchen bei sich.

Er trug auf Verlangen des Gastgebers den Monolog eines Legionsführers vor. Zierte sich nicht, seine Aufnahmeprüfung zu wiederholen. Den Text, der ihm die Tür zur Welt der Worte öffnen würde.

War es Spiel oder Ernst, klang so der Job eines Schauspielers? Ja! Siebzig Partygäste, die waren nicht leise, darum brüllte Eric mit großer Inbrunst. Das mussten sogar die im Nachbardorf gehört haben.

»Deutschland muss eine Zukunft haben, Deutschland wird eine Zukunft haben. Anfangen wird es an den Bushaltestellen …«

Die Partygesellschaft war begeistert.

»Boaaah, der geht an die Schauspielschule!« Einer von ihnen würde vielleicht in den Himmel kommen, sprich, ins Fernsehen.

»Hass im Herzen«, die Wut eines Legionsführers und Nazi-Offiziers, Eric hatte die Julius-Leber-Männer nicht vergessen. Nur Tilo stänkerte: »Für diesen Käse wird man heute zur Universität geschickt?«

»Hast du ein Problem damit?«

Tilo blieb gelassen. »Können wir gern unter vier Augen besprechen.«

Der Stiefvater bot dem Stiefsohn einen kontrollierten Wutanfall an. Zurück zum Haus der sieben Schwestern, nebeneinander gingen sie, schweigend, bis es aus Tilo herausbrach. Er zog sein Hemd aus, dann warf er Eric zu Boden. Der war viel zu betrunken, um reagieren zu können, fünf schwarze Wodka machen aus jedem Windhund eine Ameise.

Tilo kniete auf ihm wie ein Berg. Ein Mann, der ein eigenes Haus gebaut hatte, der Holz hackte und ständig in Bewegung war. Einen Stiefvater wie Tilo konnte man nicht einfach umwerfen.

»Ich bring dich um«, flüsterte Tilo, »du bist es, der mich seit zehn Jahren in den Wahnsinn treibt. Du bist an allem schuld ...«

Sie waren jahrelang umeinander geschlichen, der Stiefvater sah ihm selten in die Augen, sprach ihn gern in der dritten Person an. »Sag deinem Sohn«, während er ihm gegenübersaß, »sag deinem Sohn, Liane, dass er ausziehen soll.«

Als Eric aufstehen durfte, war er voller Blut, muss beeindruckend ausgesehen haben, sein weißes Hemd zerrissen und blutig. Eric war mit einem Schlag nüchtern, sprintete zurück zur Feier, nicht durch die Tür, sondern richtig dramatisch mit einem Satz über den Zaun. Schnappte sich zwei leere Flaschen. Mama erschrocken. »Wie siehst du denn aus?« Er rannte zurück, von der Straße aus sah er Tilo hinter der doppelten Verglasung der Küche warten.

»Komm raus!« Eric warf die erste Flasche. Die äußere Scheibe ging zu Bruch. Die nächste Flasche durchschlug die zweite Scheibe und Gläser im Regal dahinter.

»Komm raus!« Tilo löschte das Licht und verschwand. Eric wollte sich auf den Bordstein setzen, doch er kippte einfach um.

Die Partygäste waren gefolgt, Liane hielt Erics Hand.

»Ich habe mir lange gewünscht, dass er mit mir redet. Denk an meine kleinen Geschwister.«

Auch wenn der Kerl ihn gerade totschlagen wollte. Das hatte er gesagt, oder jedenfalls geflüstert.

31.

Eric konnte nicht im Haus der sieben Schwestern bleiben, Anja musste ihn abholen, jetzt durfte sie ihn retten. Die Beifahrertür ging auf, Muffin sprang auf den Rasen und kackte zwischen die geklauten Bäume. Das verband Eric und den Hund, ihre Aversion gegen gestohlenes Grünzeug.

»So weit lassen wir es nicht kommen, nicht wahr Muffin? Ab jetzt sind wir Freunde. Du darfst auf meinem Schoss sitzen, das Blut ablecken und mich anhimmeln.«

So lange hatte Eric den Stiefhund noch nie gestreichelt.

PIRNA, AMTSGERICHT, KLEINER SAAL, 11:34 UHR

AUS DEM PROTOKOLL:

»Das Preisschild einer Jacke auszutauschen hat immer einen Grund, einen Ursprung. Ich kämpfe für die Liebe, das ist mein Brandmal. Ich wurde ein braver Stiefhund-Papa, obwohl ich dafür meine Schwester vernachlässigt habe. Ich habe aufgehört Alkohol zu trinken, mit neunzehn Jahren, wo andere gerade mittendrin sind. Ich habe mir den Namen von Anja tätowieren lassen und hätte für den Sex mit ihr sogar bezahlt. Wenn das ein Vergehen ist, beuge ich mich jeder Strafe.«

In Heidenau bei Anja, blutiges Hemd, schlafen, runterkommen. Aufwachen, Kater. Belohnung musste sein, ein bisschen shoppen im Warenhaus, eine Joghurt-Ecke, um verletzten Stolz und den Zorn zu mildern. Schlendern durch die Regale in Hello-Kitty-Pantoffeln, war ja gleich um die Ecke, darum der Jogginganzug. Doch das war noch nicht die ganze Geschichte.

»Also von vorn, Herr Staatsanwalt, ganz von vorn.«

Wunden mussten geleckt sein, Promille abgebaut. Reicht man einem Stiefhund den Finger, leckt er das ganze Bein. Der Morgen nach der Begnadigung eines verurteilten Stiefvaters. Muffin leckte die Füße des Kriegers blitzblank. Nun war er richtig stolz auf seinen Stiefpapa. Deutschland würde eine Zukunft kennen, nur nicht auf dem Käferberg. Das blutige Hemd an einem Besenstiel aus dem Fenster gehängt, eine Warnung an alle Stiefväter der Welt, die ihren Söhnen die Nasen blutig schlugen. Gönnung, Schmaus und Trunk, die Hello-Kittys ließen es sich gut gehen. Was für ein Start für den totalen Wahnsinn in einem Warenhaus.

Eric wurde doppelt verurteilt. Zum einen wegen wirklich schwerer Körperverletzung auf Bewährung, zum anderen, weil der Legionsführer sich Lob verdiente und der garagenbauende Stiefvater nichts davon abbekam.

»Benimm dich bitte«, flüsterte Eric Anja ins Ohr, »nicht so laut!« Darum wurde es nur ein leiser Quickie in der Umkleidekabine, eine kleine verspielte Nummer zwischen Süßigkeiten und Billigklamotten. »Lass mich an den Spiegel spritzen, und dann schnell raus.« Mit Kameras kannte Eric sich bestens aus, besonders mit toten Winkeln im Warenhaus. Was hatten sie schon zu verlieren außer ihren Pantoffeln? Auf leisen Sohlen rennt es sich ungleich besser.

»Heute das Rindfleisch zu fünfhundert Gramm im Sonderangebot. Sabine, Kasse drei! Kasse drei, Sabine!«

»Für mich eine Bockwurst, extralang, mit einem extralangen Streifen Senf. Zum Mitnehmen, ja, auf die Hand«. Die hätte Eric sich gern komplett in den Mund geschoben, doch nein, der feine Lord hatte Manieren, ein hohes Gut. Also bekam Anja die Hälfte davon und das ganze Brötchen.

Ich habe dir etwas verschwiegen, Liebste. Schau auf meinen Nacken, der Strichcode. Ich bin nicht Eric, der ist Tarnung. Mein Name ist »Hitman«, ich springe aus fünfzig Metern Höhe mit nichts als einem dünnen Seil und lande souverän, die AK 47 im Anschlag. Zwei Arme und ein Knie, mehr ist nicht nötig für den Stunt.

Keine Schweißperlen, kein erhöhter Puls, durch den sie sich verraten würden. Nein, Eric war in Topform. Den billigen Code einer Sportjacke auf das wirklich passende Teil für die Prinzessin geklebt. Eric war ein Ex-Militär, der musste nicht alles auf einmal ausgeben. Den Weg zur Kasse starrte er nur auf ihren Hintern, Anja-Hello-Kitty-Kätzchen. Lass mich deinen Hintern anstarren, lass uns keinen klitzekleinen Umweg machen zu den anderen Sachen, die du dir wünschen könntest.

Der Blick der Kassiererin verriet ihm, dass sie den Spritzer in der Kabine längst beseitigt hatten. Piepsend zog sie einen Molkedrink nach dem anderen über die Deadline, scherzend legte Eric-Hitman seinen Kopf daneben aufs Band. »Ich möchte die ganze Waren-Wohnung sofort mieten.« Das Gesicht der Kassiererin blieb ausdruckslos, sie nahm die Jacke und zog sie durch, der entscheidende Moment. Dann eine unerhörte Frage von ihr, wirklich frech.

»Das wollen Sie wirklich bezahlen?«

So eine schöne Nase hatte Eric noch nie beim Lügen. Sein Verstand war noch in der Kabine, natürlich konnte er bezahlen, nur sah er nicht so aus. Die Prinzessin nahm behutsam seine Hand, drückte fest zu, in Vorfreude auf ihr Geschenk, oder vor Aufregung.

»Aber ja doch!«

Der Deal war beschlossen, schnell den Tatort verlassen. Sie gingen drei Schritte, dann stand er vor ihnen, Rubeus Hagrid der Berg, Hausdetektiv. Hatte nie beide Augen geschlossen, zwinkerte sogar abwechselnd, weil ihm nichts entgehen sollte.

Eric wusste sehr wohl, wie es weitergehen würde. Gut beobachtet, kleiner Soldat, immerhin sitzt du gerade in der siebenten Verhandlung, oder?

Er hatte genau zwei Optionen. Option A: Scheiss auf Anja und Muffin, lauf um dein Leben. Oder Zeithain bei Riesa, ein Jugendgefängnis, Option B. Eric entschied sich für Option C, die Nichtgenannte, mit dem Namen Bestechung. Er flirtete mit Hagrid im Hinterzimmer, machte ihm Komplimente für den schönen Bart, lass uns einfach reden und dann Schwamm drüber. Keine Regung im Gesicht des Riesen.

»Zu spät, mein Freund. Der Zettel ist schon ausgefüllt, oben rechts eine fortlaufende Seriennummer. Den kann ich nicht mehr verschwinden lassen.«

PIRNA, AMTSGERICHT, KLEINER SAAL, 11:43 UHR

»Herr Staatsanwalt, das habe ich aus Liebe getan. Ich war sehr ernsthaft, die Situation gebot größten Ernst. Auch jetzt, ich bin ernsthaft zur Verhandlung erschienen. Was dann passierte, wollte ich nie jemandem erzählen. Doch ich bin es ihnen schuldig, glaube ich, nein, weiß ich, meiner Familie, meinem Land. Ich tat, was alle Bestraften tun, bevor sie bestraft werden. Ich gab auf.«

Es ist schwer, ein Flugzeug zu verlassen, keine Wärmeunterwäsche mehr zu tragen, daran gewöhnt man sich nie.

»Ich bin gerade etwas verwirrt, glaube ich.« Eric sprach zum Richter, ließ ihn nicht aus den Augen, obwohl er immer brav »Herr Staatsanwalt« sagte. Hatte gut aufgepasst, ein Richter richtet, fällt Urteile, der plappert nicht.

»Zum Gericht kam ich mit dem Taxi, das mache ich selten. Ich traf genau den richtigen Taxifahrer.

Der hatte Option B gewählt, musste sie wählen. War lange eingesperrt, in Zeithain bei Riesa. Was daran so traurig ist, er führt nach seiner Entlassung ein so viel beschisseneres Leben als jemals zuvor. Das macht mir Angst. Ich weiß nicht, wie sie urteilen werden. Doch eines zum Schluss. Ich kann bestimmt mehr als Taxi fahren. Danke.«

Es gab keinen besseren Augenblick für den Richter, von links hinten nach rechts vorn die Bühne zu betreten. Er nahm Platz im Richterstuhl, beugte sich betont langsam nach vorn. Dann legte er einen Satz vor Erics Füße, drei Worte nur, die den Angeklagten nach der umfassenden Beichte aus der Fassung brachten.
»War das alles?«
Eric konnte nur nicken.

Plädoyer des Staatsanwaltes, das Wort hatte der Mann rechts außen. Fünfeinhalb Jahre Freiheitsentzug, keine Gnade, Anwendung des Erwachsenenstrafrechts. Das hatte er gerade ausgesprochen.
›Adieu geliebte Anja, geliebter Stiefhund. Fünf Jahre in einem Gefängnis, drei bei guter Führung. Keinen Sex, keine Schauspielschule, keine Bühne, kein Film. Die Geschichte der bewegten und bewegenden Bilder wird ohne dich auskommen müssen, fünf Jahre Zeithain werden dich zerstören.‹
Der Staatsanwalt liebte Schachtelsätze und war noch immer nicht fertig. Es folgte die Begründung.

AUS DEM PROTOKOLL:

»Angesichts der bisherigen Vorahndungen des Angeklagten Eric S. und insbesondere der erneuten Begehung einer Straftat nur einen Tag nach seiner Verurteilung, ist zumindest nunmehr beim Angeklagten vom Vorliegen schädlicher Neigungen auszugehen. Trotz der detailreichen Schilderung der vergangenen sieben Jahre ist der Angeklagte deutlich verwirrt. Eric S. hat umfassend gestanden, da war er weniger verwirrt. Da es sich bei den meisten seiner Einlassungen um Schwerkriminalität handelt, ist die Anwendung von Erwachsenenstrafrecht unumgänglich. Aus diesem Grunde beantrage ich eine Mindestfreiheitsstrafe von fünf Jahren.«

Eric war kalt. Da hing das Schwert, genau über ihm. Keine Rührung, keine weiteren Fragen. Der Staatsanwalt war ein End-Boss, ganz klar. Auch der Richter war kein gewöhnlicher Richter, sondern mit Justitia per du, ein Alpha-Richter und Henker in einer Person.

Aufmerksam zu sein, wenn es darauf ankam, war Erics großes Talent. Fünf Jahre. Sein Plan sah anders aus. Er hielt sich an den Plan, hatte den Zettel in der Hosentasche nicht vergessen.

Sein Gesicht wurde zwei Zentimeter schmaler. »Ihr Einsatz, meine Herren. Wir spielen um die nächsten drei Jahre, nein, fünf. Zeit für das Einmannstück.« Wie konnte die einfache Frage des Richters ihn so sehr verwirren? »Ist das alles?« Darum tätowieren sich Menschen Tränen unter die Augen, um sich

daran zu erinnern, was für unglaubliche Worte Staatsanwälte aussprechen.
Aufstellung zum letzten Appell. ›Steh gerade, Kopf hoch.‹ Weil der Staatsanwalt unbarmherzige Forderungen stellte, wurde Erics Schlusswort-Monolog zu seiner wichtigsten Prüfung. Die Situation ähnlich wie die Aufnahmeprüfung in Leipzig. Dort saß ein Komitee von sieben Dozenten, der Vorsitzende reichte ihm Shakespeare. Er sollte lesen und dann sprechen. Verstanden hatte er kein Wort, doch mit einer solchen Überzeugung vorgetragen, als hätte er den Text selbst geschrieben. Dafür hatten sie ihn belohnt, Eric sollte das Fach der Illusionen studieren, damit er verstehen lernen würde.
Der Zettel, Eric hielt einen Text von Brecht in der Hand. Sein Körper schweißgebadet, Bläschen auf der angeschwollenen Zunge. Nun wäre es am Richter gewesen, den Zettel zu zerreißen, und »Vorhang« …

Erics letzte Worte waren die Worte eines anderen, die er leicht verändert hatte. Kein wahlloser Monolog, und mit tiefster Überzeugung in der Stimme. »Es ist einfach, einen Jungen zur Tankstelle zu schicken, mit einer Waffe in der Hand, und seiner Gier nach Gründen. Wer schaut genau genug, beobachtet, nicht als Richter, sondern als Zuhörer? Es sind nur ein paar Jahre, die Jugend. Warum ein Stein gegen einen Kopf fliegt, ist eine Frage unvorhersehbarer Ereignisse. Ich brauche keine Mittelchen, keine weiteren Jahre Nachsitzen, auch keine Kompetenz. Kein Urteil über Schuld oder Nicht-Schuld. Ich fordere Genauigkeit.«

Er hatte gerade sieben Jahre seines Lebens sortiert, sich durch einen Haufen Zettel, Unterlagen und Urkunden gegraben, bis er ganz hinten angekommen war. Ach ja, das Schreiben von der Schule.
Er ging nach vorn, mit dem Papier in seiner Linken, einem Drachen in der Luft, ließ ihn tanzen wie bei mittlerem Wind.

Steig auf, flieg in die Hand des Henkers.

Ein »Gott sei Dank zum Gruße« hörte Eric, Richter Andrea-e hatte sich ohne alle Titel erhoben, um den Drachen-Zettel zu empfangen. Der hatte Kinder, die musste er haben, wie er sich über die Aufnahmebestätigung beugte, ja freute. Der Richter liebte Sünder, die aufrichtig bereuten. Die schönste Stimme der Paranoia, die Eric jemals in seinem Kopf hatte, versprach Erlösung, kein Richter würde hier urteilen, sondern ein Familienvater.

Darf ich Papa zu Ihnen sagen?

32.

Pause. Das Gericht zog sich zur Urteilsfindung zurück. Jetzt konnte ein Anwalt mittuscheln, aber den wollte Eric ja nicht. Eric war weder ein Mörder noch trug er Handschellen. Die Schulklasse machte ihn nervös, ausgerechnet seine Ex-Klassenlehrerin war mit einem Schulbus voller artiger Kinder anwesend. Eine öffentliche Zurschaustellung für ein Geschenk, eine halb bezahlte Jacke.

Hilde, bring die Kinder nach Hause, das müssen sie nicht sehen.

Als wären ihnen im Saal gerade Spielsachen geschenkt worden, rannten kleine glückliche Fruchtzwerge auf den Gang, väterlich winkte Eric ihnen hinterher. Nur die Ex-Lehrerin ging leer aus.
Die Kleinen rissen sich gegenseitig die Haare aus, Erics Rede hatte sie animiert, nun ihr Recht einzufordern. Sie waren Zwangs-Piloten, einen Zentimeter zu klein. Eric hätte gern gewusst, wie lange Zwerge den Atem anhalten können, drei, fünf oder sieben Jahre?

Mein großer Dank geht an die Klasse 7b für die wunderbare Unterstützung. 7b, sieben oder fünf Jahre, nur bitte kein Gramm weniger.

Erics drei Stunden waren nicht vorbei.
Die Tür der Herrentoilette öffnete sich, die Erinnerung an das Versteckspiel trat auf den Gang. Da stand der einzige Mensch, der alles hätte geraderücken können, oder total versauen. Plötzlich bekam Eric Zahnschmerzen, ein kurzer Blitz im rechten Schneidezahn. Vor ihm stand sein Männertagsgruß, Thomas in Handschellen. Er setzte sich neben Eric auf die Bank.
»Sport frei, Ampel. Ich sag's dir. Hab meinen Bruder lange nicht gesehen, sitzt schon drei Jahre. Große Schule, verstehst du, große Schule. Hab dem Russen gesagt, er braucht nie wiederkommen. Quatsch mich ja nicht voll wegen meinem Bruder.

Was glotzt du so? War nur Spaß. Wie siehst du überhaupt aus? Wie frisch gefickt. Haben die dich gerade gefickt? ›Ne große hässliche Schwester? Ich sehe doch, dass du druff bist.‹«

Erinnerst du dich, mein Freund, an die glorreichen Zeiten der Bruderschaft?

»Habe ich nie jemandem erzählt, die Geschichte vom Apotheker.«
»Du kleiner Angeber. Eigentlich mag ich dich, hätte dich gern mitgenommen. Du warst nur immer so schnell weg. Hab gesehen, dass die Bullen dich geschnappt haben, an der Bahnschiene. Wir hatten gerade ein Auto geklaut, nagelneuer Porsche, direkt rein ins Werk, ich kenn da einen, und raus mit der Karre. Direkt vom Band. Nur so geht's, kämpfen und siegen.«
»Du kannst das.«
»Was machst du eigentlich hier? Scheiß Dorfkind.«
»Jogginghose ausführen, was sonst.«
»Brauchst du was?«
»Nein. Warum bist du eigentlich hier?«
»Was glaubst du Biber denn?«
Da war sie, die unberechenbare Stimme des unberechenbaren Thomas. Sein emotionaler Dauerständer, der hatte keine Angst zu früh zu kommen, weil er sofort wieder konnte. Und dann gleich nochmal, direkt auf den Schneidezahn.
»Dein Bruder ...« Eric schob den Unterkiefer zwei Zentimeter nach vorn. »Ich fixe die gerade, Thomas, die glauben mir jeden Scheiß. Kein Wort vom Apotheker.«

»Aha. Warst mal da oder was?«

Das Volumen von Erics Stimme nahm ab.

»Klar.«

»Wann denn?«

Eric war »unterwegs«, hatte ohne Unterlass geredet, wenn der Staatsanwalt ihn nicht unterbrach, um nur nicht runterzukommen. Sehr gefährlich, wenn man etwas zu verbergen hatte. Die Sache mit dem Hinterzimmer, dafür hätten sie ihn sofort eingesperrt. Erste Regel, reiß nie das Maul auf. Im Laberflash unter Methylamphetamin ist es fast unmöglich, mittendrin anzuhalten. Gefällt besonders den Bullen, wenn sie Meth-Heads schnappen, die richtig in Fahrt sind. Daran hatte er gedacht während der zweistündigen Verhandlung, obwohl er den wichtigen Zettel in der Tasche hatte. Noch war ja nichts entschieden.

Ein Idiot redet immer, dieser Idiot stand an der Bar. Erzählte von einem bekannten Türsteher und dessen Videosammlung. Wie er die Frauen willig gemacht hatte, blieb ein Rätsel. In allen erdenklichen Stellungen gefilmt, keines der Mädchen hatte darüber geredet, auch nicht, als er die Filme ins Internet stellte. Nur keine Namen. Erics Freundin weinte damals, als er fragte: »Hattest du mal was mit dem Türsteher? Der grinst immer so komisch.«

Im Hinterzimmer eines Tattoo-Shops thronte der Apotheker, der mochte klare Ansagen. Klar bedeutete: »Zweitausend Euro. Die sind auch weg, falls du es dir anders überlegst. Leg sie auf den Tisch, dann wartest du eine Woche. Die, die den Job machen, melden sich bei dir. Jetzt geh.«

Am folgenden Mittag der Anruf.

»Und? Wir können ihn in Tschechien auf den Strich schicken. Musst du jetzt sagen. Soll er ganz verschwinden?«

»Vielleicht. Ich will die Filme. Alle.«

»Morgen Mittag. Ich rufe an.« Klick.

Zweitausend in bar und ein Mensch würde verschwinden. Die sollten dem aufs Maul hauen und die Filme einsacken, daran hatte er gedacht. Wenn der Türsteher dort angerufen hätte, dann wäre Eric selber auf dem Strich gelandet. Oder ganz weg gewesen.

Eric nahm die Karte aus seinem Telefon und klebte sie mit einem Kaugummi auf die Bahngleise. Verfickte Scheiße!

»Tja, Ampel. Dann würde ich mal sagen, fünf Jahre Sport frei, oder?« Zwei Beamte führten Thomas ab, mit Handschellen und Knebelkette, am Ende des Ganges erwarteten ihn zwei uniformierte Hundeführer mit Rottweilern.
Eric hatte sich nicht getäuscht. Auch Thomas würde niemals reden, der hier, der echte Thomas. Über die Geschichte vom Hinterzimmer hatte Eric bis heute geschwiegen, denn alle quatschten irgendwann, spätestens wenn die Wirkung nachließ. ›Nur du nicht, Thomas, du Dauerständer.‹

Sport frei. Egal wie lange.

PIRNA, AMTSGERICHT, KLEINER SAAL, 11:49 UHR
Hemd gerade gezupft, stillgestanden zur Urteilsverkündung. Die Fruchtzwerge waren mit neuen Pilzfrisuren zurück. Macht euch schick für die Hinrichtung, ihr kleinen Biester, jetzt wird ein Ex-Zwerg verurteilt.
Vor dem Richter eine Sanduhr. »Setzen, Herr

Stehfest, nehmen Sie wieder Platz.« Hinter Eric Getuschel, von Note eins bis sechs wurden Wetten abgeschlossen, er hätte das jedenfalls getan. Das Glücksrad begann sich zu drehen, »ich kaufe eine Eins für lebenslänglich«.

Ein letztes Wort zu den potenziellen Tankstellendieben, den Heuchlern und Mitläufern. Stark die Farbe Schwarz der Robe, der Familienvater sprach. »Sie sehen müde aus, Herr Stehfest.«
Die zwei Sprachrohre, links und rechts von ihm, schauten sich ein letztes Mal an. Verschwörermienen, sie hätten anders geurteilt. Links eine Frau, Kassiererin in einem Warenhaus, der rechts ein Bäcker. ›Im Namen des Volkes und der Genugtuung ergeht folgendes Urteil.‹ Auch die wissen, wie man klaut, mach dir nichts vor. Die Frage ist nur, wer aufstehen muss, wenn das Urteil gesprochen wird.

Der Richter mochte Smalltalk, hatte er noch nie erlebt, dass jemand ein Gedicht vortrug anstatt letzter Worte. Jetzt wollte er auch mal Kunst machen, ganz nebenbei, im Plauderton. So klang jedenfalls seine Urteilsbegründung.

LETZTER EINTRAG IM PROTOKOLL:
»Ganz schön hartnäckig, wie lange Sie wachgeblieben sind. Üble Geschichte, die Sache mit der Bahnschranke, Sie können froh sein, dass Sie noch leben. Aber mir gefällt nicht, wie Sie reden, dauernd nur von sich. Wegsperren oder nicht, bei Ihnen bin ich mir nicht sicher, was Sie spielen

und was echt ist. Ein Prozent Talent nur, würde ich meinen, ansonsten verhaltensauffällig. Heim oder Zuchthaus? Ahnen Sie, was Sie dort erwartet? Was dort mit Menschen passiert, die spielen, hinter Gittern? Ich könnte es uns leichtmachen. Aufarbeitung ist nicht schwierig, bei einem Prozent Talent, da wären Sie schnell gebrochen. Was mich davon abhält, ist die Tatsache, dass Sie extrem gut auswendig lernen können. Obwohl wir klar sahen, dass Ihre Handschrift unleserlich ist, haben Sie improvisiert ohne zu lügen. Wir benötigen nicht Ihre Kontoauszüge, um zu wissen, dass Sie keine Gerichtskosten zahlen können.
Ich werde Sie, Herr Stehfest, zu einem Jahr Freiheitsentzug verurteilen. Weil Sie es aber irgendwie geschafft haben, diesen Zettel nicht zu verlieren, wird die Strafe zur Bewährung ausgesetzt. Plus hundertfünfzig Sozialstunden, die Sie ableisten müssen. Sie werden Ihr Studium beginnen, jedoch unter strengen Auflagen. Sollten Sie in den kommenden zwölf Monaten nur einmal schwarzfahren, drohen Ihnen dreieinhalb Jahre Strafvollzug. Die Verhandlung ist beendet.«

Mir ist kalt, Hilde, und ich liebe Frankreich.

Schnell nach Hause, nein, aufs Klo. Bewährung also. Ein Jahr Pause, ab jetzt. Morgen, versprochen.

Vorhang. Black.

33.

Der Sommer 1989, in dem Eric zur Welt kam, war voll wirrer Auflösung. Kein Mensch glaubte mehr an einen Arbeiter- und Bauernstaat mit Namen DDR, seinem Spitzelsystem und den unerfüllten Verheißungen. Eine Völkerwanderung in den Westen setzte ein, spektakulär gefilmt, die Nummer eins in allen Nachrichten. Und noch eine zweite unerhörte Wanderung begann im Herbst des gleichen Jahres: Ein Volk ging auf die Straße, um zu demonstrieren. Nicht das ganze Volk, denn es gab auch noch Kampfgruppen, Polizisten und Militär, die genau das verhindern sollten. In den Großstädten waren die Demonstrationen am mächtigsten, auch in der sächsischen Landeshauptstadt Dresden. Eine riesige Menschenmenge versammelte sich am Hauptbahnhof und zog durch die Stadt. Genau gegenüber, in einem sehr modernen Wohnblock, wohnte Liane mit dem wenige Monate alten Eric. Die Plattenbauten waren nicht nur begehrt, sondern für das gemeine Volk unerreichbar. Einraumwohnungen für »Kader« oder solche, die Kader kannten. Liane Wetterney gehörte bestimmt nicht zu den Begünstigten der DDR, doch ihre Mama war in einer guten Stellung beim FDGB, hatte einen reizenden Chef, der sie »mein Mädel« nannte. Er besorgte der Tochter Liane einen Studienplatz und später die Wohnung. Er wusste zu helfen und tat es gern.

Wenn Liane aus dem Fenster schaute, konnte sie die Demonstrationen sehen, doch sie wollte nicht nur zusehen. Eine Freundin kam vorbei, »Gehen wir?«, nur – was tun mit dem Sohn? Ihn mitzunehmen war riskant, überall Bullen und Stasi, und niemand wusste, ob die schießen würden. Also hastig Eric im Kinderwagen ins Bad geschoben, zwei geschlossene Türen zwischen Kind und Nachbarn, damit die nichts hören und Liane verpetzen konnten, falls er aufwachen sollte.

Die Freundinnen beeilten sich, auf die Straße zu kommen. Sie ahnten, dass das Volk gerade Geschichte schrie. »Wir sind das Volk!« Nur das Wichtigste hatte Liane vergessen, ihren Personalausweis. Verhängnisvoll, wenn die zivilen Stasi-Typen sie schnappen würden.

Freundinnen von der Sportschule stellten sich vor Liane, in die erste Reihe, lenkten die jungen Bullengreifer von ihr ab. Sie floh über die Prager Straße, Minuten bevor die anderen eingekesselt wurden. Blöder Ausweis, dabei hätte sie mit ihren Freundinnen ein Stadion zusammenbrüllen können.

Die junge Mutter eilte zurück, was für ein friedliches Bild. Eric schlief seelenruhig im Kinderwagen, verschlief die letzte große Revolution Deutschlands. Ihm würde Liane später davon erzählen, dass sie mehr Angst um ihn hatte als um sich selbst.

Peter Stehfest, der Vater ihres Sohnes, war vor Monaten in den Westen geflohen, über Ungarn. Ließ seine Frau schwanger zurück, um ein neues Leben zu versuchen. Ein Schauspielfußballer, der würde leicht im Westen zu Geld kommen, dachten sie.

34.

Der Mauerfall öffnete viele Türen, auch die zu den Schlafwagen der Bahn. So weit waren Eric und Liane noch nie gereist. Eric lag schlafend im oberen Bett beim ersten ihrer vielen Umzüge. Hackenbroich bei Köln, ein Nachkriegswunder, sehr sauber, sehr aufgeräumt. Im Innenhof der Plattenbauten war Eric sofort die Autos hochgekrabbelt, um die Scheibenwischer in Reih und Glied aufstehen zu lassen. Eric kann bis heute nicht sagen, warum er die Welt von Hackenbroich in Unordnung bringen wollte. Nur, dass die Wischerblätter von den Autos abstehen sollten, wie Fühler, die sich in die Luft strecken. Dann wurde er wütend, schlug auf sie ein, weil sie alle gleichlang waren.

Niemand hatte dafür Verständnis, besonders die Nachbarn nicht. Obwohl, Liane schon. Die lachte, als die aus dem Parterre Eric anbrüllten. Mama fand die krummen abstehenden Fühler an den Autos sehr komisch. Oben auf der Treppe nahm sie ihn in die Arme und strich eine Haarsträhne aus seinem Gesicht. Eric kann sich an keine Geste erinnern, die ihn mehr berührte.

»Sag deiner Mama, dass du sie lieb hast.«

35.

Nach einem dramatischen Zwischenfall war Erics Vater endgültig verschwunden. Besuch in Dresden, Sommerfest in der Datscha von Mamas Mama. Jetzt kam das gute Meissner Porzellan auf den Tisch, auf die schneeweiße Decke der Kaffeetafel.

Ein kleiner Hang führte herunter zum Gartentor, graue Gehwegplatten aus Beton. Dazwischen kleine Kiesel, doch kein Kiesel lag jemals auf einer Platte, eines von Opas Naturgesetzen. Dort, wo die Männer immer pinkelten, weil sie zu faul waren, die Toilette zu benutzen, wuchsen zuckersüße Erdbeeren. Der Rasen exakt auf zwei Zentimeter getrimmt. Opa war ein Sensenmann, hörte schlecht, aber sensen konnte er wie niemand sonst. Die Obstbäume so kurz geschnitten, bis sie eingingen, dabei waren sie ein prima Sichtschutz gewesen, wenn Oma oben ohne auf der Terrasse saß. In der Ferne fuhren noch Dampflokomotiven.

Vor der Treppe zur Terrasse der fröhliche Gartenzwerg Hans, aus Plastik. In diesem Sommer hatte Eric ihn überholt, war endlich einen Zentimeter grösser als Hans. Ein Wintergarten, die Seiten offen, wilde Sträucher, deren Namen außer Opa niemand kannte. Unter dem Haus ein geheimnisvoller Keller, eine Treppe führte hinunter, aber nicht für Eric. Der schlitterte neben den Stufen auf dem Gras und wollte unbedingt ein Skateboard.

Links gegenüber der »Gurkennachbar«, mit dem betrieb Erics Opa einen Tauschhandel. Nichts Illegales, Gurken zu tauschen war extrem legal, doch der Opa tat so, um ihr Leben etwas geheimnisvoller zu machen. Geheimnisvoll waren auch seine Ratschläge an den Enkel. »Fass Schmetterlinge nicht an. Nicht an den Flügeln, sonst sterben sie.« Der Nachbar rechts pflanzte kleine Tannen, als die größer wurden, musste ein Zaun her, obwohl die Bäume wie eine Mauer standen. Genauso hoch, dass man sich beim Bier gerade noch in die Augen schauen konnte, »Prost, Eddie«. Das wichtigste Ereignis aller Zeiten, als Nachbar rechts sich eines Tages im Kirschbaum erhängte, niemand konnte das ahnen. Der Baum wurde sicherheitshalber gefällt, auch viele andere. Die Garagenlandschaft vor den Datschas war schon immer da, auch der Eingang aus Kies. Von der Hauptstraße kommend geradeaus, kurz rechts, dann die Garagen. Dahinter ein Autofriedhof, ein großer Schrottplatz, toll zum Spielen. Und überall Datschas, niemand beschwerte sich, wenn die Kinder die Scheiben alter Autos zerschlugen.

Sommer in Sachsen, das Meissner auf dem Tisch. Warum treffen sich Familien auf betonierten Terrassen zu Kaffee und Kuchen? Damit die Jüngsten der Familie Geschichten hören, die sonst nicht erzählt werden, nach dem Abendessen, oder wenn die Großväter Zigarren rauchen und von »früher« sprechen. Jede Generation blätterte durch die eigenen Epochen, Krieg, Osten oder Mauerfall. Wenig davon war von besonderem Interesse, außer der guten Gelegenheit, heimlich von Weingläsern zu kosten und andere Gerüche mögen zu lernen. Man würde sich des Kleinen erst erinnern, wenn er längst ins Bett gehörte, obwohl er zwischen Onkeln und Tanten fröhlich herumturnte.

Die Unterhaltungen waren Dorfklatsch, handelten von Fußball oder dem seltsamen Verhalten der Nachbarn, die von ihren Nachbarn wiederum das Gleiche behaupteten. Von Hochzeiten, Jugendweihen, Geburtstagen und Totenfeiern. Das Kind verfolgte die Gespräche nicht, denn viel wichtiger waren die Leckereien auf dem Tisch und eine neue Schaukel, die nun im Kirschbaum hing. Jetzt war der Himmel noch ein ganzes Stück näher.

»Willst du nicht schaukeln, Eric?«

Natürlich wollte er. Nun konnten die Tanten ungestört reden, das durfte der Kleine auf keinen Fall hören, die unanständigen Geschichten, erzählt von den hochanständigen Tanten. Aus dem Kirschbaum indes summte ein Flugzeug, Eric konnte gar nicht hoch genug schaukeln. Er flog. Die hochanständigen Tanten waren darüber entzückt.

Sieh an, genau wie der Urgroßpapa. Beide Urgroßpapas, die zog es auch zu den Fliegern, nur deren Zeit trug andere Zeichen. Stechschritt und Hakenkreuze, nicht nur an den Flugzeugen, auch am Revers und riesengroß am Hauptbahnhof. Lange her. Tollkühne Piloten, beide, und ihre Geschichten erst! Eric begann gerade mit ebensolcher Begeisterung vom Fliegen zu träumen.

Zurück zur Tafel, auf den Schoß der Großmutter. Eric wusste die Unaufmerksamkeit zu nutzen, hinter der sich jedes Kinderparadies der Welt verbergen muss.

»Sag der Oma, hast du noch einen Wunsch, bevor du schlafen gehst?«

»Ich will aber nicht ... eine Schwester?«

»Aber ...«

Mahnender Blick der Mutter, nicht jetzt! Er ist noch viel zu klein! Das Kind wurde aufmerksam, spitzte die Ohren, allein der vielsagende Blick der Mama hatte ihn stutzig gemacht.

Interessant, eine Schwester, oder?

Das Thema schnell gewechselt, zurück zur Sache mit den Piloten.

Interessierte Eric nicht mehr, denn der hatte einen Satz ohne Ende in den Ohren. Hier wurde etwas Ungeheuerliches verschwiegen mit dem Namen »Schwester«.

Küsschen, Abschied, und nun ins Bett.

Datschaterrassen führen selten zur Straße. Eric wusste, nun musste er nur noch lauschen, obwohl die Stimmen gedämpft waren. Nur einzelne Worte, die er vernahm. Doch sicher war, er hatte eine Schwester, und die war nicht mehr da. Hier, wo Eric jetzt am Fenster lauschte, war sie nicht. Egal, morgen würde er nicht mehr warten, bis er groß war, morgen würde er der Mutter Fragen nach der Schwester stellen. Keine Antwort, weniger Fragen, das Einmaleins der Vorschulpsychologie aus dem Achtzehnten Jahrhundert. Doch nicht Liane.

»Christin, so würdest du heißen, wenn du ein Mädchen wärst.«

Ha! Das fand Eric cool. Also doch, eine Schwester!

Erics junge Mutter Liane war Pädagogin, er sollte keine falschen Märchen von den Tanten hören. Auch keine über eine Schwester, eine, die nie existierte, und die andere ein Jahr darauf ...

Schon die Großmutter hatte vier Kinder verloren, eines sogar auf offener Straße, auf dem Bürgersteig. So war die Zeit. Liane selbst wusste bei ihrem ersten Kind nicht, ob Junge oder Mädchen. Also war sie auf beides vorbereitet, darum die zwei Namen. Und wegen des Kaiserschnitts: »Man weiß ja nie«, murmelten die Ärzte. Erics Kopf war sehr groß, das Kind konnte sie nicht normal gebären, auch das sagten ihr die Ärzte. Falls etwas schiefgehen würde, ein letzter Wille der Mutter war der Name ihres Kindes.

»Eric und Christin.«

Liane sagte wirklich »und«, als wären zwei Kinder zu gebären. Noch gab es keine ausgefeilte Frühdiagnostik, die Geschlecht, Augenfarbe oder Herzfehler voraussagen konnte. Damals wartete man einfach ab, was für ein Mensch zur Welt kam. »Hab dich nicht so, Mädchen.« So war die Zeit.

Eric hätte nie etwas davon erfahren, wäre die Tante nicht so vorlaut gewesen. Jetzt hatte er eine Schwester in seinem süßen kleinen Kopf, das sah Liane an seiner Neugier. Eric gab sich zum Schein zufrieden, weil er nun sicher war, eine Schwester namens Christin zu haben. Er musste sie nur noch finden.

36.

Mit der Wiedervereinigung kamen neuen Bestimmungen. Ein Diplom aus einem Unrechtsstaat sei ein Unrechtsdiplom, sagten die Bestimmer. Liane musste ein zusätzliches halbes Jahr studieren. Hatte kaum Zeit für ihr Kind, denn Mietvertrag hieß Einkommen, Einkommen hieß Wohnen, und Wohnen Mietvertrag. Schwer mit einem Kleinkind, zumal Liane alleinstehend war. Wäre sie brav gewesen, oder römisch-katholisch, wäre sie ihrem Mann gefolgt. Ohne Mann wurde sie bestraft, Mama, kein Papa, Kind. Darum blieb Eric besser bei den Großeltern in Dresden, während Liane im Westen ihr Glück versuchte. So lernte er seine Großeltern kennen, als wären sie seine richtigen Eltern.

Seinen Namen, Stehfest, mochte Eric, obwohl er den Vornamen gern verändert hätte. Erich Stehfest, so könnte ein berühmter Schauspieler heißen.

Mama machte ihren Abschluss in Neuss, Pädagogin, Erzieherin. Das sollte ihr neues Leben sein, mit ihrem Kind. Darum Internat, Ausbildung, Mutter nur an den Wochenenden. Eric war gut behütet bei den Großeltern in Dresden. Liane fragte sich oft, ob es nicht eine blöde Idee sei, überhaupt im Westen leben zu wollen, fernab der Verwandten, ihrer Eltern, die sich mit großer Liebe um ihr Kind kümmerten. Liane hatte zwei Probleme mit den Namen Kind und Glück, weil sie ihr eigenes Leben neu erfinden musste. Sie nahm es gelassen, ein Jahr in Neuss. Das Kind ließ sie in den liebenden Händen ihrer Eltern. Ohne Mann, ohne dessen Pläne für sie drei. Liane strickte ihre eigene Zukunft, und das mit dem Glück würde sich finden.

Erics Zeit bei den Großeltern war traurig. Ein Junge, der im Kindergarten am Fenster winkte, bis die Oma verschwunden war.

»Das ist ja ... ein richtig nettes braves Kind!« Sehr junge Erzieher-Damen, die ihre Prüfungen ablegten, brauchten unbedingt ein trauriges »Prüfungskind«. Das dann alles genau so machte, wie sie es wünschten, beim Vorführen. Ein Muster gelungener Dressur, »Braves Hundchen, mach fein Sitz!«. Jedes Tantenherz schlägt höher. Ein Kind, das wusste, jetzt darf auf keinen Fall gepopelt werden, sonst ist die Vorführung im Eimer.

Zurück in Hackenbroich bei Köln, bei seiner Mama, wurde Eric wieder fröhlich.

37.
Einzige Turnhalle in Hackenbroich war das »Schützenhaus«, Weiberfastnacht. Liane war sehr beliebt und Mitglied im Karnevalsverein. Eric knapp fünf Jahre alt, stand gern neben der Bühne. Blickte auf zu Mama, die gerade Elvis war. Elvis, Mama, Eric, die Welt von Hackenbroich war schwer in Ordnung. Wenn Mama auf der Bühne stand, konnte er das auch.

Im Unterhaltungsprogramm der Weiberfastnacht sollte Eric einen Gewichtheber spielen. In zu weiten Hosen und einem quergestreiften Shirt, wie eine Comicfigur, den musste man einfach mögen. Die Gewichte riesig und aus Schaumstoff. Große Bühne, die »Tollitäten« in der ersten Reihe, Alkohol und Frohsinn, eine Halle voller Bierbänke. Vier Buben im Programm, die sollten die Gewichte heben, drei würden scheitern, erst der Versuch des vierten sollte gelingen. Das erste Kind allerdings – Eric – war damit wenig einverstanden und änderte bei seinem Auftritt die Regeln. Er bekam einen knallroten Kopf, wankte, wie auf einem schwankenden Schiff, und stemmte die Gewichte, versuchte es, unter johlendem Beifall. Das Publikum feuert Eric an: »Los, du schaffst es, streng dich an, Eric, Eric!« Der Junge drückte, als seien es schwere Steine, bis er sie endlich über den Kopf bekam. Die »Tollitäten« pfiffen und sprangen von den Bänken, während Eric sich sehr, sehr langsam wie in Zeitlupe verbeugte. Nicht mit dem Gesicht demutsvoll nach unten, den Blick auf den Boden gesenkt, nein, er wollte sie alle sehen. So lächelnd behielt er das Publikum im Auge, genoss seinen Augenblick. In der vorderen Reihe die Mutter, daneben ihr neuer Freund, und irgendwo vielleicht auch seine Schwester Christin.

Damit hatte er drei anderen Kindern die Show gestohlen und besonders den Bürgermeistersohn hinters Licht geführt. Eric konnte ihn nicht ausstehen, der nämlich sollte zuletzt auf die Bühne und den ganzen Jubel bekommen, so die Choreografie des Abends. Die Karnevalsgesellschaft kannte keine Choreografie, applaudiert lange, was

Eric nicht nur gefiel, sondern süchtig machte. Zweihundert Erwachsene johlten und pfiffen, und die in der ersten Reihe bei seiner Mutter zwinkerten ihm anerkennend zu.

Auch Günther saß in der ersten Reihe, Mamas neuer Freund, der einzige, der nicht zwinkerte, der spätnachts auf der Rückfahrt ein Eifersuchtsdrama begann und die Mutter schlug. Als wollte er ihnen den Abend versauen. Liane hatte Tränen in den Augen, so sehr musste sie lachen bei Erics Auftritt. Günthers Wut war gewaltig. Dabei war der hübsche Freund eifersüchtig, weil Liane wie alle Frauen und Männer zum Karneval tanzte und flirtete. Nur flirten, kein Kuss mit dem anderen netten Kerl, der neben ihr saß, obwohl der es gern versucht hätte.

Günther war Sportler, Boxer, Liane eine zierliche junge Frau. Eric stand daneben, als Günther sie packte, als er mit der Faust voll zuschlug wie im Boxring. Liane ging sofort zu Boden, ihr Kopf knallte gegen die Wand, und dieser Idiot hatte nicht genug. Ein zweiter Schlag, schräg nach unten, der selbst im Ring verboten gewesen wäre.

Der Junge schrie, weinte, zog an Günthers Hosenbeinen. Eric war verzweifelt, wollte den Mutterfreund von Liane ablenken. Hörte eine leise böse Stimme. »Steck die Finger in die Steckdose, schmier ihm Popel an die Couch, sonst wirst du nie wieder aufhören zu heulen.«

Er versuchte, die kleinen Finger in eine Steckdose zu bekommen. Ging nicht. Sah sich um, nahm vom Tisch eine Nagelfeile, versuchte sie in die Dose zu stecken. Vorbei die Wut des Boxers. Er riss das Kind fort, die Mutter kam zu sich. Arme Mama, wie sie auf dem Boden kniete und weinte. Und die seltsame Stimme verwirrte Eric.

Zur Strafe hatte Eric vor drei Monaten schon Popel an Günthers tolle Ledercouch geschmiert.

38.

Der nächste Freund der Mutter lebte bei Radeberg, also Umzug. Adieu Freunde, ungeküsste Mädchen, Schwestern.

War schön beim Freund auf dem Land, er betrieb einen Gasthof am Fluss. Nun konnte Eric angeln, mit Gummistiefeln durch den Bach spazieren, kleine Frösche und Fischchen sammeln.

Verlassene Gebäude in Radeberg, »Bruchhäuser«, die zu erobern waren, voller geheimnisvoller Zettel und Briefmarken. Ein Stadtkind entdeckte den Rest der Welt. Eric fand schnell Freunde. Er war versiert im Ankommen. Obwohl er längst zählen konnte, hatten die zurückliegenden Orte keine Nummern. Doch Wald und Weiden zum Spielen waren neu. Er bewarf Kühe mit Steinen, bis sie ihn verfolgten. Jungbullen, keine Kühe, er floh zum Hügel, rutschte aus. Ein Bulle hätte ihn beinah zertrampelt, dann wäre die Geschichte vom unerhörten Glück jetzt schon zu Ende gewesen.

Mamas neuer Freund kannte keine Verbote. Eric durfte überall spielen, wo er wollte, zwischen Gaststube, Küche und Wohnung. Wenn es ihm zu laut wurde, Eric hier, Eric da, lief er auf die andere Straßenseite in den Wald zum Baumhaus. Die Leiter hoch, Tür auf, Tür zu. Ein Traum. Nein, Trennung.

1997, wieder ein Umzug, zurück nach Dresden zu den Großeltern, vorübergehend. Bei Erics Geburt saßen Oma und Opa beim Kaffee und erwarteten das nächste Kind. Das Karussell von Namen und Geschichten drehte sich gerade weiter. Erics Mama-Oma übrigens, Walburga Freudenberg, wurde zu einer Ehlers durch die Heirat mit Opa Hans Ehlers. Ihr Kind, Erics Mutter, heiratete den Vater Peter und wurde zur Stehfest, später durch die Hochzeit mit Tilo zur Wetterney. Recht einfach, oder?

Nachbarn reden viel, auch in Sachsen. Lianes Eltern suchten fieberhaft eine Wohnung für ihre Tochter, über die sich die Nachbarn das Maul zerrissen. Eine Frau, alleinstehend mit Kind. Moral aus dem Mittelalter, oder noch früher.

In der Schule in Dresden konnten die Kinder bereits schreiben, Eric kannte nur Druckschrift. Ihm blieben zwei Wochen Zeit, schreiben statt »drucken« zu lernen. Sein erster Aufsatz, gleich zu Beginn des Schuljahres, hieß »Dein ausgedachtes Leben«. Lehrer lieben es, die Träume von Kindern zu lesen, dann müssen sie nicht mit den Eltern reden. Eric hatte wenige kindliche Wünsche, nur am Ende des Blattes stand: Ich werde Schauspieler. Ernst gemeint, ein richtiger Plan.

39.

Eine Wohnung fand Liane in Possendorf bei Dresden, also Umzug von Dresden nach Possendorf, im zweiten Halbjahr der dritten Klasse. Arbeit fand sie in Freital, wo sie fortan beim Jugend- und Hilfeverbund mit schwererziehbaren Jugendlichen arbeitete. Irgendwann fuhr seine Mutter einen von ihnen nach Arnsdorf in eine Klinik, mit Eric auf dem Rücksitz. Arnsdorf muss etwas sehr Schreckliches gewesen sein.

In Possendorf sah Eric seine Mutter das erste Mal beim Sex. Falsch, gehört hatte er sie, mit einem Fremden, hinter der Tür zum Wohnzimmer mit dem undurchsichtigen Glas in der Mitte. Eric hatte sich leise hingehockt und zugehört. Dann verschwand er in sein Zimmer, zurück zum Autoteppich, seiner geknüpften Rennbahn. Einmal noch kam der Fremde, dann waren er und eine Liebe mehr aus Lianes Leben verschwunden.

Tilo ohne »h«. Mama sah ihn gar nicht, Eric sah ihn. »Der Typ mit dem roten Auto. Hübsch.« Eric suchte nach dem passenden Mann für seine Mutter und wartete nun auf ihr Urteil. Hübscher Kerl, ein Auto, perfekt. Der Nächste sollte besser sein, so viel hatte der zehnjährige Eric verstanden. Seine Mutter ließ ihn wählen. Ließ ihn in dem Glauben, sie beide würden einen neuen Vater aussuchen. Von Erics drei Säulen des kindlichen Universums, Mama, Papa, Kind, waren zwei intakt. Liane spielte mit einem Zehnjährigen »großer Junge«.

Auftritt Tilo. Auf dem Parkplatz vor dem Haus stieg er in seinen »Wartburg«. Dann die Mutter, dann das Kind. Im schicken roten Wartburg wollte Eric nicht sitzen, nicht auf der Rückbank, sondern im Kofferraum mitfahren, was der neue Mutterfreund großzügig gewährte. Hielt extra eine Decke bereit, damit das Kind richtig schön weich liegen konnte, neben Benzinkanistern und Ersatzteilen. Erics kleine Pilotennase erkannte ihn sofort, den Geruch aus dem Schrank im Keller, Leder, Metall und Öl. Darum war der Neue schnell vertraut, darum war der Kofferraum voller Bedeutung. Der neue Vater blieb und gewann Erics Sympathie, der Mutterfreund wurde zum Vater. Bis Liane mit Erics Schwester Eylin schwanger wurde.

Ein schöner Name, Wetterney, der neue Familienname der Mutter. Aus Österreich-Ungarn. Die waren ein- und ausgewandert, willkommen, nicht mehr willkommen. Über Polen, »irgendwas mit Polen«, so hatte die schwatzhafte Tante erzählt. Sogar von einem Hof, den ihre Vorfahren »da drüben« besaßen, als es »noch deutsch war«. Das Zwanzigste Jahrhundert in seiner ganzen Pracht, Hoffnung, Wahnsinn, Zerstörung, hohe Ziele. Es wurden Fluchtgeschichten daraus, meist Geschichten vom Verlieren. Alle haben verloren.

40.

Auf der Straße in Possendorf brüllten sich Frauen an. Es ging um Akten, die gerade gefunden worden waren, von »damals«.

Mitten im Streit ein Plural, »die«, »die vom Staat«. Kannte Eric, auch von den Opas. Die sagten jedoch »DerRusse«. In einem Wort.

Den Plural hatte er gerade gelernt. »Ein« und »viele«, von Mama. Eric setzte sich in seinen Lieblingsschrank im Keller.

Der Russe, der Pole. Der Schrank roch nach ihnen, und es mussten irrsinnig viele gewesen sein, so, wie die Großväter davon sprachen. Oder von den Jägern.

»Du siehst ihn nicht aus deinem Flugzeug, den anderen.« Eric konnte sich nicht vorstellen, was ein Jäger in der Luft jagen sollte. Jäger jagten im Wald, aber doch keine anderen Jäger. Soviel zur Theorie des Krieges.

Beide Urgroßväter waren begeisterte Piloten, beide im »Luftkampf«. Wenn einer siegte, hieß das, ein anderer wurde abgeschossen. Er verbrannte, verblutete oder wurde vom Bordgeschütz zerfetzt. Eric wollte sich auch das nicht vorstellen – obwohl, die Pilotenjacke im Kellerschrank, die hatte unter dem Geruch von altem Leder noch etwas anderes, dort waren aufregende Gerüche. Der von Rasierschaum, Metall und Maschinenöl. Magisch, so roch auch das Wort »Papa«. Den anderen Geruch darunter nannte er »DerRusse«. Gruselig, nach Furcht und Hosenschiss. Was dort verborgen war, darüber hatten die Urgroßväter nie ein Wort verloren, von der »Männersache«. So also roch der Krieg wirklich.

Der Kellerschrank blieb Erics Zuflucht, wenn sich die Eltern stritten oder wenn er etwas angestellt hatte. Er zog von innen die Tür zu, ließ nur einen Spalt offen und wartete, bis es draußen dunkel wurde.

Wenn er seine Schwester gewesen wäre, hätte er sich auch hier versteckt. Damit kannte er sich inzwischen aus, denn auch das hatte Eric gespielt, ein Mädchen zu sein. Sie, die Schwester, mit dem Mädchenkostüm zu Fasching, ausgestattet mit Omas Ohrclips und Lippenstift.

41.

Kurz vor Eylins Geburt, das Haus der sieben Schwestern bekam gerade seinen Namen und die Fundamente – tataa! Da meldete sich Erics Vater. »Er will dich sehen.« Warum nicht »uns«? Mama hatte viel länger als Eric gebraucht, gut zehn Jahre, um Peter zu vergessen. Genau jetzt tauchte Papa Peter wieder auf. Hübsch und drahtig, mit seinem schicken Cabrio. Natürlich war Eric beeindruckt.

Ein erstes Treffen im Café, Liane und Eric waren aufgeregt. Der Vater ebenso, es wurde keine richtige Unterhaltung, eher ein Plappern. Sie spielen, dachte Eric, eine gute Familie besteht aus guten Eltern. Hier sitzt nur ein Mensch, der gut zu mir ist. Peter schlug vor, gemeinsam zum Wintersport zu fahren, seine Frau, seine Tochter, sein Sohn. Kein Wort von Liane.

»Die waren also richtig verknallt ineinander gewesen, und ich bin das Resultat. Das eine ist vorbei, das andere nicht, ich bin nicht vorbei«, beschloss Eric.

Er war glücklich, denn sein Vater war zurückgekommen.

42.

Peter holte ihn ab. »Du wirst dich bestimmt gut mit der Tochter meiner Freundin verstehen.« Sie fuhren in den »richtigen« Schnee nach Sölden in Tirol, unterwegs bekam Eric ein »richtiges« Telefon. Das Ferienhaus am Hang, ein Lift, ein Skiverleih, Peter und das Mädchen bei einer Schneeballschlacht. Eric beobachtete, war misstrauisch, ob er dazugehören würde. Ihm gefiel die Schwester, die doch nicht seine Schwester war. Am Abend in einer Baude gab es wie selbstverständlich Tee mit Rum für alle. Jetzt gehörte Eric dazu.

Sie versprachen sich zu schreiben auf der Rückfahrt. Nur der Abschied blieb seltsam kühl. »Bis dann. Und grüß deine Mutter.«

Der nächste Morgen wurde laut, ein Streit zwischen Liane und Tilo. Sie riss die Tür zu Erics Zimmer auf, war außer sich. »Dein Vater ist so ein Trottel! Ab jetzt nur noch über einen Anwalt!«

Peter hatte ihm noch zugeflüstert: »Keine Angst, mein Sohn, ich komme wieder.« Mal sehen. Ruft er an oder nicht?

Ein Tag verging, zwei Tage, Eric wartete und starrte auf sein erstes Telefon. Geduld, es gibt nur einen Vater, und der heißt Peter.

Eric musste Papiere unterschreiben, Anwaltssachen vom Amt. Etwas daran störte ihn. Ab jetzt würde gezählt werden, er unterlag mit dreizehn dem Jugendstrafrecht, müsste »das Unrecht einer Tat einsehen und dieser Einsicht gemäß handeln«. Pro Jahr eine Verhandlung vor Gericht, so würde die Bilanz aussehen.

Schnell vergessen, genau wie seinen Vater, den Lügner. Nach zehn Tagen hörte Eric auf zu zählen und zu warten. Papa da, Papa weg. Zehn mal zehn ist irgendwas.

2

TEIL

1.

Frisch verhandelt, die Eltern und Schwiegereltern waren über das Urteil zu unterrichten. Hatte eine großartige Vorstellung mit dem Brecht, sagte Eric, wobei er untertrieb.

> *Entschuldigung, bei euch allen, für den Lärm der letzten Jahre. Ich will wieder artig sein.*

Anja war überhaupt nicht tough bei der Frage, ob sie das Heide-Nest verlassen würde, ihre Eltern und Freunde. »Leipzig, wir machen das zusammen, ich liebe dich.« Hatte sich gut angefühlt, Hand in Hand mit ihr, als sie endlich ja sagte: »Ja, ich begleite dich.« Eric war verrückt nach dieser Frau, selbst wenn sie duschte, hockte er neben ihr.

> *Hab Vertrauen, Schwester, diese eine Geschichte wird gut ausgehen.*

Später einmal wird Eric einen Text verstehen wollen, »Die Möwe«. Er wird sie komplett abschreiben, den Hinweis wird ihm sein Leipziger Mentor geben. Ab da wird er sogar in Treplews Worten leiden und Anja wird Nina sein, die Möwe, die ihren Verehrer verschmäht. Hätte Eric diesen Text hier bereits gekannt, hätte er Angst vor Tschechows

Ende für Eric und Anja gehabt – dem mit einer toten Möwe und einem toten Protagonisten.

NINA: Ich bin nicht zu spät gekommen? Nicht wahr, ich bin nicht zu spät gekommen? Den ganzen Tag war ich in Unruhe, ich hatte eine solche Angst! Ich fürchtete, dass der Vater mich nicht gehen lassen würde.

Ein letzter Spaziergang an der Elbe, Eric mit seiner tätowierten Frau und dem Hund. Gib mir bitte die Leine. Mama, Papa, Stiefhund. Sanft etwas Elbwasser auf den Kleinen geträufelt.

Du darfst bellen, ich dein Frauchen vögeln. So wird er sein, unser Deal.

2.

Wir sind ja alle so clean. Eine cleane Doppelfamilie half beim Umzug von Heidenau nach Leipzig. Zur Begrüßung kein »Hallo«, sondern: »Der Spuk hat ein Ende.« Leise genuschelt, damit meinten sie die Gerichtsverhandlung. Ein distanziertes Schulterklopfen, noch waren die Eltern keine Freunde.

Eric und Anja feierten ihre dritte Stunde null, als sie das Heide-Nest verließen. Drei angetäuschte Trennungen, dreimal »Ich verzeihe uns«.

Endlich, schöne Prinzessin der Haubitzen, können wir fliehen. Du, ich. Dein tätowierter Mut ist beeindruckend.

Auch Anjas geschickter Zug, die Familien so zusammenzuführen. Keine Peinlichkeit beim ersten gemeinsamen Tee, wer nimmt welchen Keks? Zwei geräucherte Väter begingen einen begehbaren Schrank und planten leise das Leben ihrer Königskinder. »Sie müssen auf uns hören, die beiden, denn sie lieben sich.« König und Königin legten ihre Stimmen übereinander, im Treppenhaus. »Nicht anecken, aufpassen bitte, der Schrank war sündhaft teuer, danke.« Als das wertvolle Ding auf dem Wagen stand, die erste Belobigung.

Drogen an das Volk. Die Droge aller Drogen, im Kelch gelb gebrautes Gold, die effektivste Waffe gegen das Weinen trauriger Väter.

In unserer Welt, in der wir die Liebe aus einem Märchenbuch feiern, haben Waffen große Bedeutung. Eine davon heißt »Rotkäppchen«.

Für die Ladies der Familie dieses besondere Extra, ein intravenöses Prickeln, direkt in die Blutbahn gespritzt.

Ein Knall nur, und mit dem Korken hüpfte zwanglose Freiheit in den Himmel.

Auf denn, ihr Knappen, wir rücken aus!

Verstohlen kicherten König und Königin, machten Scherze über die beschwipsten Eltern. So fuhren Kinder, Väter, Mütter und Großeltern in die Stadt Leipzig.

»Girls just wanna have fun«, Eric fuhr, Anja spielte mit der Zunge an seinem Schwanz herum. Elegant, wie sie das konnte, selbst bei voller Fahrt auf der Autobahn. Erics linke Hand am Lenkrad, mit rechts ihre Haare zur Seite gehalten, um sehen zu können. Besser beide Hände, wie praktisch, dass Opa ihm beigebracht hatte, mit den Knien zu lenken. Eric wollte unbedingt sehen, frühreife Männer sind ausgeprägte Voyeure. Zuviel Porno in den Koordinaten, die bleiben immer

Beobachter, selbst, wenn sie beim Sex unten liegen – ein ewiges Kino. Das hatte Anja total irritiert: »Kannst du mal aufhören, mich immer anzuschauen?« Eric hörte auf, hielt ihren Kopf fest. »Schau du mich an.« Damit kannte er sich aus.

Drei Autos hinter ihnen, Eltern eins, Oma und Opa. Und Eltern zwei, Anjas Eltern. Beim ersten gemeinsamen Weihnachtsfest bekam nur Eric keine Küchenutensilien geschenkt. Anjas Vater zog eine Pappkiste unter dem Sofa hervor. »Hier, Schwiegersohn, für alle Fälle.« Eric hielt eine labbrige Silikon-Muschi in der Hand, Großkaliber, eine Art Schlauch mit einem Loch, wie sie an Spülmaschinen hängen. Also doch ein Küchenutensil.

Eine Wohnung in Leipzig-Gohlis war einzurichten, die Väter meckerten jetzt schon. Zu laut, die Stadt. »Wo wir wohnen«, der Taschenmuschi-Vater, der manchmal Wurst räucherte, fragte das, »zu Hause ist es doch viel schöner, nicht wahr Eric?« Sein geliebtes Kind ging fort, Töchterlein, wen hast du dir erwählt?

Konzentration auf den Verkehr, den Rückspiegel, auf die Autos, die hinter ihnen fuhren. Zusammenbleiben, unbedingt. Zur Belustigung saß der Stiefhund heute im Auto von Erics Eltern, sollten die mal hören, wie es kläffte, das liebe Tierchen. Ganze anderthalb Stunden lang auf einer einspurigen Autobahn, nun einer einspurigen Baustelle.

Hier wurde Zukunft gebaut, liebe Kinder, aus dem Staub der Geschichte, wir danken für Ihr Verständnis. Teile der Autobahn waren wirklich von vorvorgestern, uralte Betonplatten, die sich inzwischen abgesenkt hatten. Ein Sound, fast wie auf alten Schienen. Schienen erzeugen einen Zweivierteltakt, ta-tam, ta-tam. »Er« hatte niemals die Autobahn gebaut, sondern Gefangene, Arbeitslose, die durften nicht mal Bagger benutzen.

Doch hier wurde der Techno geboren, durch die Schläge beim Darüberfahren. »Bamm, bamm, bamm, bamm …«, der magischste Rhythmus überhaupt. Die Räder übertrugen ihn auf Anjas Lippen, mit denen sie Erics Schwanz umschloss. Der Kapellmeister brauchte nur einen verbindlichen Ton, dann konnte er sein Orchester kontrollieren. Kein Spritzer ging auf die Frontscheibe. Im Rückspiegel der Konvoi. Nein, die waren nicht verwundert, über Anjas verschwundenen Kopf, sie winkten fröhlich weiter. Der Taschenmuschi-Vater freute sich grundlos, sein Lenkrad wurde von seinem Bauch gehalten.

Lieber Schwiegerpapa, wenn du wüsstest, was deine geheiligte Tochter für Lippenkünste beherrscht, könntest du endlich wieder weinen.

Häuser brauchen Namen, wie blödsinnig und fantasielos, sie stumpf zu nummerieren. Im neuen »Haus der blutigen Eltern« traf Blau auf Blau, küsst euch, liebe Schwiegereltern. Die einen sortierten Kartons, die anderen schwitzten. Müsste genau so geschrieben stehen, im Tagebuch, über den Auszug der braven Kinder. Auch dass die Väter schon wieder meckerten, über die Stadt, die Straßenbahnen und vielen Autos. Ist doch viel schöner bei uns im Grünen …

Leipzig-Gohlis, die Wolfstraße, ein Haus in einer Kurve, direkt an der S-Bahn. Frisch renoviert, rausgeschmissen alle Rüpel und schlechten Nachbarn. Herrschaftlich empfing das Treppenhaus mit roten Kokosläufern, wie ein Neuanfang, der nach Farbe roch. Die Wohnung staubig, doch überall Spuren der Verschönerung. Reste von Klebeband an den Fenstern. Die zu entfernen übernahmen Oma und Mama. Hinter der Eingangstür ein langer Gang, gleich links das frischweiß geflieste Bad, nirgends Hello Kittys. Eine moderne Küche, geräumig, große Sitzecke mit Balkon auf den Innenhof. Leipzigs Innenhöfe sind grün, nur die Spots an den Decken glänzten Blauweiß. Der Ausblick lohnte sich, die Hauptkriterien waren erfüllt bei der Partnerwohnungswahl. Geräumige Küche, Balkon, schickes Bad. Dorthin zog das cleane Königspaar und öffnete erneut das Versprechen im Glas mit den Millionen Bläschen.

Nur knapp zwei Wochen noch bis zum Beginn des Studiums, das Gericht hatte in Erics Urteil eine Falle gelegt. Bewährung, keine Fehler. Jedes Vergehen hätte ins Gefängnis geführt, Lollies klauen, leise fluchen. Zu schnell fahren oder in Autobahnraststätten über die Sperrkreuze der Toiletten springen. Sonst dreieinhalb Jahre in Zeithain, niemals ein Studium, aus der Traum.

Die hundertfünfzig Arbeitsstunden, Teil der Strafe, waren unmöglich in den zwei Wochen zu absolvieren. War das dem Richter überhaupt aufgefallen? Oder Absicht?

Blieben nur zwei Möglichkeiten für Eric, die »Variante Max und Moritz« oder zu scheitern. Genau wie bei der Jacken-Sache, als die Frau an der Kasse fragte: »Wollen Sie das wirklich bezahlen?«

Das Urteil war eine Herausforderung und kein Urteil. Jeder Tag hatte vierundzwanzig Stunden, mal zwei Wochen, Eric wusste es und der Richter auch. Und dass Eric Schauspiel studieren würde.

Lasset die Spiele beginnen!

Wenn Verurteilte gemeinnützige Arbeitsstunden absolvieren müssen, schickt man sie in gemeinnützige Einrichtungen. Kindergärten, Behinderteneinrichtungen oder Rentner-Ressorts. Irgendwohin, wo Menschen Hilfe brauchen. Schon bei den Johannitern saß Eric durch ein vorheriges Urteil seine Arbeitsstunden ab, bekam den rettenden Stempel auf ein Formular, seinen Fahrschein in die Freiheit.

Liane erinnerte sich an einen Onkel, Chef eines eingetragenen Vereins. Von Beruf Wirt, Meister aller Klassen in Broiler und Haxe. Onkel »Heinrich der Dritte« beherrschte die Kunst der doppelten Buchführung wie kein anderer, links die Speisekarte, rechts eine Schießanlage. Gemeinnützige Schützen schossen um ihr Leben, finanziert durch Broiler und Haxe. Da war eine soziale Betätigung hochwillkommen.

Eric bestellte die linke Haxe und hörte einen dumpfen Knall unter der Erde. Die Tür zur Schießanlage wurde von einer Sirene bewacht. Sofortiger freier Eintritt für Eric. Onkel Heinrich der Dritte zeigte ihm seinen Abenteuerspielplatz. Dann das Zauberwort, »Ba-Zoo-Ka«. Einen Raketenwerfer, die neueste Attraktion, hatte er gerade ersteigert. Und noch etwas. Mit der Linken schob er seine Lederweste nach oben, um stolz sein »Blaues Wunder« vorzuzeigen. Das blieb, wenn man eine Schrotflinte falsch auf Anschlag hielt, während das Geschoss den Pappkopf zerstäubte. Ein ordentlicher Bluterguss. »Willst du auch mal, Eric?«

Die größte Waffe jedoch lag im Büro des Onkels, sein Fadenkreuzstempel des Schützenvereins. Onkel »Heinrich der Dritte« unterstempelte das Schicksalsformular. Freute sich über Erics Zukunft an der Schauspielschule. »Sag mir, wenn ich helfen kann.« Doch eine kleine Spende musste sein, für jede Stunde einen Euro?

Bewährungsauflagen erfüllt, ein Tag hat nur vierundzwanzig Stunden. Eric nahm das Urteil sehr ernst.

3.

Der erste Tag an der Leipziger Hochschule für Musik und Theater »Felix Mendelssohn Bartholdy« begann damit, dass wohlwollende Hände Eric das Bett wegzogen. Anja weckte ihn äußerst liebevoll, »als kleine Belohnung, mein Schauspielpilot in Ausbildung«. Hatte sie das wirklich gesagt?

Viele bunte neue Fächer. Fechten, Sprachunterricht, Singen, Springen, Ballett, Theatergeschichte, Pantomime, ein Grundlagenseminar, Fächer, vor denen die Lehrer der Waldblick-Mittelschule in Freital gewarnt hatten. »Sucht euch anständige Berufe, Kinder.« Eric hatte nur diese eine Chance, keinen Plan B. War nur auf Bewährung frei, darum nahm er die Form eines Staubsaugers an, um jedes Wort, jeden Augenblick aufsaugen zu können. Sagte zu allem »krass«. Professor Doktor Ziefata hatte noch nie einen Schüler, der für so viel Unsinn nur ein einziges Wort benutzte.

Ein Schauspiel-Lehrling schlich auf leisen Sohlen in den Olymp. Das »Hallo« klang episch. Sammeln. Kein Befehl, eine Liebeserklärung. Ungewohntes Territorium, sie fragten wirklich, wie er sich fühlte.

Eric staubsaugte weiter, achtete besonders auf die Worte der Dekanin. »Liebe Schauspielstudenten, herzlich willkommen in eurer Zukunft.«

Um sich kennenzulernen ein kurzes Spiel, jeder eine kleine Szene. »Hallo, mein Name ist Eric Stehfest.«

Nun denn. Du bist angenommen, lass dir Zeit.

Er hockte sich auf den Boden, legte den Kopf in die Hände, zwei Minuten nichts. Dann nuschelte er. »Ich habe große Rechte, über die Natur ungehalten zu sein. Und bei meiner Ehre, ich werde sie geltend machen. Danke.«

Ihm entgingen nicht die Mienen in der ersten Reihe, der Dialekt nahm jeder Klassik den Glanz. Er war unruhig, un-beruhigt. Schwitzende Hände. Wo war die Melodie verborgen in der neuen Sprache?

Einweihungszeremonie an der Schauspielschule, vor dem Eingang zwei Securitys, Schauspiel-Securitys. Gierige Hexenhände brachten Eric mit verbundenen Augen vom Hof zur Vollversammlung der Frischlinge in die Aula. Willkommen in eurer Fantasie. Eric war erfahren mit lichtlosen Bildern, bewegte sich mühelos blind durch diesen Trip. Irgendwo Lautsprecher, die das Gebäude in eine Geisterbahn verwandelten, Quieken, hilflose Nervosität.

»Das musst du nicht verstehen, Eric, wie Heilanstalten funktionieren. Denn du bist verrückt genug, dich darauf einzulassen.« Die Veranstalter des Empfangs waren Viertsemester, keine Schafe, sondern Räuber. Überraschung des Tages, blind durch einen Gang rennen, ohne mit den Händen zu tasten.

Von wegen Einweihung oder Party. Notstand!

Atemlos schlug das kleine Pilotenherz, doch Eric war in den richtigen Händen beim Topfschlagen mit verbundenen Kindern. Die Arme der Medusa spielten mit ihm, Lippen küssten sein Ohr, wissende Finger strichen über sein Gesicht.

»Jeder mit jedem im Laufe der vier Jahre deines Studiums. Keine Eile, lass dich fallen.«

Eric war eine Ameise im Reich der Amazonen, dankbar empfing er das Geschenk. Fremde Hände am ganzen Körper. »Deine Sehnsüchte nehmen wir besonders ernst. Wozu brauchst du dafür Augen?«

Eine dicke Flüssigkeit betrat seinen Mund, konzentriert wie Wackelpudding. »Lauf, spring!«

Aufgestellt in einer Reihe die Erstsemester. Eben noch an einem Abhang, nun in einer Zelle. Leise atmende Frischlinge wurden überrascht. Sie standen in der Garderobe und die Altsemester krachten mit den Türen der Blechschränke. Infernalischer Lärm, nun schmeckte Eric das Bier, vermischt mit Seifenwasser.

»Lasset euch taufen, lauft, springt! Die Augenbinden ab, willkommen in der Geschichte der darstellenden Kunst!«

So begann Erics neue Zeit in Leipzig mit einer ersten Lektion. Teilen macht Spaß.

Lektion zwei: »Nein« zu sagen. Tut mir leid, Freunde, ich werde nicht anwesend sein in den Kneipen und Bars nach der Theatertheorie. Ich habe Frau und Stiefhund, für mich beginnt die Arbeit, wenn wir hier fertig sind, denn meine Liebste macht aus Müßiggang Ernst. Nach zehn »Neins« fällt jeder Alkoholiker auf. Ein cleaner Schauspieler wollte nicht auffallen, keine Fragen beantworten. Also doch. »Willst du nicht mitkommen, Anja?«

Sie saß schweigend bei ihnen, rauchte. Den Kommilitonen fiel das auf. Eric wurde geführt, machte eine Ausbildung. Anja nicht. Darum wollte die Tätowierte nicht ausgehen, nicht feiern, auch nicht auf Premierenpartys.

»Reden alle so geschwollen, labern.«

»Wieso eigentlich, niemand weiß, wer du bist, wer ich bin. Unser Geheimnis, schon vergessen?«

Freizeit war gefühlt grenzenlos. Auch Student sein, Geschichten von Mentoren hören, über die Bars ihrer Jugend.

In der Schauspielschule herrschte ein offener privater Ton, Lehrer und Studenten gingen gemeinsam aus. Einer der Dozenten erzählte Eric, dass er eine Frau hatte, fünf Meter größer als er selbst. Viel zu groß für ihn. Der meinte natürlich Anja oder wollte damit sagen, dass er Eric verstand.

Der Dozent und die Fünf-Meter-Frau waren längst nicht mehr zusammen, dafür hatte er eine Neue, nannte sie »die Nächste«. Dazu noch einen hübschen Hund, einen Husky. Hätten sie ein Kind gehabt, so »die Nächste«, dann eines wie Eric. »Vorhang bitte.«

Masken in der Schule, Geschwätz von Wahrhaftigkeit, alle redeten davon, die Studenten, Dozenten, die Putzfrauen. Anja hatte Recht, es war geschwollenes Gerede. Denn Erics Koordinaten waren simpel, ein Jahr lang keinen Alkohol, keine Exzesse, keine Drogen. Auch nicht Schwarzfahren.

> *Vergiss nicht deine Vorstrafe. Versuch lieber, eine tätowierte Frau dazu zu bringen zu tätowieren. Oder kauf Sexspielzeug für den Hund, denn der gehört auch zur Familie.*

4.

Anja fuhr Eric von Gohlis zur Schule und holte ihn gerne ab, fast jeden Tag. Sonst verließ sie die Wohnung kaum, doch das blieb ihre Sache. Ihre Sache auch, dass der Fernseher Tag und Nacht lief, der Stiefhund ins Bett durfte. Sie war Erics erste Zuschauerin. Eine treue Königin leckte die Wunden ihres Königs und winkte, wenn er ins Feld zog.

Eric der Staubsauger nahm alles in sich auf, jedes Wort der Dozenten, selbst die Kommentare schrieb er mit. Er betrat die Hallen, achtete auf den Schall. Bemerkte jede Wiederholung, ließ die anderen sprechen, verwandelte leise seine Sprache. Eric würde Schmetterlinge niemals an den Flügeln berühren, und jetzt: »Kakao für alle!«

Das Ensemble war wenig beeindruckt, hier wurde vor wichtigen Texten Achtung gezeigt, von der Elite, den Hütern der Deutschen Sprache. Die Kommilitonen waren Eric um Meilen voraus. Er blieb allein auf der Ersatzbank, der einsame Nachhilfepilot. Sein Mentor forderte, du bist unkonzentriert, warum verschenkst du deine Möglichkeiten? So kampflos? Ulf Manhenke. Eric merkte sich diesen Namen.

Fortlaufende Tage in Leipzig, willkommen im Vierundzwanzig-Stunden-Angebot. Clubs, die Tag und Nacht geöffnet hatten, die Menschen verschluckten, ganz anders als in Dresden. DJs, die in der Welt herumkamen, die neue Musik mitbrachten. Die riesige Verlockung, wieder einzusteigen. Erics Schwester war überall, doch er hatte sie eingetauscht. Seine Aufmerksamkeit galt ausschließlich dem Studium und Anja.

Mit der Tätowierten konnte er die neue Sprache üben, gut verpackt, hinter Sexspielzeug. Es galt, das Hochdeutsche vom Fuß in den Mund zu verlegen. Leicht würde sie nicht sein, Erics Vierjahresaufgabe. Vier mal vier Jahreszeiten, um das Sächsische nicht in die neue Sprache zu übertragen.

Anja wurde Erics ungezogene Studentin. Das alte Hase-und-Wolf-Spiel, nur eben nackt. Der einzige, dem der neue Ton gefiel, war der Stiefhund. Hielt es für ein Spiel, wenn sich Anja und Eric laut stritten, wütend durch die Wohnung jagten.

Seine Mitstudenten begrüßte Eric mit »Sport frei!« im Bewegungsunterricht. Kein Schlachtruf, eine liebevolle Begrüßung. Ein Mentor verteilte die Surfbretter, erklärte, wie man sich wellenartig entwickeln könne. Eric hatte seine Welle noch nicht entdeckt, lag bäuchlings auf dem Brett und hielt Ausschau. Er konnte nicht mal schwimmen, was also sollte er im Wasser? Schwer zu verstehen, der Deal war doch, dass sie hier Rollen bekamen.

Besonders Herr Professor Doktor Lehmann, Schauspielpsychologe, Spezialgebiet Biomechanik, stellte überraschende Aufgaben. Nase an die Knie, hoch auf die Zehenspitzen, und nun halten. Bis der Körper beginnt, zu vibrieren, ein natürlicher Reflex. Aufbruchstimmung, heulende Studenten kollabierten.

Eric trickste seinen Körper aus, dachte an Sex mit Anja. Mit halber Erektion, weil wie immer der Stiefhund dazwischen plärrte.

Er konnte sein Herz nicht »ausschütten«. Sein einziger Schutz vor der Entblößung blieb Ampel, sein gewesenes Alter Ego. Du blockierst, bist einfach nicht ensemblefähig, Eric. Das klang wie ein Todesurteil.

Hand in Hand liegend beschrieben Studenten ihre Nachbarn auf der Matte, begaben sich auf Traumreisen. Blitz und Donner schlugen auf Eric ein, verbale Gewitter. Eric empfand sich als Fehler, mit einem derartigen Gegenschlag hatte er nicht gerechnet, er konnte doch nicht ahnen, dass der Winter so plötzlich hereinbrechen würde.

»Stell dich auf einen Tisch, lass dich rückwärts fallen. Vertrau darauf, dass deine Mitstudenten dich fangen. Wir haben alle nur Befehle ausgeführt, wir, die einfachen Studenten.« Eric wollte dazugehören. Also ließ er sich fallen, rechnete mit einem harten Aufschlag. Folter, ausgeführt auf Befehl der Mentoren.

Die rettenden Hände der Kommilitonen überraschten ihn, das Staunen darüber nahm er mit nach Hause. Nur der Stiefhund verstand, welche Überwindung Eric das Fallenlassen gekostet hatte.

Langsam wurde es zum Vergnügen, die Hochschule zu betreten. Eric spazierte grinsend durch die Gänge oder stellte sich nackt in den gläsernen Fahrstuhl.

Einmal ganz nach oben bitte.

5.

Ein lang ersehnter Tag. In der dritten Etage der Hochschule ein Aushang, die Besetzungsliste. Endlich Texte, endlich Rollen, Eric fand seinen Namen in einer Zweierbesetzung. »Der Soldat Tanaka«.
Probe. Am Tisch sitzen, Texte analysieren. Analogien schaffen, die Präzision des Asiatischen Theaters. Eine große Herausforderung für ein erstes Szenenstudium.

Auf der Probebühne wurde Welttheater improvisiert, Vorhänge und Türen schlossen sich, Lichtwechsel. Die Scheinwerfer erhitzten die Bühne, Studenten wurden vom Fieber ergriffen.

Der Offizier Tanaka auf Urlaub. Auf dem Marktplatz grüßten von weitem Soldaten. Er besuchte mit seinen Kameraden ein Bordell, soff mit ihnen, grölte, spielte um eine Jungfrau Karten. Einer nach dem anderen verlor, bis nur noch Tanaka übrig war. »Weißt du, was du bekommst?«, fragte die Mutter des Bordells. »Unsere Jüngste, als Erster.« Er kannte sich mit Waffen aus, doch diese Aufregung war neu.

Stille. Münzen klirrten in seiner Hand. Dann sah er sie. Sie tanzte unter einem Schirm, eine geschminkte Verführung. Jede Bewegung präzise wie eine Kugel, die ins Schwarze traf. Ihr Fingerspiel in ganzen Sätzen, so geht Sprache, ließ sie wissen. Er sah nur ihren Rücken, bis sie sich umdrehte.

Einundzwanzig, zweiundzwanzig, »Yoshiko! Du bist es wirklich? Yoshiko! Nein, nicht in diesem Haus, was tust du hier? Du solltest auf dem Hof sein!«

Das hatte sie dem Bruder versprochen, als er sich verabschiedete, niemals in dieses Haus zu gehen.

»Yoshiko, Schwester!«

Vorhang. »Guter Start«, sagte der Dozent.

Tanaka war kurz davor, seine eigene Schwester zu vögeln, nichts war gut. Die Eltern hatten Yoshiko verkauft.

Meine Schwester, fast vergessen. Einundzwanzig, zweiundzwanzig. Ein Schub dauert nur zwanzig Sekunden. Der Trick ist, rückwärts zu zählen.

Tanaka legte ein langes Messer in die Hände seiner Schwester und tötete sich und sie.

Alles sollte wachsen, begonnen bei den Haarwurzeln, Schluss mit dem Drei-Millimeter-Kopf. Natürliches Wachstum, das die Königin nicht verstand.

»Du veränderst dich, siehst zerzaust aus, wo ist mein geliebter König?« Anja hatte sich versprochen, Pitbull wollte sie sagen. Das Studium begann ihn weichzuspülen.

NINA: Ihr Stück ist schwer zu spielen. Es sind keine wirklichen Menschen darin. In Ihrem Stück ist wenig Handlung, lauter Rede; nach meiner Ansicht muss ein Stück immer von Liebe handeln.

Schule, Streit oder Sex – was war aus Erics Traum geworden? Er hatte es verschwendet, das erste Jahr. Der Dramaturg wusste, wie man etwas nicht macht oder Zerstörung anordnet. Eric überlegte abzubrechen, bei der HOGA-Fachschule in Dresden zu beginnen. Toller Beruf für einen Schauspielpiloten, ab in die Kantine, vom Tellerwäscher zum Kellner. Er wusste, wie viel Geld man da verdiente. Für Dresden hätte es gereicht, gutes Chappi für den Stiefhund, Molkedrinks für die Hello Kittys.

6.

Das erste Semester war geschafft. Anja hatte ein halbes Jahr auf die Ferien gewartet, jetzt war sie enttäuscht. Kein Urlaub, keine Zeit, Anja. Muss meine Artikulation bei meinen Großeltern testen. Lass uns zu denen fahren. Eric log, natürlich hatte er eine Überraschung organisiert.

Die Musik war laut, sie grölten zu ihrem Lieblingslied »Du Idiot«.

Gerade, als sie in Dresden-Prohlis ankamen, war Zeit für die Essensschlacht. Hereinspaziert, geliebte Kinder, Enkel und Freundin. Im Haus wurde Staub gesaugt oder gekocht. Das Modell war so einfach wie überzeugend, der eine kocht das Essen, der andere staubsaugt oder geht schwimmen. Tag für Tag.

Opa konnte es nicht lassen, Anja in den Ausschnitt zu starren. Sang ein Loblied auf die Familie, fragte zum zehnten Male: »Was?«

Im Wohnzimmer, den Schlüssel des unteren Fachs kurz nach rechts gedreht, und offen stand der Naschschrank. Süßigkeiten, Zucker und Fett, die Speisekammer für verwöhnte Einzelenkel.

›Wie‹, fragte sich Eric, ›bekomme ich den Stiefhund in diesen Schrank?‹

»Wieso«, fragten die Großeltern, »bringst du einen Stiefhund mit in unser Haus?«

Eric hörte nichts außer den wundervollen Tönen, die er und Anja sich um die Ohren schmissen. »Dann trennen wir uns eben.« Klang nach einer Drohung, doch Anja meinte es ernst.

Eine Heroinspritze der besonderen Art, die Nadel unter die Haut gesetzt, einen Moment Geduld, und wieder herausgezogen. Ohne abzudrücken. Musste man erst mal draufhaben.

Anja hatte es drauf, zwei Tage vor der weißen Party. Weiße Ameisen auf weißem Grund, die »Sensation White«. Ein Wunsch der Königin, hatte sie ihm verraten, als sie sich kennenlernten. Die Party war ganz okay, doch davon zu träumen? Eric hatte andere Träume, der wünschte sich eine ganze weiße Welt, ein Universum, knallweiß auf knallweiß. Anja genügte als Traum die »Esprit-Arena« zu Düsseldorf mit vierzigtausend Ameisen, die sich drei Klos teilen durften. Hochverrat, so klein zu träumen. Anja zog die Kanüle raus ohne abzudrücken, Anja hörte auf zu träumen. Sie kam nicht mit zur »Sensation White«.

›Ruf dir einen Begleiter‹, dachte Eric. Immerhin war Business-Class plus Rosenherzen auf dem Hotelbett bestellt, ohne Anja drohte Erstickungstod. Nimm ihn mit, den Gefreiten, der mit dir zog, als du noch solo warst, nimm ihn mit. Eric nannte ihn den Bodenleger. Gut vorbereitet. Auf einem weißen T-Shirt ein Bild von Anja, als sie Schulkinder spielten, sexbesessene Schulkinder in einem weißen Schlafsaal.

Zwei Jungs betraten ein Hotel. »Für Sie, Herr Stehfest, und Ihren Freund?« Was mussten die denken, Romantiksuite, Königsbett mit Rosenherz, eine Flasche Wodka und eine heiße Badewanne zum Mitnehmen, bitte?

Badelatschen und -mäntel dienten als Kostümierung für das weiße Meer. Die Arena mit großen Augen betreten, ein Gänsehautmoment. Sie staunten, als ein Schmetterling auf sie zukam und die Tür zum »Wicked Wonderland« öffnete. Große Frauen mit Hörnern aus Glas leckten an riesigen Lollipops, überall Augen, Schreie. Weißes Glück – live on stage. Endlose Beats trieben hinaus auf ein Meer aus Seifenblasen.

Such mich.

Versteckspiele. Gelächter, die Party könnte endlos weitergehen. Anja, der Name brüllte in Erics Ohren. Der Bodenleger-Freund war Teil der Welt aus Schaum und bunten Fähnchen, hatte immer ein Tütchen bei sich. Zeit, aufs Klo zu gehen.

Drei Stunden, drei Toiletten für vierzigtausend Gäste. Stinkend, zugemüllt, echte Fließbandarbeit, das Warten. Eric wollte unbedingt die Lines bauen, war ein bisschen aus der Übung. Atmete zu hastig, die Kristalle fielen vom Vorsprung auf die bepisste Klobrille. Zieh niemals unter fünfzig Euro, der Bodenleger-Freund hatte Röhrchen präpariert aus zwei Hundertern. Sie beugten sich über die Brille und zogen, die Spülung schluckte Anjas Namen.

Christin!

Meth nach einem halben Jahr Abstinenz heißt, die Rezeptoren spielen verrückt. Wer einmal vom Zaubertrank genascht hat, muss fünfzigtausend Synapsen aushalten, die nach Reizen brüllen. Jetzt endete ihr Winterschlaf, erwachten die Ameisen, der riesige Ameisenhaufen im Gehirn brauchte Bewegung. Doch es funktionierte nicht. Vierzigtausend weiße tote Gesichter. Eric wurde übel.

Blitzschlaf, Wintereinbruch, Krämpfe. Von Düsseldorf nach Heidenau sind es fünfhundertfünfzig Kilometer. Neun Spuren führten durch den Schneesturm, neun Stunden Fahrt bei schlechter Sicht. Die Navigation verzweifelte an den Baustellen, lenkte über unbekannte Dörfer ins Nirgendwo.

> *Wach bleiben, nicht anhalten, sonst verweht dich der Schnee. Denk an Hilde, die sich nicht mehr erinnern kann, die sich nie wieder erinnern wird. Die sitzt gerade in einer Klinik an der Nordsee, hat ihren Verstand verloren. Würde ich auch gern, vergessen, um mich schlagen.*

Hol sie ab, nur geh nicht in die Wohnung. Zu groß die Paranoia, die Gefahr erkannt zu werden. Ein schwitzendes Gesicht bei Minusgraden. So durften sie ihn nicht sehen, die künftigen Schwiegereltern. Schick ihr eine Nachricht, dass du wartest. Sie soll sich neben dich setzen und den Schneesturm bewundern.
Keine Antwort von Anja.

Das Jahr war noch nicht vorbei, ein aufgezwungenes Jahr, die Bewährung. Eric hatte verstanden, was der Richter damit meinte, »Sie sehen müde aus, gehen Sie schlafen«. Das hatte er getan, geschlafen. Anja mit der Droge vertauscht.

Licht im Treppenhaus, schnell die Scheiben runter, auslüften. Nur der Stiefhund durfte ins Warme, sollte nicht zuhören. Sie blieben vor dem Auto stehen. Eric hat Anja von der Party erzählt, dass er wieder drauf war. Hätte er lassen können, ihr ging es viel beschissener als ihm. Sie weinte.

»Habe Scheiße gebaut, große Scheiße. Sie ist leer.«

»Wer?«

»Die Wohnung. Alles weg.«

Als Eric und sein Freund sich zukrachten im weißen Meer, hatte Anja ihre Sachen gepackt. Nicht allein, sie hatte Hilfe in Anspruch genommen. »Golf 1« trug die Möbel fachgerecht, eines seiner Talente, versteckt in seinem Auto aus Wolfsburg. Anja war zu ihren Eltern zurückgegangen, zusammen mit Erics Möbeln. Sie war aus dem »Haus der blutigen Eltern« geflohen. Blutig, weil sie eine Überraschung für Eric hatte. Sie standen noch immer regungslos im Schnee, der Stiefhund bellte.

»Ich bin schwanger.«

Jetzt brauchte Eric eine Pause.

»Lass uns fahren.«

Zu den neun Stunden kamen zwei weitere, von Dresden nach Leipzig, weil Eric sich an das Tempolimit hielt. Sie sprachen kein Wort.

Zurück in Gohlis ihr Ritual in der Badewanne. Teelichter, Schaumbad, leise Musik. Sie ihm gegenüber, die Knie vor dem Gesicht.

Ich studiere dich jetzt, Anja. Verändere meine Sprache, eine Oktave höher oder tiefer? Der falsche Zeitpunkt für ein Kind, das inzwischen Zweite. Du weißt, was du zu tun hast.

»Muss weg.«

Anja wollte allein sein in ihrer neuen Wohnung in Heidenau, versprach, »sich zu kümmern«. Drei Monate blieben.

Der neue Fahrplan bestand aus lauter klaren Punkten. Du hier, ich da. Räumliche Trennung, jeder atmet für sich, doch gemeinsam bleiben.

7.

In den kommenden Wochen badete Eric oft, konnte dadurch besser denken. Stress an der Uni, lernen war schwieriger als jemals zuvor. »Nimm ein Bad«, sagte die Frau, die ihn die Sprache lehrte, »komm wieder runter.« Seine Welt war im Wandel, brach gerade zusammen.

Das Kind in Anja musste weg, dafür würden knapp drei Monate bleiben. Es war zu laut, ständig wollten neue Texte herausgebrüllt werden. Jeder musste irgendwann zu Mama nach Hause, außer Eric. Teelichter rings um die Badewanne, er starrte stundenlang auf sein Telefon, überlegte, ob er ihr schreiben sollte.

Die Schwester sagt: »Nein!«

Die Trennung sollte Vertrauen schaffen. ›Vertraue ihr, dass sie im Krankenhaus anrufen wird, Gespräche führt. Dir nur mitteilt, wann es sein wird.‹

Schauspielschüler gingen in die Semesterferien, nahmen Urlaub bei glücklichen Familien. Erics Familie hätte ihn nur daran erinnert, dass er gerade woanders sein müsste. Leipzig–Dresden war keine Fahrt, sondern Ankommen, etwa eine Zigarettenschachtel später.

Erics Sozialplan schlief in seiner Jackentasche, ein Tütchen mit zehn Gramm Methylamphetamin, zehn Gramm für zehn Tage. Ein DJ-Freund bat durchs Fenster ins Erdgeschoss, in seine Wohnung aus leicht verschiebbaren Tetris-Klötzen. Wände und Decken waren mit seinem Leben tapeziert, den Flyern und Einladungen von Partys, den Fratzen seiner Abstürze.

Kein Gedanke mehr an den Tag X, wenn Anja das Kind abtreiben würde, dafür stundenlanges Gekritzel mit blauem Kugelschreiber, bis kein Weiß mehr vom Papier übrigblieb. Indessen spielte der DJ das Set seines Lebens. Zwanzig Stunden unrecorded, ungeteilt, ein unikater Auftritt. Erics verkrampfte Finger konnten kaum den Kugelschreiber halten.

Ein Meth-Liebhaber wird zum Gardinen-Auge. Die Jalousien halb geschlossen, auf dem Spielplatz gegenüber eine Frau allein auf der Wippe, ohne Gegengewicht schwebend. Muss eine Krankenschwester sein, was sonst.

Der DJ zog unter seinem Bett große Katzenkristalle hervor, nicht aus der Stadt, sondern vom Dorf. Testen wir den Stoff, er knackte den Stein, zog eine Bahn und musste sich sofort entleeren. Das bedeutete: sehr gut. Brauchte nicht lange, um Platz im Magen oder anderen Hohlräumen einzunehmen. Auch Eric verschwand im Badezimmer, eine Woche nicht gewaschen, stand er frisch gezogen unter der Dusche. Hätte gern an sich herumgespielt, nur lief braune Soße an seinen Beinen herunter, der rettende Schließmuskel hatte versagt. Er weinte, zitterte, hielt sich den Mund zu. Der DJ flüsterte durch den Türspalt, ob alles in Ordnung sei. Der kannte das Hängenbleiben in Bädern, Haarspray für Haarspray, stundenlanges Stylen. Der DJ sollte keinen Verdacht schöpfen, dass Eric gerade seine Haltung verlor, ein Merkmal für guten Stoff. Darum die nächste Line gleich auf dem Klo.

Drück die Katze in ihre eigene Pisse.

Ein Junge im Nachbardorf, »der Angler«, kannte Küchen hinter der Grenze, kaufte direkt dort. Die letzten Reste vom Semestergeld sollten investiert werden, egal, ob etwas übrig blieb für Joghurt und Äpfel. Liane gab monatlich Extrageld hinzu von dem aufgelösten Sparbuch, Eric sollte es richtig gut haben in der Stadt, ihr Großer.

Der DJ fand zwei Tabletten. Pünktlich zur Ankunft beim Angler das erwünschte Grinsen. Lockerheit ist Pflicht, wenn man im Dorf kauft, dort wohnten immerhin Fußballer mit einem ausgeprägten Sportsgeist. Die grinsten, selbst wenn sie völlig am Ende waren.

Auf halbem Wege wurde es dunkel, kurz anhalten. Gespenstisch, keine Vögel, keine Bewegung, kein Geräusch. Nur auf der anderen Straßenseite das »Haus der Witwe«, der Mutter des Stiefvaters. Das Haus vollkommen leer, doch in der Garage ein riesiger Wohnwagen mit Bett und Küche, wo sie lebte. Jeden Morgen frische Milch. Die Puppen ihrer Kindheit neben den Luftgewehren ihres verstorbenen Gatten verliehen ihr Zauberkraft. Die Witwe konnte die Zeit anhalten, ein bisschen jedenfalls.

Zurück ins Auto, sie sprachen und bewegten sich in Zeitlupe, fuhren in Zeitlupe. Die lustigen Pillen waren Diebe, die die Zeit wertlos machten. Ankunft drei Stunden später, ohne Beulen oder Kratzer. Der DJ zuckte nur die Schultern, hatte Ecstasy mit LSD verwechselt. Scheißegal, wen interessierte schon der Inhalt der Tütchen, braun, gelb oder rosa. Hauptsache wach.

Nach jedem Tod durch einen Fluch erhebt sich ein roter Vogel aus dem Meth.

Schwebend tasteten Finger am Klingelschild. Das Labor lag nicht gut versteckt unter der Erde, es fehlten Mafiabarrieren und Militärschranken, Kameras oder Gefahrenhinweise.

»Ding-Dong« bei Meyer-Schmitt, ein helles fröhliches Läuten. Auch die Wohnung schlecht bewacht, Meyer-Schmitt lebte noch im unveränderten Kinderzimmer. Seine Eltern waren meist in ihrer

Datscha, feierten mit anderen Eltern die guten Zeiten in den schlechten, ließen gern ihr Leben hochleben.

Hinter einer Milchglasscheibe in der Küche warteten die Läufer aus der Stadt, die Vor-Gänger, sortierten grammweise Methylamphetamin in Tütchen. Ein Gramm war die Standardmenge für Clubbesucher, obwohl Mamas Küchenwaage nur grob wog. Hier wurde dauernd improvisiert, nichts dazugestellt. Gute alte Mama-Schule.

Auf der Couch im Wohnzimmer ein Monster, Marktforscher. Er begutachtete frisches Fleisch per Internet. Es war banal, Frauen mit Jobangeboten in ein Zimmer zu locken. »Wieso denn Prostituierte, du bist eine wunderschöne Tänzerin, glaub mir, ich mache den Job schon ein paar Jahre.« Fußball und Frauen gehören einfach zusammen. Im Fernsehen die Übertragung der Loveparade, direkt aus Duisburg. Es starben Menschen vor Kameras, wurden, live übertragen, in einem Tunnel totgetrampelt.

Der Originalton blieb stummgeschaltet, die Musik lief aus der eigenen Anlage. Aus den Boxen die »Ostblockschlampen«, so nannten sie sich wirklich. Das Set begann, ein Vocal, beginnend mit »M«, endend auf »TH«, als die Sonne aufging. Im Vollrausch existiert keine Empathie. Schnelle Schnitte, Bullen, Hubschrauber, Kameras von oben in den Tunnel, entsetzte Gesichter.

Der Marktforscher versprach Eric und dem DJ eine Reise ins Wunderland, außerhalb des Einflusses der Banden, Clubs und Gangs oder der Büros von Consulting-Firmen. Ich packe meinen Koffer und nehme mit: so wenig wie möglich. In der Glasvitrine kleine Trophäen, Gruppenfotos mit Mannschaft, Fußballpokale. Dann andere Pokale, gewonnen beim Lieblingshobby der Dorfdealer nach dem Fußball, Angeln. Am See sitzen, allein mit dem Stoff von der anderen Seite der Grenze. So ließ sich ein Fisch am Schwanz packen, um ihn kurz vor dem Erstickungstod behutsam ins Wasser zurückzugeben und Gott zu spielen.

Dann ein Kommando. »Los, Männer!« Sie durchfuhren ein Dorf nach dem anderen, zu viert in Richtung Zinnwald, tschechische Grenze. Angler, DJ, Marktforscher und Eric. Eric zweifelte gerade am Studium des Schauspiels, dem Hechten von Semester zu Semester. Die Reise war so vielversprechend und perfekt wie die Spiele seiner frühen Jugend. »Mafiaboss«, der Kampf um die Quellen. Erics Quelle versprach Unabhängigkeit.

Während der Fahrt ein paar Infos über den Deal, über die Kameras an den Büdchen. Jedes Gesicht, das jemals auftauchte, eingebrannt in die Erinnerung der Köche, Strafakten, die niemals gelöscht würden. Erics Zweifel an der Liebe, an der Freundin wurden leiser. Er markierte den Weg mit Zeichen für die Erinnerung, würde allein zurückfinden müssen.

Die Holzhütten auf der Bergstraße luden zum Bleiben ein. Vor dem Einkauf wurde für kleines Geld in den hölzernen Pensionen gevögelt, niemand war dabei nüchtern, weder die Freier noch die Frauen. Weiter.

Ein Markt auf einem großen Parkplatz hinter der Grenze, den alle nur den Tschechen-Markt nannten, oder »Dubi-Land«, weil die nächste Ortschaft so heißt, Dubi. Viele Jugendliche dort, Kinder. Papa tankte, kaufte Zigaretten. Für die Kleinen Fußball- oder Rammstein-T-Shirts, während im Hintergrund die Drogen vertickt wurden.

Der Händler hieß »Der blaue Skoda«, wohnte im Auto vor seiner bunten Bude voller Fälschungen. Attrappen, hunderte Gartenzwerge aufgereiht wie ein Chor auf dem Parkplatz. Sollten ablenken von den Hintertüren, die in den Wald führten. Geheimnislos, nichts versteckt, alles lag sichtbar auf der Hand. Man musste einfach nur hinfahren, es gab keine verschlüsselten Nachrichten, keine Telefonnummern und keine Wartezeiten.

Wenn vier Chaoten dieses System verstanden, konnten alle

anderen das auch. Ein lukratives Geschäft, eine Chemikalie zu verkaufen, die im Volk Feuer schürt und dennoch innerhalb der Regeln verbrennt. Eric schwor sich, niemals jemanden einzuweihen.

Neben ihnen parkte ein Familienfahrzeug. Die Kinder bestaunten die vielen Taschenmesser mit Sprungklingen in der Auslage. Überall waren Kinder. Mama, Papa, Kinder.

Der blaue Skoda schloss das Tor seiner Bude und zeigte ihnen einen Weg, der in den Wald führte, zu den Küchen. Immer geradeaus. Die Köche waren weder aggressiv noch schüchtern, ihre eigenen Kinder spielten im Wald, als wäre hier legales Terrain. Der Angler nannte nur eine Zahl. Riesenportionen wurden abgeschlagen und geschabt, etliche Kilos lagen auf dem Tisch. Gelblich schimmerndes Methylamphetamin.

Pico! Du wunderbare Schwester der Schwester. Konichiwa!

Dreißigtausend pro Kilo, die Kuriere aus Köln oder München mussten viel mehr zahlen. In Japan nehmen es Arbeiter, die dann über Tage im Akkord arbeiten. In Zigarillos eingerollt. So kann man es bequem kaufen. Auch die Huren nehmen es, um sich wach zu halten.

Der Marktforscher entschied sich für zweihundert Gramm. Sie fuhren zu einem knallroten Casino kurz vor dem Grenzübergang. Im Erdgeschoss Münz-Leichen an tausendfarbigen Automaten, klickten sich durch lose Versprechungen. Darüber das »Quartier«, sie wurden abgetastet, mussten den Ausweis zeigen, wurden notiert. Live-Roulette, Poker, Black Jack an offenen Tischen ohne Limit. Eine platte Unterhaltungsshow für die Gesetzlosen, denen Geld bedeutungslos geworden war. Der Angler sprach mit einem Mann am hintersten Tisch, bekam den Freifahrtschein, die Grenze passieren zu können, ohne kontrolliert zu werden.

Fingerspiele, Chips, die nervös oder souverän gezählt wurden. Coole Setzer warfen Fünfhundert-Euro-Chips präzise auf das Grün, Uncoole daneben. Bedienungen, Frauen mit Geschichte, im matten Glanz der Augen ihrer Holzhüttenvergangenheit. Wenn er gekonnt hätte, hätte Eric dieses perfekte Szenenbild gezeichnet, für ein neues letztes Abendmahl, seinen Platz an der heiligen Tafel.

Als sie das Casino verließen und das Klackern der Chips, lachte eine vertraute Stimme. »Sport frei, Ampel!«

Wie konnte Thomas, jemand, der für viele Jahre im Gefängnis saß, in einem Casino hinter der Grenze so laut herumbrüllen?

8.

Zu wissen, wo Quellen liegen, verleiht Allmacht. Endlich. Vollbepackt zurück in die Wohnung des DJ, mit großem Dank an alle Angler und Marktforscher. Die folgende Sitzung begann mit dem übertriebensten Umbau aller Zeiten. Verabschiede die Partys von gestern, wo du bei jedem Deal abfotografiert wurdest – dieses Scheißgefühl endet mit dem heutigen Tag.

> *Warum sollten wir jemals wieder teilen? Lass uns von der Decke kratzen, was an Spuren blieb. Kein Gefängnis mehr, lassen wir Licht ins Dunkel.*

Der DJ spielte ein neues Set mit seinen Highlights der vergangenen Jahre für Eric, der nun an den Wänden wütete. Unter den Flyern Tapete, leuchtend gelb. Mit jeder Kick-Drum erschien ein Streifen mehr von der alten-neuen gelben Wahrheit.

Sollten wir nicht schlafen gehen? Der DJ fiel auf die Ausziehcouch und war sofort weg. Dabei hatte Eric für ihn aufgeräumt, die gelbe Wand hätte immerhin aus Gold sein können. Und der schlief einfach. Die Rätsel blieben, was kam hinter der Grenze, der Grenze hinter der Grenze. Oder die Quellen, die Küchen waren ja nicht die

Quellen, sondern die Chemielabore, aus denen die Zutaten kamen. Tiefere Bedeutung, jedes Teil gehört zu einem größeren Ganzen. Methylamphetamin macht nicht nur un-einsam, sondern weckt Grübler aus dem Totenschlaf. Eric musste sein Tagebuch damit füllen, mit dem, was er gerade erlebt hatte.

Er ließ einige beschriebene Seiten auf dem Boden liegen und schloss leise die Tür.

In den kommenden Monaten fuhr er häufig nach Tschechien, in den Pausen zwischen Ballett und Theatergeschichte. Man konnte jeden bei den Büdchen ansprechen, der auf seinem Handy rumspielte: »Pico?«

Alle machten mit. Hooligans, Punks, auch Skater und Rapper, die sich gleich dort ihren tollen Stoff reinzogen. Die Bosse. Die ganz rechts, aus der extremen Ecke, die aus den Tätowierläden, die Türsteher, die Aslacks, Italiener, Russen, Albaner, Türken, alle, die sich gegenseitig auf die Schnauze schlugen, obwohl es nur um Geld oder Weiber ging.

Und schon sind wir wieder hinter der Grenze. Die Büdchen-Dörfer vom »Dubiland« sind inzwischen eine eigene Welt, fünfzig »Japsen«, sächsisch für Vietnamesen. Und kein Bulle fährt rein. Die Grenzstationen wurden vor zwanzig Jahren dichtgemacht, das einzige, was die Großdealer zu fürchten hatten. Nun war die Straße frei für freien Dreck und dreckiges Geld.

9.

Einer Frau zuzuschauen, der ihre Mutterschaft genommen wird, ist keine gute Erfahrung. Der Anblick lässt sich nicht wegziehen, selbst wenn man es über Monate versucht. Schuld liegt neben Rausch, weil die Entscheidung unter Drogen fiel, begründet mit Ausflüchten. Passt gerade nicht, muss mich selbst verwirklichen. Was können flinke erfolgreiche Samen für die Probleme einer Beziehung?

Mit Anja entdeckte Eric, wie man eine Frau nüchtern glücklich macht. Er war neunzehn, als er durch sie die Magie der Geschlechtsreife entdeckte, feinfühliges Vorspiel, gepflegter Streit vor dem Sex. Augenkontakt in den Momenten von Gemeinsamkeit.

Anja hatte sich darum gekümmert, so hatte sie es versprochen.

Eric benötigte einen Tag von zweiundsiebzig Stunden, bevor er zu ihr fuhr, bis er sich traute. Christin versteckt Aufrichtigkeit hinter Zittern, nun war die Schwester eine schlechte Beraterin. Nicht leicht, die Spur zu halten, zu wenig Worte für den großen Inhalt. Schweigen, kein Techno auf Sachsens Straßen auf dem Weg ins Krankenhaus. Ein makelloses Hopper-Gemälde. Zwei Menschen, die sich fast berührten, doch weiter voneinander entfernt waren als jemals zuvor. Eric musste lügen, konnte ihr nicht sagen, dass es ihn zerfraß, das ihr Kind nicht leben würde.

Diese eine Geschichte geht nicht gut aus.

Jede Abtreibung beinhaltet zwei Desaster, eines in der Liebe und eines, wenn ein werdendes Leben beendet wird. Anja hatte sich ein Kind von Eric gewünscht, sie wollte so viel besser sein als ihre traurigen Eltern.

Eric presste seine Hand auf den Oberschenkel, um sie nicht auf ihre Schulter oder ihr Bein zu legen. Die Geste hätte sie falsch verstanden. Ein Wort hätte genügt, doch die beiden lernten sich hauptsächlich über die wortlose Liebe kennen, nicht den Austausch ihrer Stimmen. Hatten Scham vor Entblößung, wollten jeder unbedingt besser oder stärker sein als der andere.

Die Wartebänke im Krankenhaus, Männer mit glänzenden Ringen um die Iris, Tränen der Freude. Willkommen im nächsten Abschnitt des Lebens, in dem die Familie zum nächstgrößeren Glück wird. Eric saß auf der gleichen Bank, beobachtete die Ankunft eines der Neugeborenen mit den gleichen glänzenden Augen.

Elektronisch öffneten sich Türen, Eric versuchte das Glück eines frisch gebackenen Vaters zu kopieren, dennoch lief er durch die Gänge der Station wie ein Strafgefangener. Methylamphetamin intensiviert jedes Gefühl zigfach, auch Kummer.

Ich wollte fliehen, doch sie haben mich wieder eingefangen.
Viele Waisen nennen mich Père, das habe ich angerichtet.
Dabei wollte ich nur fliegen.

Eine wichtige Aufgabe des Mannes während der Geburt ist es, Wasser zu reichen. Der Durst ist unerträglich. Anja gebar nicht, hatte keinen Durst, nur kalte verschwitzte Hände, die Erics Berührung nicht erwidern konnten.

Kurz vor dem Eingriff bekam Anja eine Entscheidungshilfe in den Mund gelegt, die beruhigende Pille. In den Tagen danach kam die Reue.

Teelichter in ihren Augen, nicht am Wannenrand, beim gemütlichen Bad zu zweit. Die an den Landstraßen, die jeden Tag neu entzündet werden, nach unerwarteten Abschieden.

Als Anja aus dem Zimmer gefahren wurde, sprach der taubstumme Eric »Nein«, die Lippen formten den Zweifel, weil seine Stimme versagte, dafür waren die Bilder laut. Er wendete das Auto bei voller Fahrt, fuhr mit ihr nach Leipzig. Lass uns feiern, Frau, lass uns leben und Kinder machen. Er brach den Kummer und das Schweigen, gab Anja ihr Glänzen zurück, denn danach hatte er gesucht. Nach einer brennenden, leuchtenden Frau. Auf der Rückfahrt war es dafür zu spät. Anja weinte leise.

NINA: Ich bin so einsam. Einmal in hundert Jahren öffne ich den Mund, um zu reden, und meine Stimme klingt traurig in dieser Öde, und niemand hört mich.

Muffin fehlte ihm, Eric vermisste den hinterlistigen Jack Russell.

Lieber Stiefhund, heute lernen wir, tote Möwen vor dem Frauchen niederzulegen.

So etwa hätten sie miteinander sprechen können, der Stiefhund und sein schlechter Stiefhund-Papa.

Ein Bunker mitten im Raum. Aus der Schule schwarzen Samt geklaut, um Wände und Fenster abzuhängen. Sie kamen täglich, Erics Schauspielstudenten, mischten Redbull-Wodka für danach. Stehfest wurde der einzig wahre Hinterzimmer-Mann und Dealer-Papst. Members only, für die kostenfreie Bolognese. All inclusive, zeigt her, eure Mensa-Karten.

Vor der Wohnungstür ein Student, der Security spielte. Aus dem Baumarkt Nebelmaschinen, Lichtschläuche. Dauerfeuer aus den Boxen, sechsunddreißig Stunden am Tag. Die Hauptkriterien der Partnerwohnungswahl ohne Anja waren wertlos geworden, darum die Partymüllhalde.

Ich küsse einen Mann. Fratzengeballer, Rollos im Schwarzlicht, wie Gitter, Zellenfenster, durch ein Stroboskop ein zweites Mal geteilt.

Jonas der Mitstudent war endlich bereit für den Schwestern-Dreier mit Christin, wollte die Club-WG nie wieder verlassen. Zwei Streifen Kaugummi, dazwischen gerade noch Platz für die nächsten Buchstaben. T-H-E-A. Eine Blondine suchte ihren Vater, nur hinein ins Stübchen. Der Laber-Quickie endete mit einem großen Krach. »Du suchst wirklich deinen Vater?« Eric hatte ihn ausgesprochen, »Vater«, den verbotenen Namen.

Zwischen den Beats des Rattenfängers blieben Anjas Nachrichten unentdeckt. Sie schickte Postkarten mit Fotos von Babies, ihre stumme Klage. Dann warf sie mit Worten, beschrieb die Karten mit dem immer gleichen Satz. »Du hast dein Kind getötet.« Anja unterschied nicht zwischen »Wir« und »Du«. Die Post blieb unbeantwortet, auch ihre Textnachrichten.

Wochen verstrichen.

10.

Monotone Schauspielerwochen. Die Hochschule war ein perfekter Ort zum Vergessen, die Illusionen dieser Luftblase betörend. Mentoren wachten über sein Leben. Eric musste hier nicht beweisen, wie lange er seinen Schwanz waagerecht halten könnte, ob er ein guter Vater sein würde. Das Zauberwort hieß Wandel.

Die ihm zugeteilte Rolle war die des Kostja, des jungen bemühten Schriftstellers, dem niemand Beachtung schenkte. Verliebt in Nina, die wiederum einen anderen Mann liebte, der für Größeres bestimmt war. Jedes Wort erfand einen Klang in Erics Kopf, Tschechow würde er später gern kennenlernen, den neuen Freund Tschechow.

Sein Stück »Die Möwe« half Eric, Abschied zu nehmen. Denn Kostja würde seine Liebe niemals gehen lassen, der nahm sie mit in den Tod. Sein kühler Selbstmord endete damit, dass Eric sich auch eine Pistole in den Mund steckte, nein, zwei Finger. Wollte wissen, wie es sich anfühlt, aufzugeben.

Auf einer der ersten Proben stand Eric breitbeinig auf Podesten. Er sollte sie langsam auseinander schieben. Es ging um neue Formen, »wenn es die nicht gibt, dann brauchen wir besser gar nichts«, sagte Kostja.

Der Stiefhund hätte jetzt gebellt, Mentor dozierte von der toten Möwe. Zu schnell riss Eric die Podeste auseinander, eine besondere Zirkusvorstellung, der fliegende Spagat. Die neu entstandene Form bekam eine Netzstrumpfhose und einen alten Namen: Leistenbruch.

Als Ersatz für Schmerztabletten Methylamphetamin, nur niemals in den Aufführungen, die sollten pur bleiben.

Erics Dozent, Professor Doktor Ziehvater, lud die Netztstrumpfhose zu Kaffee und Keksen ein. Der Sammler von Bildern von Gulli-Deckeln und ihren Verzierungen schenkte Eric die »Leiden des jungen Werther«, gerade recht zur Ermunterung.

Eric verschluckte die Rauschreden, zeigte eingefallene Wangenknochen, schimpfte auf alle Weiber. Näherte sich der Rolle an. Und immer wieder die blödeste aller Fragen, wie einem Jungen wie Kostja geholfen werden konnte.

Die Arbeit an der Sprache ging weiter. Auch die Frau, die ihn die Sprache lehrte, empfing ihn, diesmal mit Tee. Eine Einladung, sich anzuvertrauen. »Dein Ton hat sich verändert, Eric.« Beim Gehen noch: »Dein Kostja hat mich sehr berührt. Pass auf dich auf.« Was bedeutete »Pass auf dich auf«? Eric hatte nie ein Wort über sein Leben außerhalb der Luftblase verloren.

Zwei Tage danach knallte eine Mail in Erics Frieden, »Die große Lüge Anja Hilbig«. »Guten Morgen, Idiot, hier ist die Tagesschau mit den neuesten Nachrichten.« Da wusste ja jemand richtig Bescheid. »Bin der Neue von Anja. Die vögelt auch noch mit anderen.« Er hatte sich bei ihr eingehackt und sehr intime Chats per Screenshot an Eric weitergeleitet.

Der letzte Satz war der gemeinste: »Sie ist schwanger von mir.« Ein neuer Stiefhund in ihrem Bauch. Sie würde Kind Nummer drei »Es« nennen müssen.

Eric versteckte sich im Studentenleben. Unterricht, hinter die Grenze, Ballettunterricht, nicht schlafen, Unterricht. Anja hatte andere Männer, er nicht.

Sie musste nach Leipzig kommen. Versöhnung, vielleicht.

Unsere Lieblingsszene, du erinnerst dich, Anja? Sie steht auf dem Balkon. Kein Wiedersehen, ein Lebewohl. Ein kranker Pilot und eine Frau, die alle Erinnerung verlieren wird, winken sich ein letztes Mal zu.

Ihre Antwort auf die Einladung blieb ein Rätsel. Ja, ja oder doch nein? Es klingelte an der Tür. Eric im Anzug, in der Luft das Parfum, das sie an ihm sehr mochte.

»Ich verzeihe dir.«

Lass sie das glauben, doch ernster jetzt.

»Ich verzeihe uns.«

Doch nein, eine kleine Intermission noch, kein Happy End.

Von der Mail wusste sie nicht. Zwei Minuten nachdem Anja seine Wohnung betreten hatte, lag sie nackt in seinem Bett. Seine Hände umschlungen den Hals der Gans. Eric war kein freundlicher Vater ihrer zukünftigen oder verlorenen Kinder, Eric war rasend.

»Du willst ein Kind von einem anderen?«

So viel Hass macht böse, denn sie sind böse Geschwister, der Hass und der Sex. Anja und das Kind von ihrem neuen Freund lagen direkt vor Eric. »Dreh dich um!«

Wann endete unsere Liebe, wann waren wir beide miteinander fertig?

Das Hostel in der Altstadt in Prag, ein Dachgeschoss, viel zu heiß, mit nur einem piefigen Ventilator. Kaum auszuhalten. Leoparden-Spannlaken auf dem Bett, willkommen im tschechischen Barock. Der klägliche Versuch, etwas zu retten oder zurückzuholen. Anja und Eric hätten es schön haben können. Er entschied sich dennoch für das weiße Pulver. Keine Frage, Christin war verführerisch, mehr als eine glitzernde Einkaufspassage oder ein Café am Fluss.

Eine Stadt wie Prag deckt auf, ist ehrlich. Man kann es sich wunderschön machen in irgendeiner Seitengasse oder auf den großen Plätzen. Man kann natürlich zu Nutten gehen, kann sich Methylamphetamin organisieren, man kann Poker spielen, kann sich irrsinnig zoffen. Ein Paradies. Muss nur außerhalb des Rings über die Brücke fahren. Wahrscheinlich kann man dort sogar töten, ohne dass es jemand mitbekommt. Es stinkt nach Tod. Prag, einst stolze Hochburg europäischer Kultur, an der Universität ein Lehrstuhl für schwarze Magie. Heute eine verkaufte Stadt. Alles außerhalb des Altstadtrings ist eine elendsgroße Meth-Landschaft. Dort verseuchen Menschen.

Anja störte nicht mehr, dass Eric zog. Manchmal führte er Selbstgespräche, mit sich oder der Schwester, nur konnte er das nicht mehr unterscheiden.

Schau dich bloß nicht an.

11.

Das erste Jahr an der Schauspielschule war überstanden. Die Beziehung mit Anja nicht. Getrennt leben, gemeinsam sein. Eine Fernbeziehung. Wenn nur »Es« nicht gewesen wäre. Eric musste fragen. Die Tablette, um »Es« loszuwerden, hatte sie längst.

Der Gogo-Power-Ranger begleitete Gogos zum Job. Die Sex-Tapes waren verschwunden, auch der Typ, der sie produziert hatte. Tränen abgewischt, Zeit, wieder arbeiten zu gehen. Eric mit Sunny und Anja, den Tanzkolleginnen. Ein wunderbares Gefühl, den beiden zuzuschauen. Welches der beiden Leopardenkostüme war das Schönste? Eric war Richter, schlug mit dem Hammer auf den Tisch, sobald das Outfit stimmte. Zum Ersten, zum Zweiten, passt. Er musste die beiden beschützen, Feinde lauerten überall. Irgendwann würde auch Eric von einem dunklen Auto abgeholt werden, den großen Jungs, die für Geld alles taten.

Anja hatte endlich einen Job. Durfte tanzen, die prächtigen Tattoos präsentieren auf den Tischen der Clubs. Die doppelte Buchführung wurde perfekter, Erics Selbstgespräche unhörbar, seine Hassreden über die lebenden Dinge in Anjas Bauch. Noch mehr geheime Nachrichten, dass Anja sich nur von hinten vögeln ließ, um dabei an Eric zu denken. So viel hatte sie ihm verraten, danach.

Ihre Einigung, frische Blumen auf frischen Wiesen, »alles auf Anfang«. Blut klebte am Löwenzahn.

Eric beobachtete seine Ladies beim Umziehen, Anja und Sunny machten sich schick für den Ausflug ins »Terminal«. Der Flughafen von Dresden war an den Wochenenden ein Club, fünf Hallen voller abgestürzter Ameisen und Bruchpiloten.

Zu seinem Glück besaß Eric einen goldenen Schlagring. Trug ihn immer bei sich, auch jetzt. Behielt die Rechte in der Tasche. Einmal fest zudrücken bitte, bei jedem schlechten Gedanken. Im Hinterzimmer für Anja eine Cola, Sunny Champagner, für Eric eine Flasche Jägermeister. Die drei Stunden waren vorbei.

Jeder in den fünf Hallen hätte der werdende Vater von »Es« sein können. Ziemlich viele Väter, doch sein Blick würde den Einen verraten. Anjas erste Runde verbrachte Eric auf den Toiletten. Niemand sollte sehen, wie er heimlich ins Kissen biss, wie er heulte, bevor er seine Schwester missbrauchte. Zwei Linien, ein weiser Meth-Meister hatte ihn das gelehrt. Die Line durch das linke Nasenloch geht direkt ins Herz, regt den Tanz an. Rechts geht ins Hirn, also wähle klug, junger Mann.

Eric befand sich mit Herz und Hirn unter lauter potenziellen Tätern. Ihn streiften wissende Schultern, rempelten, machten ihn wütend. Sein Hemd vom Hassschweiß längst durchnässt. Nach Anja roch die ganze Halle, sie verbreitete ihren Charme. Mit dem gleichen

Ausdruck auf dem Gesicht, den nur Eric zu kennen glaubte. Oder war auch das gespielt?

Der Blick, wer Anja am längsten anstarren würde, musste es sein. Eric würde ihn töten müssen, nicht, weil er ein Kind in ihren Uterus gelegt hatte, sondern weil er schlecht über sie sprach und eine Memme war. Jeder Mensch hat ein Recht auf Privatsphäre, Geheimnisse. Allein dafür müsste er sterben.

Anja war entsetzt, als Eric sie von der Bühne riss. Die Security war sofort bei ihnen. Raus, abkühlen.

Der Außenbereich war eingezäunt. Eric suchte eine Ecke, in der kein Täter stand, ihn niemand beobachten konnte. Wünschte sich, zu fliegen, doch ihm fiel kein Ziel ein.

12.

Apathischer Unterricht. Nur eine Flasche von ihrem Lieblingswaschmittel erinnerte noch an Anja in der leeren Wohnung, »Sensitive Rosé«. Er packte seine schmutzige Wäsche ins Auto und fuhr zu ihr nach Heidenau.

Die Worte des Monats: Prozesse, Abtreibung, gescheiterte Familienfeste, Christin, »nicht ensemblefähig«.

So tritt man nicht aufs Gaspedal, nicht in diesem Zustand, nicht mit hundertzwanzig Stundenkilometern durch die endlosen Baustellen zwischen Leipzig und Dresden. Durch den Arm vor seinem Gesicht gegen die Blitze der Verkehrshüter geschützt, wäre Eric unerkannt geblieben.

Eine ausgemachte Paranoia begleitete ihn, obwohl seine Zeit der Bewährung vorbei war. Leitspruch in der Endlosschleife von Verzeihen und Neubeginn, »wir versuchen es ein letztes Mal«. Nicht im zugequalmten Techno-Auto, sondern bei ihr.

Unfallfrei erreichte er Heidenau, ein unfallfreies Wunder mehr auf der deutschen Autobahn. Wartete, vergaß die stinkende Dreckwäsche und klingelte bei ihr.

Anja öffnete gern verkleidet, manchmal in einer sehr sexy Schuluniform, als Belohnung für eine überstandene Woche in der Schauspielschule. Heute nicht, eine blasse Frau nickte traurig. Dort im Bad, in ihrem Klo, lag »Es«. Anja hatte es getan. Musste stundenlang auf die Wehen warten, allein in ihrer Wohnung. Nur der Hund lag bewegungslos zu ihren Füßen. Anja wusste, hier vergab sie sich die letzte Chance, jemals Kinder zu bekommen. Darum war sie so grau, ihr Anblick so unerträglich.

»Du hast dein Kind getötet« wurde nebensächlich, hier öffnete eine leblose Frau die Tür zu ihrem Kummer.

»Du hast deine Frau getötet.«

Eric an ihr vorbei, wollte ins Bad. »Nimm sie in den Arm.« Geht nicht, nicht jetzt. Er drehte um, schlug die Tür zu, fuhr aus der Stadt.

Die Schwester kann nicht weinen. Wenn sie eines nicht kann, dann weinen, sie hindert dich, nach innen zu fallen.

13.

Während der Autofahrt Kristalle im Ganzen, geraucht, geschluckt.

Die dreckigen Clubs und Bars, der Angstschweiß, die Meth-Muschis – alle Bausteine für den Katzenpisse-Geruch würden bleiben. Nur der Gestank der dreckigen Wäsche verschwindet, wenn du genauso riechst.

Eric und Anja besaßen für ihre zarten Momente eine CD, jedes Lied besetzt von gemeinsamen Höhepunkten. Fort waren Bäume, Sonne, irgendetwas, was von allein existiert, was auch andere fühlen konnten und sehen. Riechen. Eric fuhr ohne nachzudenken, nun schämte er sich dafür, dass er nichts als Müll hinterließ. Er hatte fast vergessen, wie man Kummer erträgt.

Die Straße endete, ein grober Waldweg. Dreckige Wäsche fiel aus

Körben, verteilte sich auf der Hinterbank. Die Musik aus, er kurbelte die Scheibe herunter. Keine Störgeräusche, keine Schreie der Geliebten. Ein guter Ort, hier konnte er bleiben. Alles ausziehen, seine dreckigen Klamotten zu denen auf dem Rücksitz. Er legte sich auf den kühlen Waldboden, Arme und Beine ausgebreitet. Wäre Eric ein Mädchen, hätte er niemals einen Mann mit diesem Geruch ertragen. Er entschuldigte sich bei den Ameisen und Käfern, die auf seiner Haut krabbelten. So sehr tat es weh, nur an sich selbst zu denken, gute Schule, noch mehr gute Schule. Das Studium, was für ein Tempo, was für eine Lautstärke. Wahrscheinlich hatte er Millionen Käfer und Ameisen getötet, die herumirrten, auf dem Weg lagen. Von etwas Größerem zertrampelt.

Nach einer halben Stunde hatte sich der Wald um ihn versammelt. Er hörte die Tiere in und unter den Bäumen, verband sich mit deren Leben, konnte sich nicht bewegen, obwohl es begann, schmerzhaft zu stechen. Die Käfer pissten ihn an, hundert Hiebe für jede einzelne begangene Sünde, die Kleinsten des Waldes führten die Strafe aus.

Unter dem Ersatzrad lag ein Pornoheft. Mit dreckigen Laken und T-Shirts hängte er das Auto ab. Hätte er gewusst, dass zum Einschlafen nur ein Schlauch vom Auspuff ins Auto genügte, er hätte ihn gelegt. Das Heft in einer Hand auf dem Lenkrad, mit der anderen rieb er sich wund, sprang aus dem Auto, machte an einen Baum gelehnt weiter. ›Einen Drop nur, bitte!‹ Seine Hand stank nach Katzenpisse. Unter dem Autositz Sonnencreme, er schmierte sich ein, bis die Kratzer brannten. Katzenpiss-Sonnencreme, genauso roch das Zeug in der Tube, nach Plastik und Aluminium, ein erdrückender Gestank. Seine Strafe war, niemals mehr zu kommen, mit einem Dauerständer, Schluss mit Erics Befriedigung. Lügen folgten auf Lügen, dann noch eine. Der Sex auf Partys, die Blicke, die Verheißungen. Jedes Sein beginnt und endet mit Schmerz. Selbst seine Fantasie hatte ihn verlassen, die bewährten bunten Bildchen, Tangas, die aus Hosen blitzten, irgendetwas Erregendes. Kleine weiße Punkte schwebten stattdessen zu Boden, als die Vögel wieder erwachten.

Die Suche nach seiner Schwester hatte nie aufgehört, auch nicht die vielen Fragen. Heute erwartete Eric keine Antwort.

»In der Morgendämmerung folgte ich einem Engel, der mich sicher nach Hause geleitete. Ich fand die Prinzessin in Tränen aufgelöst. Sie küsste meine Hände, mein Gesicht. ›Lass uns Lebewohl sagen.‹«

Dämmerung und Wald ließ Eric hinter sich, die Straße war wieder asphaltiert. Macht keinen Sinn, der Aufbruch, wenn man den gleichen Weg zurückgeht. Jeder Ort enthält Erinnerungen, dort können sie auch gern warten. Kurz vor dem Ortsschild Heidenau, das konnte er von weitem schon sehen, eine Polizeikontrolle. Eric tat, was er am besten konnte, er spielte. Kurbelte die Scheibe herunter, konnte endlich weinen. Die Bullen leuchteten in das Auto, staunten über den Wäschefriedhof. »Alles in Ordnung?«

»Nein. Trennung, meine Freundin. Will einfach nur nach Hause.« Niemals Blickkontakt, wenn du lügst, besser aufs Lenkrad starren und abwarten. Und echte Tränen.

»In Ihrem Zustand sollten Sie nicht Auto fahren. Ruhen Sie sich aus, und gute Fahrt.«

Keine Kontrolle, nur väterlich verständnisvolles Nicken unter gebrochenen Männern. Sie ließen ihn ziehen.

Nächste Kurve, die Musik auf Anschlag, zurück zu Anja. Die Sonne ging gerade auf.

Nun ging Eric ins Bad, ohne sie anzuschauen, schloss sich dort ein. Vor dem Spiegel bemerkte er, dass der Wald noch an ihm klebte. Nicht sichtbar, doch die Käfer schwammen in seinem Blut. Eric konnte nur ausatmen, durfte nichts mehr in sich hineinlassen. Der Rasierer, er begann mit dem Kopf. Die stinkenden Haare zuerst. Fand keine Rasierseife, dann eben ohne. Kein Haar durfte bleiben, das mochten sie nicht, die kleinen Tiere in ihm. War tödlich, wenn sie daran hängenblieben. Ein letzter Rest wollte noch aus dem Magen, denn ein Geheimnis lag in der Toilette, »Es«, darum die geschlossenen Augen.

Mit dem Finger im Mund gab Eric dem Magen Nachhilfeunterricht, bis dort nichts mehr war außer Batteriesäure. Wahrscheinlich gelbschimmernd und schleimig, auch das Bad musste gelb leuchten, sein Spiegelbild. Nur nicht hinsehen.

Heute war der Tag, an dem Eric Hilfe brauchte.

Er schleppte sich zitternd aus dem Bad. Anja im Morgenmantel, mit Tee und Zigarette auf dem Balkon. Eric legte seinen blutig geschorenen Kopf in ihren Schoß, schloss die Augen.

»Wir haben uns verloren.«

14.

Das Haus der sieben Schwestern war noch nie so schön beleuchtet gewesen. Wenn es einen Monat gab, der Drogen nicht mochte, dann der Dezember. Die heiligen warmen Tage schmeckten bitter, den Geschwistern beim Singen zuzuschauen nicht. Der Glatzkopf Eric putzte sich fein heraus. Er musste die Spuren der letzten Wochen verwischen. Kein Wort hatte er verloren über die Trennung von Anja, über »Es«. »Es« blieb vor der Tür, hatte er am Ortsschild zurückgelassen. Drei simple Fragen machten das Leuchten zunichte. Wann ist Bescherung, wer kommt zu Besuch, wann darf ich endlich wieder gehen? Denn pünktlich um 22 Uhr sammelten sich in den Happy-Hour-Clubs der Stadt Dresden die Bastarde.

Eric wünschte sich Illusionen. Wie seine kleinen Geschwister mit glänzenden Augen Kalendertürchen zu öffnen, Mama und Papa zu sagen, eine Spur aus Schokoladentalern zu bestaunen, die von der Haustür bis ins Wohnzimmer führte.

Staunen verband die Kinder und den Weihnachtsmann. Darum hieß er Weihnachtsmann, obwohl er den Schornstein hinabfegte, durch den Dreck, mit dem großen Buch, in dem alle Sünden vergangener Jahre standen. Der Bibliothekar aller bösen Taten besaß keine Rute, sondern ein Stahlrohr. Damit schlug er Rudolf auf den Arsch, weil ihn die Zugluft krank machte, während der Fliegerei über Dörfer und Städte.

Im letzten Jahr hatte Anja neben Eric gesessen. Das Geheimnis ihres Verschwindens blieb ein Geheimnis, niemand fragte nach ihr. Eric nahm das Glas Sekt auf Eis, das nun übrigblieb. So viel zu Anja.

Er hatte keine Geschenke für Oma und Opa, nun stellte er sich vor, sie wären morgen tot. Dann wäre ihre letzte Gabe aus dem Zaubersack ein geldsaugender Enkel gewesen, der zugedröhnt auf der Weihnachtscouch saß. Die drei Stunden waren vorbei.

Eric amüsierte sich mit den Kleinen, spielte in ihren Zimmern. Das machte Mama besonders glücklich. Drei Babies vertrugen sich und spielten friedlich miteinander. Die Geschwister hatten großen Spaß, ihm über den Kopf zu streicheln, nannten ihn den Buddha-Bruder. Den kleinen kahlen Bruder, die Kristallkugel, mit der sie in die Zukunft schauen konnten. Zukunft meinte Geschenke, als es an der Tür klopfte. Der betrunkene Bauernnachbar und sein Enkel spielten Packesel und verwunderter Weihnachtsmann. Lianes drei Kinder saßen aufgeregt auf der Couchkante, Eric in der Mitte, sie hielten sich bei den Händen. Tilo knipste die alljährlichen Beweisfotos, auf denen Eric längst die Kontrolle über Gestik und Mimik verloren hatte. Im Garten die Beleuchtung des Tannenbaumes, gesteuert durch eine Zeitschaltuhr. Alles hatte Ordnung, wann das Licht anging, wann die Ente sterben musste, wann gesungen wurde. Weihnachten konnte nicht dem Zufall überlassen werden. Glück für Eric war, gut nachplappern zu können, also scheiß auf den Text. Auf die Sekunde genau, darum ging es, ein Lied, Geschenke gab es nicht ohne Lied. Vor allem die Werbegeschenke von Opas Getränkelieferanten, zu dem er ein exzellentes Verhältnis pflegte. Der allwissende Weihnachts-Bart öffnete das Buch, das ihm sein Packesel reichte. Er musste es wissen, dass Eric brav gewesen war, weil er sein Studium mit Freude absolvierte. Im Buch stand auch, dass Erics Familie ganz stolz darauf war. Der allwissende Bart zitterte leicht, woraus Eric schloss, dass auch er drauf war. Wie sonst sollte er diese Tour überleben, für die Dörfer Sachsens war ja nur ein einziger Weihnachtsmann zuständig, der eigentlich ein Bauer war. Eric stammelte etwas von fröhlichen Bratäpfeln und heiligen Ruten. Die Familie hielt den Atem an, ahnte einen Ausfall, als er das Rätsel löste und loslachte. Ho, ho, ho! Er setzte die Geschwister auf seine Knie und zu dritt sangen sie das Lied vom böse blickenden Weihnachtsmann. Lieber guter Weihnachtsmann …

Hätte nicht besser laufen können, keine komplizierten Fragen über die Uni oder die Liebe. Mama servierte das Essen. In der Heiligen Nacht nur vom Feinsten, kein Futter einer Restaurantkette, keine Bratäpfel vom Weihnachtsmarkt, die in den Müll flogen, wenn sie zu kalt waren.

Seine Geschwister saßen glücklich vor den Speisen und warteten auf den Startschuss. Eric hätte sich den Finger in den Hals stecken können, seine Grundbedürfnisse lagen inzwischen bei null. Er nahm ein Stück Brust und kaute eine Stunde auf dem Bissen herum.

»Bis morgen, ihr Weihnachts-Zwerge!«

Im Club keine Geschenke, dafür zweihundert Sektgläser mit sterbenden Bläschen. Noch war niemand dort, um zu teilen, außer dem Barkeeper und einem Zwillingspaar.

Prost und frohe Weihnachten, Eric.

15.

Die Räume in Gohlis waren leer, nur das WLAN übertrug eine allerletzte Klage: »Du lügst, Anja! Es ging um keinen Deal, das war ein Pakt, zwischen ihm und mir. Ein Stiefhund sagt dem anderen Stiefhund: ›Du wurdest betrogen.‹« Eric hatte es zigfach an die Wände geschrieben.

Schau nach Osten, du Idiot hast dein Kind getötet.

Einweihungszeremonie für die Neuen am Himmel der Schule. Nun hatte Student Lorris die Augen verbunden, musste Bier mit Seife aus Eimern trinken und dabei schön lächeln. Lorris war Rapper, Eric nicht, dafür hatte er Schiss vor Zahnärzten.

»Kannst du mich begleiten?«

»Nein, aber hier ist eine Telefonnummer.« So konnten sie keine Freunde werden.

Hätte alles super sein können. Eric bezog seine erste Wohnung in Alt-Lindenau, ganz für sich allein, ein Single genoss das Leben. Faszinierende Experimentierfreude der Mitstudenten, Eric brachte die Drogen gleich mit in die Uni.

Große Fragen lagen in der Luft, was will ich sein, wo ist mein Platz? Bühne, Film, Wahrhaftigkeit? Eric vergaß das Spiel der beiden Welten, vergaß die Trennwand zwischen richtig und weniger richtig, musste nicht mehr lügen. Kein Geheimnis, dass er Methylamphetamin nahm, keine Gefahr, von den anderen entdeckt zu werden. Eric der Missionar verkündete die Gebote, erklärte gern die Droge. Wie man sie nutzen konnte, um die Aufregung zu verlieren, um ganze Bücher zu lesen und sich zu merken.

Früher wurde damit nur getanzt, gesoffen und gevögelt. Hier war endlich ein Ziel, eine Aufgabe. Methylamphetamin gibt das Gefühl, ein Ziel schon erreicht zu haben. Zweihundert Prozent Selbstbetrug. Dabei waren sie gerade im dritten Semester, niemand sprach von Marktwert oder forderte: »Bitte bis in den vierten Rang sprechen!« Die Gespenstergeschichten verloren ihren Schrecken, die Bilder mit den eingefallenen Wangen von Meth-Zombies, denn die waren maßlos übertrieben. Ein »druffer« Schauspielstudent sieht genauso aus wie einer ohne. Aus den Gesichtern entwickelten sich Konturen, Charaktere formten sich, »Size Zero« wurde unglaublich attraktiv. Die Droge wurde zum Geist.

Ein Geist, der täglich anklopfte. Aufstehen, Ziehen, Nachlegen. Vor der Schule drei Stunden im Auto gesessen, bis der Schüttelfrost aufhörte, bis Ampel endlich die Fresse hielt. Der durfte nicht mit, an den Ort ohne Feinde. Unterricht, Ziehen.

Die toten Kinder heulten weiter. Im Schlaf, die Augen geschlossen, doch Bilder flimmerten bis zum Sonnenaufgang. Erinnerungslöcher, wieder vergessen. Zigaretten kaufen, an jedem Schein klebte Christin, sie wurde inzwischen überall verteilt. Sieben Jahre Vollgas, bis die kleine Stimme – ›Warte kurz, mach mal eine Pause‹ – immer leiser wurde. Verändert der Tonfall, militärisch, Befehl war Befehl. Der Geist wurde zu einer Waffe.

16.

Herbst, Berlin. Pfefferberg, Pension Pfeffermühle. Über die unglaublich große Zahl der jährlichen Bewerber an deutschen Schauspielschulen sprach die Dekanin nur einmal, am ersten Tag. Danach gab es nur noch eine Klasse mit zwanzig auserwählten Studenten. Versteckspiele, Hase und Wolf, rücklings fallenlassen, Händchenhalten. Gruppenreisen. Sie waren bereit zu sehen, was die großen Jungs und Mädchen in der Hauptstadt konnten, sieben Tage, sieben Theater, siebenmal einschlafen während der Vorstellung.

Der erste Theaterbesuch. Eric starrte auf seinen Vordermann, wurde Teil der Inszenierung. Bewegte die Lippen fast synchron zu den Worten oben auf der Bühne. Lachte, wenn es traurig wurde. Berlin ist ein großes Bühnenbild, mit einer uralten Sprache, in der die Frage aller Fragen gestellt wurde: »Werde ich geliebt?«

Erics Aufgabe in den sieben Nächten war es, Liebe zu schenken. Seine Kommilitonen lagen längst im Vollsuff in der Pfefferpension, als er sich hinausschlich, in die Vierundzwanzig-Stunden-Straßen der deutschen Hauptstadt. Der Gang der Menschen, ihr Rhythmus, führte direkt zum Straßenstrich.

Eric lief mehrmals an Schneewittchen vorbei, lächelte schüchtern, bis er vor ihr den Hampelmann machte.

»Kommst nicht von hier, wa?«

Er wünschte sich einen geschützteren Ort für das Kennenlerngespräch. Schneewittchen, eine Drei-Meter-Frau namens Lizz, lief mit klackernden Absätzen über die Straße, erleichtert, einen Jungen wie Eric hinter sich zu wissen. Kein stinkender Fettsack würde ihre Elfenbeinhaut mit seinem Trieb benetzen, nur ein naiver Schauspielstudent mit Worten über sie herfallen, sie totreden, bis seine bezahlte Zeit abgelaufen war. Eric legte das Land Tschechien auf den Tisch, zwei akkurate Lines. Lass uns teilen, Lizz.

Nach dem Erinnerungsgepräch über die Kindheit sollte er sie endlich vögeln, doch Eric hatte noch wichtige Termine.

»Mein Gesicht, junger Mann, sollst du dennoch nicht vergessen, denn du hast meine Nacht gerettet.«

Die Straße zurück, jeder Prostituierten, an der er vorbeikam, gab Eric das Gefühl, sie alle gerettet zu haben.

Für ein letztes Getränk fehlte Bargeld, darum suchte er nach einer Sparkasse mit Automaten. Es war eisig draußen. Ganz hinten an der Wand lag Angst, die konnte auch im Warmen nicht schlafen. Die Angst sprach nicht unsere Sprache, hatte zerstochene Beine und seltsame blaue Landkarten auf den Oberschenkeln. Welch guter Ort, um Englisch mit irischem Akzent zu lernen. Halef, Eric ließ ihn reden, notierte sich seine Geschichte, sie hockten lange auf dem Boden. Wenn Kunden zum Automaten kamen, übernahm Eric Halefs Geschäft, streckte bittend die Hand aus. Doch Verachtung überträgt sich schnell. Der nächste Stich auf Halefs Körper würde sein letzter sein, Halef brauchte Zeit. Er müsste daran gehindert werden, und er musste unbedingt nach Hause. Eric legte für beide eine Zwei-Tages-Line, Halef weinte, bevor er sein Glück einatmete. Sein Sprachzentrum funktionierte wieder, als hätte er nichts von dem ertragen müssen, was ihn zum Ausgestoßenen machte. Sie lachten laut, Halef erzählte irische Witze. Dann wurde er ernst. Er hatte sich nie getraut zurückzukehren, an den Lake Innisfree. Wurde von der Mutter verstoßen, ein Streit zu viel auf der nach oben offenen Drogenskala. Keine einfache Karriere.

Die Bank würde bald öffnen. Zeig mir dein Gesicht, Halef. Ohne das Gestrüpp, das dich kriechen lässt und am Boden hält. Warte kurz.

Eric kaufte im Geschäft gegenüber Wodka, Wasser, eine Plastikschüssel und einen Rasierer. An der Sparkassentür wartete schon der nächste Halef. Sie saßen inzwischen vor dem Eingang, denn ab elf bekommt die Stadt dreifache Geschwindigkeit. Die Jungs tranken den Wodka, gossen Wasser in die Schüssel. Eric begann mit Halefs Befreiung. Der sture Ire war ein Schelm. Seine Narben waren überschaubar, das Gesicht noch halb durch die Haare geschützt, anders als seine blauen Beine. Eric erinnerte sich gut an den Moment, als er bei Anja im Bad stand und »etwas« loswerden musste, nach der Fahrt in den Wald. Darum mussten auch Halefs Kopfhaare abrasiert werden, eine ganze Stunde dauerte die Verwandlung. Halef kam eindeutig nach der Mutter, die er Eric beschrieben hatte. War geübt darin, geduldig zu sein, zu warten, bis die letzten Haare fallen würden. Nun wurde er ungeduldig.

Erhebe dich Ire, und mach dich auf nach Innisfree.

17.

Zurück in Leipzig, unentschuldigte Fehltage mit unentschuldbaren Lügen. Die Verantwortung übernahm Mentor Manhenke persönlich. Szenenstudium, am Aushang die Liste. Die Studenten rannten neugierig nach oben, wollten ihre Rollen wissen, wer mit wem. Eric wartete auf dem Hof.

›Versau es bloß nicht. Nimm den Stoff ernst, sei Danny.‹

Eric war Danny, seine letzte Rolle vor den Prüfungen. Zwei Jahre Dienst im Irak, ein Kriegsheimkehrer. Ort der Handlung Detroit, Motortown, eine sterbende Industriestadt ohne sichtbare Feinde. Dreißig Seiten Text, Lebewohl Ampel.

Danny hatte seiner Freundin Briefe geschickt, in denen er seine Ausbildung zum Soldaten beschrieb. Dinge, die sie nie wissen wollte. Sie vermisste in den Briefen den Geliebten, der nun im Tonfall eines Kommandeurs dozierte. Zurück zu Hause wollte Danny vorbereitet sein, falls »etwas« passieren sollte. Aus seinen alten Freunden wurden für ihn Kameraden, dann vermutete er Hinterlist. Nur eine Frage der Zeit, bis Danny verraten werden würde. Darum stattete er sich mit einer Smith & Wesson aus, 9 Millimeter. Mehr Platz blieb nicht zwischen Danny und einem Schuss.

Probepausen, auch Eric musste sich bewaffnen. Zog nach, zog sich den »Befehl« rein.

Die toten Kinder, der Geruch. Das muss ich ihr noch schreiben, dass ich ihren Geruch verloren habe.

Der Clubchef in »Motortown« sollte stottern, weil er drauf war, hatte Eric dem Dozenten vorgeschlagen.

Dannys alter Schulfreund war der Clubchef des letzten Vergnügungstempels der Stadt, er suchte Leute für den Personenschutz. Doch die Geräusche im Club machten Danny wahnsinnig, der Nebel, Motorengebrüll und verschwommene Gesichter. Vierviertel-Salven. Danny warf einen Gast zu Boden, hielt sein Messer in Richtung Discokugel, das Knie auf der Halsschlagader. Gute Reflexe, aber vermasselt. Kein Job.

Ein Mann im Hinterzimmer versprach Ablenkung, Waffen und junge Frauen. Eine davon ein schwarzes »Mädchen für alles«. Ihre Augen kamen Danny bekannt vor, hinterhältig, als könnten sie jederzeit explodieren. Gefahr – Teil der Ausbildung. Gefahr droht, wenn jemand schnurgerade auf dich zukommt. Vergiss es, das Mädchen trug nur Unterwäsche.

»Du hast keine Freundin mehr, du hast ihr wehgetan. Ruf sie niemals wieder an.« Aus dem Mund der schwarzen Hure.

Nachdem er das Mädchen getötet hatte, fühlte Danny nichts als Hass. Auf Bruder, Freundin, Kameraden.

Die Figur der Freundin sprach nicht, tauchte im Stück nicht auf, sie war das Publikum. Eric ohne Kontrolle, verlor seine Stimme beim Schreien. Sein Schlag verfehlte eine Frau in der ersten Reihe um nur 9 Millimeter.

Vorhang. Black. Applaus.

Nur der Mentor blieb sitzen. Bierdusche, Partyzeit.

In Motortown hat sich nichts verändert, die Autos
schlucken alle Fantasie. Du musst hier sofort
verschwinden, Eric. Triff dich nie wieder mit Anja.

18.

Eine letzte Fahrt zum blauen Skoda, um zwanzig Gramm zu kaufen. Die Strecke Leipzig–Dresden–Dubi führt leider durch Heidenau, am Hinweisschild der Ausfahrt schoss ein Blitzer das Beweisfoto. Verzeih mir, Muffin.

Grenze, Erics Fuß wollte nie wieder tschechischen Boden betreten. Außerdem – traue niemandem außerhalb des Hoheitsgebietes deines Wagens. Auf dem Parkplatz am Ziel fast einen »Japsen« vor den Holzhütten überfahren. Dubi-McDrive, Scheibe runter: Bitte ein Zwanzig-Gramm-»Happy-Meal«. Zum Mitnehmen, prosím.

Das Zeug sollte man warm und frisch genießen, darum schnell zurück. Eric schloss einen Pakt mit dem Gesicht im Rückspiegel, sein

Zwanzig-Gramm-Menü erst anzubrechen, wenn er mindestens einmal geschlafen hätte, die Zähne geputzt und Tee gekocht. Und die letzten zwei Stunden vergessen.

Eric parkte bei der Schule, um falsche Fährten zu legen.

Nur die wichtigen Dinge aus dem Auto kamen in den Feldrucksack. Die Beweise.

Auf der Straße zwischen Park und Dachgeschosswohnung viele Männer und Frauen, kleine Mädchen an der Hand, brav gekleidet, Zöpfe. Die Kinder schauten nach oben, mit fragenden Mienen, die Erwachsenen beugten sich zu ihnen hinunter.

Dreiundvierzig Schwestern flüstern in die Ohren ihrer gebeugten Begleiter. »Dort drüben. Der gerade zu uns herüber schaut. Ich sehe was, das du nicht siehst …«

Erinnerung gelöscht an das Gesicht im Rückspiegel, an die Fahrt zurück. An die Grenze, an die Ortsschilder. Wenn dich die Paranoia packt, hast du nur noch Angst. Davor, einzuschlafen, zu träumen. Die Träume sind gnadenlos, das Jüngste Gericht hat viele Zeugen. Lebenslängliche Einzelhaft, nie wieder Aufwachen.

Seit dem Deal hinter der tschechischen Grenze war die Sparsamkeit verschwunden, keine Regeln außer der einen: Hab nie mehr bei dir, als du allein ziehen kannst. Christin wollte nicht mehr gehen, zwanzig Gramm schickt man nicht einfach vor die Tür.

Lindenau, die Wohnung im Dach. Hinter Leipzigs Zentralstadion eine Brücke über die Pleiße, dort beginnt Lindenau. Weiter in Richtung Markt Alt-Lindenau. Die Häuser sahen tatsächlich besetzt aus. Erics Haus wenig schmuckvoll, Gründerzeit der Vorstädte, mit einem kleinen Parkplatz und den Papiertonnen. Treppenhaus, Licht an, der letzte Absatz führte zum Dachboden. Direkt hinter der Wohnungstür Couch und Bett, abgestoßen vom Türöffnen, leere kahle Wände, auch die Küche. Unter der Dachschräge die Badewanne, man konnte den Mond durchs Fenster betrachten oder in die Spiegelfliese schauen, die über dem Waschbecken hing. Extra zum Abnehmen.

Rechts das Wohnzimmer, hinter den weißen Schränken Computer, Monitor und die Boxen. Offene Schubfächer, Kleiderschränke. Ziemlich aufgeräumt, alles hatte einen Platz, T-Shirts, Pullover, Jacken, Socken.

Bis Eric alle Müllsäcke ausschüttete, als er nach Erinnerungen suchte, herumwühlte, Fotos am Spiegel befestigte. Die ganze Wohnung nun ein Müllhaufen, schmale Gänge blieben, um sich zu bewegen.

Mit Anja war es vorbei, kein Neuanfang mehr, richtig vorbei.

Blieben nur die zwanzig Gramm, gut verpackt in einem Tütchen in Erics Hosentasche. Man konnte damit tagelang das Jüngste Gericht austricksen, nicht vorsätzlich, sondern Nacht für Nacht.

Christin wartet geduldig auf den ersten Tag.

TREPLEW: Dann muß es neue Formen annehmen. Wir brauchen neue Formen, und wenn sie nicht da sind – dann lieber gar nichts.

Die Meerschweinchen hatten Hunger. Eine knackige grüne Salatgurke, Drei-Sterne-Futter für die kleinen Biester. Liebevoll legte Eric dünne Scheiben in den Käfig. Dann fing er an, die Wohnung aufzuräumen, begann mit der Höllenmaschine, dem Staubsauger.

TREPLEW: Da hätten wir also unser Theater. Der Vorhang, dann die erste Kulisse, dann die zweite und dann der leere Raum. Gar keine Dekoration. Der Blick geht direkt nach dem See und dem Horizont. Punkt halb neun, wenn der Mond aufgeht, hebt sich der

Vorhang. Ist der Spiritus da? Und der Schwefel? Sobald die roten Augen sichtbar werden, muß es nach Schwefel riechen.

Nein zum Schlaf, ja zum Scheitern. Eric blieb kaum Zeit, die Rolle für die Pantomime-Prüfung ein letztes Mal durchzugehen.

Es läutete dreimal, die Zuschauer nahmen wieder Platz auf Erics Küchenbank. Bis zum letzten Aufzug blieben knapp zwanzig Minuten. Der Schlussakt forderte noch mehr Tempo, besonders das Nachwort. Eine unsichtbare Narbe zog sich durch den Epilog.

Der Geprüfte antwortete in verschiedenen Sprachen, mal sehen, was ein altes Schiff so kann. Ein Tisch, darauf die Karte, wollte sich wieder zusammenrollen, nicht ihr Geheimnis verraten. Gehalten von zwei Steinen, fetten gelben Steinen.

Ruhige Tage auf See, seichte Wellen, gute Sicht in die Ferne. Der Schatz würde nicht leicht zu finden sein.

Gestern konnte Eric kaum schreiben. Ein großer Nachtfalter war direkt auf seinem Arm gelandet.

»Du störst mich.«

Eric ließ ihn vorsichtig frei, ohne die Flügel zu berühren.

Er starrte dorthin, wo der Horizont sein müsste, geübter Blick, sehr professionell.

»Ich will eine Eins in Pantomime!«

Stand barfuß an einer Reling, die keine war, jede Bühne ist zur Hälfte Kitsch und Pappmaché. Oder ein Küchentisch.

Drei Stunden waren vorbei.

Zahnfleischbluten schmeckt immer nach Minze. Als die Sonne zum zweiten Mal aufging, spuckte Eric Zahnpastablut ins Waschbecken. Morgens putzen, abends spucken, ganz einfach. Ein attraktives Bild im Spiegel, der Oberkörper versuchte Muskeln zu zeigen, die Pickel im Gesicht verschwanden.

Eric drückte sein Ohr auf den Teppich. Wo war das entflohene

Meerschweinchen, sein Fiepen? Er konnte es nicht finden, blöd, die ausgekippten Müllsäcke. Also gut, spielen wir verstecken.

Sprung auf den Küchentisch, leicht sollte es aussehen, doch er schwitzte wieder. Ein gutes Zeichen, an einem besonders heißen Augusttag im Dachgeschoss. Oben im Rang wachsame Augen, die schöpften bereits Verdacht. »Macht nichts«, sagte der Mentor, »zu scheitern. Sie alle dürfen scheitern, ist ja nur ihre Prüfung«.

Drei Stunden waren vorbei.

Auch die Schwester wusste davon, mit wem ich verabredet war, um die Hand ins Maul des Orakels zu stecken. Sollte ich lügen, wäre sie ab, meine Rechte.

Darum ließ er beim Schreiben vorsorglich immer die linken Seiten frei, weil Eric aus Dresden kam und noch niemals gelogen hatte.

Die Tanten und Onkel wollten die Schwester geheim halten, während Eric mit einer Erektion neben ihr auf einem Ast des Kirschbaumes angeregt plauderte. *Geschwister in unserem Alter sollen nicht in einer gemeinsamen Wohnung leben.*

›Mach die Musik bitte etwas leiser, Eric.‹ Obwohl, nicht die Bässe irritierten ihn, es waren die hohen Töne. Klangen wie ein Fehler, wie das Fiepen eines sterbenden Meerschweinchens, und rochen unangenehm.

TREPLEW: Ich höre Schritte ... Ich kann ohne sie nicht leben. Selbst der Klang ihrer Schritte ist schön ... Ich bin wahnsinnig glücklich.

Das entlaufene Meerschweinchen saß vor der Küchentür, hatte Hunger. War ganz zahm, ließ sich mühelos mit einer Hand fangen. *Das jüngste Kind wurde im Eileiter begraben,* das andere Meerschweinchen lag tot im Käfig, verhungert am dritten Tag. Eric bereitete frisches Gemüse, denn Schweinchen müssen fressen. Zwei Meerschweinchen in einem Käfig, das eine tot, das andere nicht.

TREPLEW: Ich beging die Gemeinheit, heute diese Möwe zu töten. Ich lege sie Ihnen zu Füßen. Bald werde ich mich selbst auf gleiche Weise töten. Sie sind mir gegenüber eine andere geworden, Ihr Blick ist kalt, meine Gegenwart ist Ihnen peinlich. Ich erkenne Sie nicht wieder.

Seit wann haben Töne Gerüche? Der Schlitz unter der Küchentür, er hatte den Schlitz vergessen.

Eric musste in die Uni, Tasche, Feuerzeug, Kippen, eine wichtige Prüfung.

Im Spiegel, zwischen den Fotos von Anja und Eric, zwinkerte ihm der falsche Eric zu. Falsch, weil die Geschichte mit Anja vorbei war. Er hatte Augen so groß wie eine Eule.

Langsam die Hand auf die Türklinke. Sehr langsam. Runterklinken, wieder hochklinken, den Schlüssel in Zeitlupe herumdrehen.

Muss mir schnell noch einen runterholen. Scherz, keine Zeit. Kannst du jetzt nicht einfach zur Uni gehen? Ist doch fix erledigt, schnell einen runterholen, dann zwei Stunden schlafen, dann zur Uni. Oder auch nicht.

Nein, Eric würde zu Hause bleiben. Musste zu Hause bleiben, er durfte nicht auf Menschen treffen.

Zur Beruhigung Musik, ein Schranz-Set von dreizehn Stunden. *Auf dem Tisch eine Karte voller Wünsche, eine Botschaft.*

Wie bei Andy in Dresden, als ein anderer Schatz einen Namen bekam, »für Lilli«, die interessanteste von den Drillingen gegenüber. Ein Versehen, dass er sich ihren Namen in den Arm geritzt hatte. Weil sie mit Andy herumknutschte statt mit Eric.

Dagegen war Christin vollkommen anders.

›Ich bin nicht deine kleine Schwester.‹

Aber ich bin dein großer Bruder. Wir sind verbunden, durch ein Band, um unsere Hälse gewickelt, von links hinten nach rechts vorn.

Hat Mama immer gesagt, kümmere dich um deine Pflichten. Damit hat sie auch dich gemeint, dass ich mich um dich kümmere, kleine Schwester.

›Ich bin nicht deine …‹

Das »große« Meerschweinchen fiepte um sein Leben. Peitschen trieben Eric durch den vierten Tag, Drop für Drop schlug stinkender Techno aus seinem 5000-Watt-Kofferradio. Er trug ein Handtuch um den Hals, musste sich daran festhalten, so laut knallte der Sound.

TREPLEW: »Worte, Worte, Worte!« Die Sonne ist noch gar nicht an Sie herangekommen, und Sie lächeln schon, Ihr Blick ist geschmolzen unter ihren Strahlen. Ich will Sie nicht stören. Was soll ich tun? Ich will sie sehen … Ich muß sie notwendig sehen … Ich will hinfahren … Ich muß hinfahren. Und ich bitte euch alle: laßt mich in Ruhe! Laßt mich! Lauft mir nicht immer nach!

Eric kroch durch seine Müllhalde, suchte nach Spuren von Anja. Fand ein Tuch von ihr, wickelte es ums Gesicht, während er dabei im Spiegel betrachtete, wie er verschwand, so wie sie aus seinem Leben verschwunden war.

TREPLEW: Nina bekam ein Kind. Das Kind starb. Soweit ich's nach dem, was ich weiß, beurteilen kann, ist Ninas persönliches Leben ganz und gar verfehlt. Ich habe alles verloren. Sie liebt mich nicht mehr, ich kann nicht mehr schreiben … Ich habe alle Hoffnung aufgegeben.

Der Abschied war grausam, als er mit seinem frischgeschorenen Kopf in ihrem Schoß lag. Eric erdachte sich ein anderes Ende, schrieb es auf.

Anja war auf die Straße gelaufen, nachdem sie die Bullen angerufen hatte. Zeit, ihren Laptop zu durchsuchen. Eric fand Schwanz-Bilder, genau, wonach er gesucht hatte. Legte sich eine Line auf den Tisch, während er die Fotos betrachtete. Die schönste Line seines Lebens, fast so lang wie der größte Schwanz auf dem Bildschirm. Ein ganzes Gramm musste weg, weil gleich die Bullen eintreffen würden, um ihn aus der Wohnung zu schmeißen. Dann packte er seine Sachen. Zwei Tage noch hatte er vor ihrer Haustür gewartet, im Auto voller Qualm, Essensverpackungen, Chipstüten und dem Geruch von Benzol. Zwei Tage im Gestank eines Chemielabors, um für seinen Kummer einen noch größeren Kummer zu suchen. Am Morgen des zweiten Tages sah er kurz ein schwaches Licht hinterm Küchenfenster, wahrscheinlich vom Kühlschrank. Ein Funke, der nach seinem Erscheinen einen weißen Fleck hinterließ. Er musste sich nichts vorstellen, er sah Anja vor sich. Wie sie leicht gebeugt vor dem Kühlschrank stand und nur ein dünnes Band aus Licht die Silhouette ihres Körpers zeichnete. Anja war so unglaublich schön.

TREPLEW: Ich fühlte, wie tief unglücklich sie war; jede Zeile ein kranker, gespannter Nerv. Und die Phantasie ein wenig verworren. Sie unterschrieb als »Die Möwe«.

Im Dämmern des fünften Tages öffnete Eric das Fenster der Dachschräge seines Wohnzimmers. Seine Augen suchten nach Luft.

Vor Eric lag der Badspiegel, gezeichnet vom Schaben und Zerkleinern. Er beugte sich über ein zerkratztes Gesicht. Liane rief an, wollte beruhigt werden.

TREPLEW: Nein, Mama. Es war ein Moment wahnsinniger Verzweiflung, ich konnte mich nicht beherrschen. Es wird sich nicht wiederholen.

Nasenbluten, ziehen wirkte nicht mehr. Es löst sich in Wasser auf, man kann es schlucken. Wenn man anfängt das Zeug zu rauchen, gibt es weder Tag noch Nacht. Darum hatte der sechste Tag weder eine Zahl noch Sonne.

Eric tanzte, hielt Alufolie in seiner rechten Hand. In der Linken ein Feuerzeug, im Mund einen Strohhalm. Meth-Nebel schwebte.

TREPLEW: In der letzten Zeit, jetzt, in diesen Tagen, liebe ich dich ebenso zärtlich und maßlos wie in der Kinderzeit. Außer dir habe ich ja niemand mehr.

Tag sieben begann mit Stille. Keine Musik, kein Fiepen aus der Küche. Nur der Geruch, den halte ich nicht mehr aus. Chemie und Lösungsmittel. So rochen die Küchen im Wald hinter der Grenze, wo der ganze tolle Scheiß herkam. Er traute dieser neuen Ruhe nicht. Hatte es geklopft? Tu mir bitte einen Gefallen und dusch dich vorher. An der Wohnungstür auf dem Teppich ein handbeschriebener Zettel. Eric hob ihn auf, legte ihn auf die Matratze.
Der Brief ist da, Hilde, der Brief ist da!

Zeit für die Visite. Klar, Schockstarre, so die Diagnose des Oberarztes Doktor Stehfest. Lernt man an der Schauspielschule, kurzer Blick in die Augen und Schnelldiagnose, dann zurück auf die Bühne. Ein schicker vorlauter Oberarzt.

Das Spiegelbild musste echt sein, ein Michelin-Männchen, rund und freundlich. Ein Spiegel kann sehr gut lügen. Eric hatte sich verpackt, in ein dickes und fröhliches Männchen verwandelt, um eine sehr traurige Aufgabe zu erledigen. Die toten Tiere mussten fort.

Den riesigen Kleiderschrank hatte Anja sich gewünscht, ein Zimmer voller Träume, Tränen und Schuhe. Warme dicke Klamotten sollten isolieren beim Wegräumen der toten Tiere. Eric hatte seine Rüstung gefunden. Snowboardhose, Skateboardhelm, »Zero or die«, und eine Brille, die alles in orangenes Licht tauchte. *Orange leuchtet im Dunkeln, eine tolle Farbe, auch um nachts zu sehen. Viel besser als grün. Welcher Idiot hat grün gesagt?* Erics Stimme passte sich an, wurde tiefer, sein Keuchen machte ihm Angst. Der Atem vom Sternenmann mit dem schwarzen Helm. Haaa…

»Du hast unsere Kinder getötet«, Anjas letzter Fluch. Eric überlegte, sich auch diese Worte in die Haut zu schneiden, als wären sie eine Schatzkarte, die verloren gehen könnte.

Der Herr muss jetzt hineingehen.

Er drehte den Schlüssel, eine Tür musste geöffnet werden. Drückte das rechte Eulenauge an die hölzerne Tür. Dunkelheit, eine mattschwarze Grenze zwischen Sehen und Vermuten. Die Tür öffnete sich.

Wo war der Geruch seiner Küche, die immer nach Käse stank? An der rechten Kochplatte verschmortes Plastik, noch vom Einzug, als er unbedacht den Herd anstellte. Zum Glück rechtzeitig bemerkt, auch die Meerschweinchen hatten Glück. Er hatte sie gerade liebgewonnen, also verstopfte er das Brandloch im Boden des Käfigs mit Heu und gab ihnen seinen Lieblingsplatz auf dem Küchentisch. Dort standen sie nun, direkt am Fenster.

Ich bin Schauspieler, und diese Rolle ist eine Prüfung. Tote Tiere müssen fort.

Nicht mein Leben ist bedroht, sondern die Schweinchen haben Gesundheitsprobleme. Denen helfe ich jetzt, war nicht meine Schuld. Die Tiere und die Kinder waren nicht meine Schuld.

Eine Kindheit lang heimlich Horrorfilme geschaut, was für ein Idiot. Von dort kamen nun die bösen geliehenen Bilder. *Schließ deine Augen, atme langsam, konzentriere dich. Zwei tote Tiere, mehr ist nicht zu tun.*

Sie lagen, als würden sie schlafen, mit traurigen toten offenen Augen. Eric suchte nach einem Behältnis oder einer Tüte. Fand nur eine halbleere Müsli-Packung, das haben alle Totenkulte gemeinsam, viel Futter für die letzte Reise. Die Meerschweinchen wohnten nun in einem Sarkophag, halbvoll mit ihrer Lieblingsspeise und lustigem Kinderspielzeug. *Nahezu perfekt, alles wird gut.*

Heute war der wirklich schönste Tag in Erics Leben.

Schade, dass in der Küche kein Spiegel hing. Eric wusste, er hatte gerade riesige schwarze Augen, sein Atem beruhigte sich nur langsam. Es musste gut aussehen, das war das Wichtigste, er musste jetzt besonders gut aussehen.

So einfach kann sich eine Küchentür öffnen, fast von allein. *Die leblosen Körper müssen fort und das viele Blut.* Eric hatte kein Blut an seinen Händen, vielleicht an den Snowboardhandschuhen, doch nicht an seinen Händen. *Kein Blut, keine Schuld.*

Dieser Weg war sein Opfer. Um Mitternacht schlich er aus der Wohnung, auf Zehenspitzen die Treppe hinunter zum Hof, zu den Müllcontainern. Eine Stunde stand er regungslos, die Kellog's-Packung an die Brust gedrückt.

Ruhet in Frieden, meine geliebten toten Kinder.

Stille – jetzt, wo auch das zweite Meerschwein gestorben war. Nun konnte Eric nicht mehr anhalten, *mach mal eine Pause.* Acht Tage ruhelos, ohne Schlaf, fast zwanzig Gramm gezogen und geraucht. *Was für eine Pause?* Stattdessen kreiselte ein Abzählreim durch seinen Kopf. *»Nicht nur die Kinder sind tot, Eric. Du bist tot, Kinder tot, du bist tot …«*

Wer jetzt schläft, wacht nie mehr auf. Im Alter an irgendwelchen Kack-Krankeiten zu sterben war doch keine Option, wenn zufällig der Darm riss. Oder jetzt, wenn schlafen sterben bedeutete.

Der Strom war abgestellt. Eric saß im eisigen Wasser der Badewanne, die Spiegelfliese in seinen Händen. Vor der Wanne seine Rüstung. Drei Stunden waren vorbei, *nein, zwei Stunden. Oder eine?*

Eric nahm seine Oscar-Statue vom Altar. Ein Geschenk von Anja, mit Gravur: »Für die Liebe meines Lebens.« Stellte sich in ein Fenster. Draußen lachte ein achter Tag aus allen Wolken, Vögel planten gemeinsame Familienausflüge. Eric hielt den Oscar in die Höhe, die Liebe seines Lebens …

Eine Illusion in seiner Hand. Er war nie weiter davon entfernt, ausgezeichnet zu werden. Und er würde nie wieder aufräumen müssen. Gut, dass er die verwüstete Wohnung übersah, das hätte ihm bestimmt die folgende Rede versaut.

TREPLEW: Nina! Ich habe Sie verflucht, habe Sie gehaßt, Ihre Briefe und Bilder zerrissen, aber jeden Moment war ich mir bewußt, daß meine Seele Ihnen auf ewig zugetan ist. Ich kann von der Liebe zu Ihnen nicht lassen, Nina. Seit ich Sie verloren habe und meine Geschichten schreibe, ist mir das Leben unerträglich geworden – ich leide – meine Jugend ist gleichsam jäh abgebrochen, und es ist mir, als hätte ich schon neunzig Jahre gelebt. Ich rufe Sie, ich küsse die Erde, auf der Sie gewandelt sind; wohin ich mich wende, überall sehe ich Ihr Gesicht, Ihr herzliches Lächeln, das in den schönsten Jahren meines Lebens mir leuchtete. Sie haben Ihren Weg gefunden, Sie wissen, wohin Sie gehen, ich aber quäle mich noch immer mit einem Chaos von Gebilden ab, ohne zu wissen, wozu und für wen das nötig ist.

Wahnsinnig un-einsam. Nur am Ende, wenn du über einem Gulli hockst und weißt, hier ist die Grenze, dann bist du doch allein. *Egal, was Christin dir ins Ohr flüstert. Das ist der Preis, den sie dir verschwiegen hat.* Lauter hübsche bunte Worte. *Es gibt einen Preis, den du zahlen wirst, früher oder später.* Kommt ganz drauf an, wie lange du durchhältst.

Komm, süßer Tod. Eric hörte den Atem fremder Menschen.

Christin hatte alle guten Stimmen ausgelöscht, auch die der Mutter, die ihm sagte, bitte geh nicht.

Ich werde jetzt sterben. Wurde betrogen, sie alle wurden betrogen. Drei Piloten, ich, Hans und Horst. Hans der Glasfresser schiebt das Kinn nach vorn. »Schau dich an.« Hinter den Urgroßvätern ein Jagdfliegergeschwader. »Der Befehl kam von ganz oben. Schaut nach Osten, China. Die Drogen müssen an die Front.«

Kleine Kinder müssen Schäfchen zählen. Fang an, bis du eingeschlafen bist. Keine Märchenschafe, die auf bunten Wolken weiden. Du musst zählen bis eine Million, vielleicht bis Millionen. Ein fiebriger Ton, zischen, schniefen, im Gleichschritt ... Zisch, ha, zisch, ha ...
Brennende Stimmen können bestenfalls summen.
Ein kleiner Junge in einer viel zu großen Uniform tritt vor den Chor der Toten, blass wie ein Gespenst und singt ein Kinderlied.

»Halt dich nicht fest, sieh nach oben, niemand,
der schreit, der Himmel bleibt leer.
Gib hin dich dem Schlaf, denn auch wir sind nicht hier.
Wir bleiben stumm.
Wir sind nicht tausend, wir sind
Millionen stumme Schafe.«

Aber ja, Eric. Sag es. Er konnte nicht einmal mehr flüstern.
»Ich bin Millionen Schafe«.

Black.

3

TEIL

1.

Als Eric aufwachte, verschlang er einen verschimmelten Burger, der sofort wieder ausgekotzt im Klo landete. Das fahle Licht ließ ihn wie ein Gemälde aussehen, wie die Auslage eines französischen Delikatessengeschäftes. Verrußte Alufolienstücke, Plastikflaschen-Aschenbecher lagen auf dem Boden verstreut. Daneben ein Handzettel für den Notarzt, für die Rettung und erste Hilfe aller Drogenopfer dieser Erde. Menge, Einnahmezeit, Art der Substanzen. Offen hingelegt, genau in der Flucht von Wohnungstür und seiner Matratze, unmöglich zu übersehen. Geschrieben und beschwert mit einem Kugelschreiber, nur Narren schreiben Wichtiges mit Tinte.

Lieber toter Eric,
davon, mit Toten zu sprechen, habe ich nie viel gehalten, sich ihrer zu erinnern schon. Darum lass mich dir als Erinnerung schreiben. Es ist vorbei. Du hast dich mit einer Substanz angelegt, die als erstes die Täuschung hervorruft, nie wieder ohne sie leben zu können.
Du hast ihr Kosenamen gegeben, sie für deine Schwester gehalten, die niemals existierte. Weißt du alles schon.
Sie hat nicht nur dich ruiniert, sondern das schon mit Millionen anderen vor dir getan. Ein wenig Eifersucht wäre angebracht, doch die hast du ja allein deiner

Verflossenen gewidmet. Anja, Mutter aller toten Kinder.
Nun gut.
Es ist vorbei. Schade, dass man das nicht einfacher sagen kann, denn dies zum Schluss: Nichts folgt jemals auf zwei Worte.
E.

Das Zeug war lange nicht aus ihm heraus, die Pupillen verrieten den Restpegel. Zwei Stimmen machten Vorschläge, Stimme eins: nach Tschechien fahren, Nachschub holen. Stimme zwei: Fahr in die Uni. Stimme eins gehörte nicht zu ihm, die war fremd und gefährlich. So sprach kein Freund, auch keine Schwester.

Uni, er sah blass und schmächtig aus, ausgemergelt wie ein Seekranker. Vor der Pantomime- und Gesangsprüfung, abseits im Hof der Hochschule eine Zigarette nach der anderen geraucht, niemand wollte mit ihm spielen. »Wenn die dicke fette Liebe erwacht ...« vorgesungen, mit einem leeren Kopf. Die haben gesehen, dass er fertig war. Es gab einen neuen Aushang in der dritten Etage, die Besetzungslisten, sein Name fehlte. So sehr mögen wir dich, Eric, nach den zwei Wochen Kurzurlaub. Der Mentor bat zum Gespräch, um nur einen Satz von ihm zu hören. »Ich brauche Hilfe!«

Seine Mitstudenten konnten Eric nicht mehr in die Augen sehen, er war ihnen zu sehr »ins Gesicht gekrochen«, vielleicht auch ins Gewissen.

Im Unterrichtsraum für Theatergeschichte die Vollversammlung, genannt das »College«, sehr familiär gedacht. Es ging um den Umgang miteinander, um Wiedergutmachung, eine Entschuldigung bei den Kommilitonen für die ständige Unzuverlässigkeit. Blablabla, das Krokodil weinte dicke Tränen, und das an einer Schauspielschule! Wo man lernt, auf Bestellung loszuheulen oder solch einen Anfall zu bekommen, dass sofort ein Notarzt gerufen wird. Und nun dieser Kinderkram, »Tut mir leid für euch alle, und um mich auch«.

Mentor Ulf Manhenke saß dösend in der letzten Reihe.

Ich muss aufgeben. Studienplatz, Wohnung, Auto. Mein Leben hängt an einer Krankenkasse. Kein Bafög, kein Haargel, keine Video-World-Mitgliedskarte. Mein geheimes zweites Leben ist vorbei.

Manhenke sagte nicht »Auf Wiedersehen«, sondern: »Ich glaube, wir sehen dich niemals wieder.« Gekonnte Pädagogik oder ein Versehen? Zu ehrgeizigen überdrehten Kindern zu sagen: »Das schaffst du niemals«, ist ehrliche Enttäuschung oder soll sie in Hochform bringen.

Challenge accepted. »Das glaube ich aber gar nicht, Herr Major.«

Vorhang. Umbau.

Vier Wochen Ausnahmezustand.

Scheiß auf die Schmerzen, finde dich mit fünfundvierzig Kilo attraktiv, genieße. Lege dich unbedingt unter einen Apfelbaum.

Eric hatte noch nie so wenig gelogen wie in den vier Wochen vor dem Entzug in Arnsdorf. Vier Wochen staubsaugen bei den Eltern, eine Vorbedingung oder seine letzte Probe.

Zwei Mal täglich staubsaugte Tilo das Haus, hatte einen guten Job, irgendwas mit Computerchips. Er hatte Erics Mama geheiratet, ihnen allen ein Nest gebaut, das Haus der sieben Schwestern. Tilo kümmerte sich gut um seine Familie. Warum war er so weit entfernt? Sicher war, dass Tilo mit der Familie Deutschland verlassen wollte. Eine Unterstellung, von der Eric besessen war, er fand auf einem Computer Formulare von griechischen Schulen, war davon überzeugt, dass Tilo Liane und die Geschwister mitnehmen würde. Entführung nach Griechenland. Dabei hatte der Stiefvater nur nach Urlaubsorten gesucht, wo man gut campen konnte, mit Ausblick und Meer, umgeben von einer fremden Sprache. Um sich mit anderen Deutschen oder Holländern zu treffen, seinen »Stammnachbarn«.

Wäre Peter etwas länger geblieben – Eric hatte den Kummer gesehen, den die Trennung von ihm über Liane brachte. Obwohl sie nie schlecht über ihren Ex geredet hatte, nicht vor dem Kind. Was heißt Trennung? Er verschwand einfach.

Ein unzuverlässiger Vater hat selbst einen unzuverlässigen Vater, Herr Opa-Major. Wir reden von deinem Sohn, und meinem Vater.

Vielleicht verwechseln Offiziere ihre Kinder und Frauen irgendwann mit Rekruten, wenn sie ihren Beruf lieben. Das wäre fast eine Entschuldigung.

Peter, Peter. Schau dir die Fotos an, Mama mit Sternen in den Augen. Sie war so sehr in dich verliebt, dass ich hohes Fieber bekam, als ihr heiraten wolltet. Du musstest schon ordentlich zuschlagen, um alles zu vermasseln.

Jeden dritten Tag ein Telefonat mit der Klinik, dass man unbedingt entziehen will. Irgendwann ist man vorn auf der Warteliste und »darf« in den Entzug. Die meisten Junkies brechen vorher schon ab. Die Warteliste war eine Schlange anstehender Menschen, vom Haus der sieben Schwestern an der Elbe entlang bis zum Hauptbahnhof von Dresden. So viele Jugendliche, Männer und Frauen benötigen professionelle Hilfe.

»Setzen Sie eine Woche vorher das Methylamphetamin ab«, riet die nette Schwesternstimme am Telefon. Eric bekam irre Zahnschmerzen, ein kleiner bedeutungsloser Vorgeschmack auf den richtigen Entzug. Brauchte hochdosierte Schmerzmittel, er wollte sie nur nicht schlucken, wollte unbedingt das Gefühl haben zu ziehen.

Zwei der stärksten »Ibus« zerhackt, auf seinem Tisch in zwei Bahnen, als Liane in der Tür stand. Er wog inzwischen fünfzig Kilo und schwitzte. Stammelte: »Bald ist es vorbei, Mama.« Sie hatte ihn nie dabei gesehen, auch wenn sie wusste, dass er zog. Drei Wochen blieben, um Abschied zu nehmen.

Zeit für eine letzte Reise nach Dubi-Land, die »letzten brennenden Gramm«. Eric sperrte sich im Partykeller seines Stiefvaters ein, an den Wänden die Jagdtrophäen des Vaters vom Stiefvater. Brauchte viel Alkohol, im Regal »Schachtschnaps«, ein Tausch- und Zahlungsmittel aus dem Bergbau. Der Schnaps zerfrisst dein Sehvermögen. Im Hinterkopf Kribbeln, leises Pfeifen, dann geht das Licht aus. Trotzdem flog der Dartpfeil präzise in die Zwanzig, exakt ins Zentrum. Die Bergbaukinder von Aue applaudierten, die hatten dafür Verständnis. Darum auch brauchen die Literflaschen ihrer Väter keine wiederverschließbaren Deckel, weil sie aufgebrochen und sofort geleert werden.

Eric fuhr zur Blauen-Wunder-Brücke, parkte an der Elbe. Montierte den zerkratzten Rückspiegel ab, warf ihn in den Fluss, verbrannte zwei volle Dubi-Tütchen mit dem Feuerzeug. Keine Spuren, keine Beweise.

Ich muss mich schützen, ich muss aufhören, einen Entzug machen.

Dann sein letzter Anruf in Arnsdorf.

»Ja, ich will«.

2.

An der Freitaler Tankstelle eine Gurke in einer Dose besorgt, um die Brühe zu trinken, sehr delikat. Vor seiner Reinigung wollte sich Eric noch verabschieden, auch bei Hannelore und Mario von der Jugendbühne. Entschuldigung – das klang schon in seinen Gedanken wie aufgesagt. Oben in der Bühne Probenlicht, der Hof mit dem geliebten Schrottgeruch, alles gehörte zueinander. Seitdem Eric zum ersten Mal die Stufen nach oben gegangen war, hatte sich nichts verändert an der letzten Schutzblase von Freital. Natürlich ging er nicht hoch, er wollte diesen Ort nicht auch noch beschmutzen. Nicht nur Mama und Papa sollten stolz auf ihn sein können, auch die Macher der Spielbühne. Im Schaukasten die Ankündigung von Tschechows »Möwe«, längst vergilbt. Tschechow, Erics alter Freund, der das Ende kannte von der Geschichte mit Anja, einhundertsiebzehn Jahre, bevor Eric ihr begegnete.

Jeder Jägermeister-Junkie hat ein geheimes Versteck oder links hinten im Kühlschrank eine letzte Flasche, jede Sucht birgt eine allerletzte Hoffnung. Vielleicht war die Möwe doch nicht tot. Eric fuhr zu Anja nach Heidenau, schaute nicht ins Fenster, klingelte nicht. Leise den Brief eingeworfen, gleiten lassen, flieg zu ihr, seltsamer Vogel. Eric hatte nüchtern und liebevoll den Stand der Dinge zu Papier gebracht.

Liebste Anja,
vielleicht willst du ja wissen, wo ich mich gerade befinde…
Mit »ich« meine ich »mich«.
Meine Krankheit ist viel älter, als du wissen kannst. Ich habe aus Vergangenheit eine Krankheit gemacht, obwohl Krankheit nicht meine Vergangenheit ist. Die Vierzig-Stunden-Tage. Ich bin krank, nicht »man«. Lektion eins ist, »ich« zu sagen, die Zweite wird sein zu schweigen.
In wenigen Tagen beginne ich mit dem Entzug, danach

bin ich viele Monate in Therapie. Werde mich einsperren lassen, um nicht abgelenkt zu sein. Zehn Monate ohne ein Wort von dir, Anja. Den Eric, den du kanntest, werde ich dort lassen. Unbeschrieben und natürlich, wie du ihn nanntest, ich könnte sofort losheulen, wie schön du das gesagt hast. Ich bin alles andere als natürlich. Den Eric lasse ich dort, auch den, dem du lange verziehen hast.
Ich erwarte nicht, in der schmerzhaften und bedingungslosen Einsperrung deine Stimme zu hören, die vertraute.
Oder doch, ist nur eine Idee.
Jetzt übrigens verstehe ich, was wir miteinander teilten.
Jetzt ja. Danke für alles.
Eric.

3.

Ein Morgen im März, sie fuhren schweigend durch Dörfer und Alleen einer verschlafenen Landschaft. Der letzte Raureif glitzerte in der Dämmerung, Eric mit dem Kopf an der Scheibe, starrte auf die milchigen Flecken, die sein Atem auf dem Glas hinterließ. Wie flüchtig, dachte er, und zeichnete mit dem kleinen Finger die Linien von Augenbrauen, gehoben, gesenkt, gehoben. Liane fuhr konzentriert. Durch ihre Arbeit mit den schwer erziehbaren und drogenabhängigen Jugendlichen kannte sie das Ziel ihrer Reise: Arnsdorf. Die »Klapse« für die Gestrandeten und Vergessenen. Eine Privatklinik, berüchtigt für ihre erfolgreichen, aber brutalen Methoden. Bisher waren es immer die anderen, doch jetzt brauchte ihr Sohn Hilfe. Eric der Glückssucher brauchte Hilfe.

Er wollte ihr noch so viel sagen, murmelte »Spaß macht kein Glück«. Sie hatte ihn oft beobachtet, wie er über seinem Spiegelbild saß, wie er Gesten imitierte und Texte übte. »Mein Eric wird Schauspieler«, hatte Liane sich gefreut. Er wird erwachsen werden und ich die stolze

Mutter eines Schauspielers sein. »Möchten Sie denn noch jemanden grüßen?« – »Als erstes natürlich meine Mutter.« Nicht Familie oder die Freundin, nein, die Mama.

Nun war sie nicht mehr stolz auf ihren Sohn. »Ich kann nicht mehr, Mama«, konnte er nur noch ins Telefon flüstern. So viel Angst hatte Liane noch nie um ihr Kind gehabt.

Erics Lippen bewegten sich, »Ich weiß« oder »Endlich«. Sein Gefühl der Dankbarkeit war ein warmes unruhiges Kribbeln im Bauch, ähnlich dem vor einer Aufführung im Theater. Allein hätte er es nicht einmal zum Bahnhof geschafft. Eric konnte kaum noch unterscheiden, was er wirklich hörte oder was seine Erinnerung ihn hören ließ. Dazu der schwer kontrollierbare Atem, atmen, nicht atmen, atmen … das hilflose Schweigen seiner Mutter. Dann erschrak er. »Du musst auf die Straße achten.« Eric beugte sich nach vorn, um den Sender zu wechseln oder das Radio stumm zu schalten. Genau da begann das Lied von Anja.

Das Scheißlied lief im Fun, als Anja ihn zum ersten Mal geküsst hatte. Ein tolles Lied, doch nun, ein Scheißlied. Anja hatte keine Ahnung von den etlichen Redbull-Wodka und den Pillen, die er geworfen hatte. Anja war längst damit fertig. Für Eric gab es nur Bewegung und Rhythmus, das hatte er auf der Bühne früh gelernt. »Selbst, wenn du deinen Text vergisst, bleib souverän und improvisiere. Kontrolliere einfach deinen Atem. Das ist Bühnenreife.« Marios Worte.

Das Lied, das Lied zog vorüber, wie die Bäume der Straße, drei Minuten fünfzehn waren kaum ein Augenblick. Gerade genug für einen schönen langen Kuss, nicht aber in Erics Erinnerung. Liane schwieg.

Eric steht auf der Tanzfläche, Stroboskope, gesenkte Köpfe, Körper im gleichen Rhythmus. Bumm bumm bumm bumm. Auch er im Takt der hämmernden Beats. Auf der Bühne, im Licht eines roten Scheinwerfers, der eine im Saal, der sich nicht bewegt. Trägt Kopfhörer, spielt am Mischpult, schwitzt, arbeitet monoton. Ein Fremder nimmt Erics Hand, zieht ihn durch die Menge, schnell, rasend schnell, zu schnell, so, dass die Bilder zerreißen, nur Münder und Augen bleiben im Raum stehen. Weiter durch eine Tür, dahinter ein Paar, sie verlassen gerade eine der Kabinen. Lachen Eric an, laut und kreischend ihre Stimmen, hoch-gepitcht, verschwinden wieder. Eric sucht nach einem Spiegel, muss etwas sehen, woran er sich festhalten kann. Da vorn, er beugt sich über ein verstopftes Waschbecken. Da ist kein Gesicht, nur seine Hände in der stinkenden braunen Soße des Waschbeckens, er wischt sie an der Hose ab. Im Spiegel nun ein Auge, ein Mund, sein Mund, der sich langsam öffnet. Tiefschwarze Bälle rollen heraus, fallen, springen im Rhythmus der Beats, und da ist auch die Stimme: »Endlich!«

Eric in der Küche im Haus seiner Eltern. Liane wütend: »Nein. Kein Ausgehen, kein Geld. Ich sehe dich kaum noch. Bleib hier bei deinen Geschwistern und schaut einen Film. Mein letztes Wort.«

Die Tanzfläche vom Triebwerk. Extrem laute Musik, noch extremer die Bässe, in den Mitten zersägtes Metall. Bei jedem Beat hüpfen die Tanzenden allein durch den Schlag, den der Bass verursacht. Der DJ lacht in Erics Richtung, der nun zwischen zwei Frauen steht, die ihn abwechselnd küssen. Eine legt sich vorher eine Pille auf die Zunge, die dann mit ihrem Kuss in seinem Mund verschwindet.

Das Bild löste sich auf.

Eric wieder am Küchentisch, vor ihm eine Wasserflasche und Aspirin, während die Mutter zornig weiterredet. »Du hast gestern kaum geschlafen, ja, ich weiß, dass du sechzehn bist. Als würde das eine Rolle spielen, wie alt du bist. Übrigens ist das hier deine Wäsche.« Sie verlässt die Küche. Eric wartet kurz, dann ist er blitzschnell im Flur am Kleiderständer. Unter einem Mantel Lianes Jacke, rechte Tasche, Geldbörse, ein ganzes Paket Scheine, das ist zu viel. Also einmal Fünfzig und einmal Zwanzig. Kurz in sein Zimmer, ein Blick in den Spiegel. »Endlich.«

Wieder vor dem Waschbecken mit der braunen Soße, das Lied läuft immer noch, es müssen inzwischen vier Stunden gewesen sein, nur dieses eine Lied. Dann eine Hand auf Erics Schulter. »Dort ist eine Kabine frei.« Eric sieht goldene Schuhe und dass der andere sehr groß und kräftig ist. Dann in der Kabine, »Tür zu, wir ziehen!« auf dem T-Shirt des anderen, der ohne Pause redet, ein aufgezogener böser Frosch, der einfach drauflos plappert. »Richtig krass, Alter … mach ja vorsichtig … Und wehe, du hältst nicht die Fresse!« Der Typ lacht, während er ein kleines Päckchen auf den gefliesten Vorsprung über dem Waschbecken legt. »Bau mal zwei.« Mit schwitzenden Händen öffnet Eric das Papier, muss die Luft anhalten, so zart wirken die kostbar schimmernden Splitter. Chrystalle, Christalle. Christin. Ich will dir einen neuen Namen geben, schöne Schwester. Auf dem Vorsprung, fein in zwei Reihen geteilt, fährt Eric mit der Geldkarte über die knirschende Substanz. »Das Beste der Stadt«, sagt der Typ, während die Kristalle zu Staub zerbrechen. »Gekocht in Tschechien, fast pur, nur ganz wenig gestreckt mit Lack. Das knallt extra.« Eric hat seinen Atem wieder unter Kontrolle, atmen, nicht atmen … tief einatmen, nun nimmt er den Geruch wahr, brennend und frisch, den wird er nie wieder vergessen. Der Typ redet weiter, Eric sieht dessen faule Zähne. »Wer baut, der haut. Du bist dran.« Eric rollt einen Geldschein zusammen, eine halbe Line rechts, die andere links, er muss nicht lange warten. einundzwanzig, zweiundzwanzig, und boooom! Ein irrer Krampf, das Brennen ist unerträglich schön, »Christin« knallt in sein Blut und betäubt, er hat Tränen in den Augen, muss sich mit dem Arm darüberwischen.

Bildfetzen. Erics Mutter sucht nach ihrer Geldbörse. Klar, Scheine fehlen. »Was soll das? Willst du dich kaputtmachen?« Sie hält ihn fest. »Du hörst mir jetzt zu!« Eric schlägt nach ihrer Hand. »Das ist nur ein Spiel, Mama. Ich habe alles unter Kontrolle.« Sie steht ganz nah, er schlägt erneut nach ihr, Liane stolpert rückwärts, fällt und stößt dabei hart an ein Regal. Rechts die Treppe, die nach oben führt, auf der letzten Stufe seine beiden kleinen Geschwister, weinen, sehen alles mit an. Oh nein, Eric erinnert sich. Dort oben saß er selbst schon. Fünfzehn Jahre zurück, unten sein inzwischen längst verschwundener Vater, schlägt hart zu und Liane fällt stolpernd.

»Das wollte ich nicht, Mama.« Die Lampe in der Kabine blendet grellweiß, als Eric den Arm von den Augen nimmt. Die Amphetamine in seinem Blut jagen jeden Eindruck ans Limit. Kann sein, dass er die ganze Zeit allein hier ist, es gar keinen Typen gibt, der den unglaublichen Stoff auf den Vorsprung gelegt hat. Eric muss hier raus, entdeckt an einer Wand Unmengen bunter Flyer, die beim Betrachten immer bunter werden, sucht nach geheimnisvollen Symbolen. Erinnert sich: »Im Kleinsten schon die ganze große Welt. Shakespeare.« Nein, das ist nicht Shakespeare, doch hat er diesen Satz noch nie verstanden, was für ein wahnsinniges Zeug! »Hass im Herzen, »König Lear«, er hatte alles ohne Verstand aufgesagt. Schauspielerei ist Geplapper, Aufgesage. Ich werde Textspieler! Das ist Kunst, »denn zur Schau braucht es grad mal den Esel«. Das ist von mir! Wie geil ist das denn? Was, wenn ich diese Kristalle … Im Selbstversuch … ?

Das Brummen wird lauter. Es mischt sich mit den Beats, der DJ lächelt noch immer. Etwas ist anders. Das Brummen kommt zurück, wird irre laut, die Beats flattern schneller, noch lauter, bis zum Drop, bis Eric mit Tausenden zusammen schreit: »Endlich!«

Lianes Hand lag auf seinem Arm. »Gleich sind wir da.«

Die Ortschaften wurden immer kleiner, waren in einer Minute

zu durchfahren. Wieder das Brennen in den Augen, die schmerzenden Zähne, menschenleere Straßen. Wald, Raureif, Dorf.

»Das gehört also dazu, sagst du. Hast du schon mit zehn behauptet, dass du nicht lesen willst, sondern beobachten. Wer nicht lesen will, muss hören. Ich fasse es nicht, wohin ich meinen Sohn bringen muss. Eric, ich möchte dich um etwas bitten. Werde wieder normal.«

Das Ortseingangsschild. Sie folgten einem Waldweg, »Klinikum Arnsdorf«, ein Pfeil nach rechts. Die Einfahrt, an der Schranke blieben sie stehen. Aus der Sprechanlage die Stimme eines Geheimnisträgers. »Bitte?«

Bevor seine Mutter antworten konnte, rief Eric: »Station B dreieins!«

Auf dem Gelände große Häuser mit knappen kryptischen Zahlen auf den Schildern, Schritt-Tempo. Ganz am Ende des Weges ein U-förmiges Gebäude, hässlich grau, eingezäunt, Gitter vor den Fenstern. Klein und unauffällig der Hinweis »Station B3.1«. Ein großes Auge am Ende einer Straße, Kreisverkehr mit nur einer Ausfahrt, Ein- und Ausfahrt waren identisch, ein schlechtes Omen. ›Was, wenn unser Stoffwechsel so funktionieren würde?‹, überlegte Eric. ›Nur bei der Fortpflanzung ist rein gleich raus, wenn auch Monate später.‹ Vor ein paar Tagen noch hätte er darüber lachen können.

»Du musst es nicht sagen, Mama. Ich habe die Kontrolle verloren.« Sie stiegen aus, Eric holte seine Tasche aus dem Kofferraum, wollte einfach los, da umarmte ihn Liane. »Ich weiß, dass du es schaffst. Pass auf dich auf, mein Junge. Hab dich lieb.« Eric ging, er konnte sich nicht umdrehen, weil ihm zum Heulen war. Das sollte sie nicht sehen, dass er Schiss hatte, nicht nur vor dem hässlichen Gebäude. Vielleicht wäre es doch besser gewesen, allein zu fahren, Bus, Zug, laufen, egal.

›Sag es ihr gleich. Dreh dich um, sei ein braver Junge.‹

»Tut mir leid, dass du sie verloren hast.«

»Schon gut, Eric. Geh jetzt.«

Hinter einem Gitter bewegten sich Gardinen, eine winkende Hand. Willkommen. Eric stellte sich eine ergreifende Szene vor, wie er hier auf die Knie fallen und mit hoher Stimme schreien würde: »Bitte helft mir!«

Die Eingangstür, eisern, ölgrau. Er konnte sich nicht nach seiner Mutter umschauen, obwohl er wusste, dass sie warten würde, bis er in diesem Ding verschwunden war.

Hinter der Tür eine nächste, schwarz, dort erwartete ihn eine Krankenschwester. Schweigend brachte sie ihn in einen kalten, hellen Raum.

»Guten Tag, Herr Stehfest.« Das musste er sein, der Oberste, allein die Würde seines Auftritts, souverän, feste Stimme. So spricht kein Jammersack. Indes, auf dem Stuhl vor dem Arzt saß ein Jammersack. Auf einem kleinen harten Scheißstuhl, während der Oberarzt ihm gegenüber thronte, in weichem Leder, die Lehne nach hinten gebogen. Erics Stuhl dagegen hatte nichts Lässiges, der war nur zum Beobachtetwerden gedacht, und so fühlte sich Eric auch: beobachtet. ›Ich bin schmutzig‹, dachte Eric, als die Schwester mit einem Glas Wasser zurückkam. »Ein Glas für jeden, einmal am Tag, dreimal die Woche. Das ist unsere Hausordnung in Kurzform«, sagte der Oberarzt und schaukelte auf seinem Stuhl wie ein vertrauter Buddy. Dann sprach er mit der Schwester. Eric lag nun in einer Badewanne, den Kopf rücklings unter Wasser, hörte nur die tiefen Töne, die der Sprache den Wohlklang verleihen – verstand also nichts. Die beiden hätten ihm auch Zeichen geben können, vielleicht hinter einer Milchglasscheibe. Er hätte genauso wenig verstanden. Ein Trick, das musste ein Trick sein.

Jetzt wieder auf dem Stuhl, die Schwester durchsuchte routiniert seine Sachen, suchte nach Drogen oder Waffen. Was sie fand, waren

Bücher, Stifte, Rasierzeug, Zigaretten, die im Nebenraum aufbewahrt wurden bis zur Entlassung. Eric konnte von diesem interessanten Nebenraum wenig sehen, darum stellte er sich die Namensschilder an den Fächern vor, einige alte noch in Sütterlin, von den Vergessenen, den Verschwundenen, von denen, die sich einfach in Luft aufgelöst hatten. Das hätte er jetzt gern getan, sich in Luft aufgelöst. Von dem, was der Arzt inzwischen zu Eric sagte, bekam er kein Wort mit, weil er nur dessen Mimik beobachtete. In welchem Stück kam so ein Arzt vor? Nein, kein Klischee, ein wirklich Guter wurde gesucht. Denn dieser Doktor war sagenhaft gut. Eric nickte zwischendurch, sagte »Hmm«, bis der Arzt einen Fragebogen vor seiner Nase herumschwenkte. »Können Sie schreiben, Herr Stehfest? Lassen Sie sich Zeit, so viel Sie brauchen.« Der sagenhaft gut gespielte Doktor verließ den Raum.

Die Fragebögen waren überdeutlich. Meldung an die Polizei wegen noch offener Verfahren, der Freistaat Sachsen gegen Eric Stehfest. Ein paar Kreuze, Unterschrift.

Konnte gegen seinen Willen festgehalten werden im Fall von Gewalttätigkeit gegenüber anderen Patienten oder dem Pflegepersonal. Auch gut. Fünf Kreuze, Unterschrift.

Meldung an die Versicherung wegen Kostenübernahme der Selbsteinweisung in den Entzug. Personalien eintragen, zwei Kreuze, Unterschrift.

Das nächste, kein Formular, eher ein scheinbar nebensächlicher Zettel, betreffend der Art des Entzuges. Warm oder kalt? Auf der Rückseite die Erklärungen, welche Medikamente als Ersatzstoffe für Drogen in Deutschland zugelassen waren. Sollte heißen: ganz oder gar nicht.

Wie soll ein Entzug ohne Bewusstsein funktionieren?
Das ist ein Fehler, ich sollte umgehend mit dem Regisseur reden.

Muss man immer abwägen. Bei Heroin kannst du dich nicht entscheiden, da ist es immer warm. Da musst du statt Heroin andere Drogen nehmen. Oder dich »in den Schlaf legen« lassen. Künstliches Koma, kostet pro Monat so viel wie ein Luxusauto, also genau das Richtige für die ganzen armen Stricher und Jungs oder Mädchen, die in der Schule anfangen zu drücken. Nein, das bekommen reiche Russen- oder Araberkinder in tollen Luxuskliniken, die aussehen wie Fünf-Sterne Hotels.

So schlimm wird es nicht werden, also »kalt«. Unterschrift.

Gerade als er den Stift auf den Tisch zurückgelegt hatte, die Formulare sauber gestapelt, kam der Arzt zurück. Eine Ewigkeit schien vergangen.

»Entschuldigen Sie, ich bin ziemlich langsam heute.«

»Alles gut«, lächelte der tolle Doktor, »das waren nur fünf Minuten, so schnell wie Sie hat noch niemand seine Kreuze gemacht.« Einen Zettel hatte er noch, »den füllen wir gemeinsam aus«. Suchtverlauf. Welche Drogen, wie viel davon, in welchem Alter. Pro Tag, Woche, Monat, Jahr, eine Rechenaufgabe. Eric konnte sich kaum erinnern, zu viele Fragen. Wieder sah er Bildfetzen, nur fühlten die sich jetzt gut an, erleichterten, als hätte er gerade eine Untat gebeichtet.

Das gleiche Gefühl wie im Rausch, vollkommene Vergebung. Ich sollte mich irgendwann taufen lassen.

Eric hatte niemals damit gerechnet, hier zu landen. »Der muss nach Arnsdorf« war eine gängige Redewendung, über die sie gelacht hatten, wenn jemand nicht mehr zurechtkam mit dem »Draufsein«.

»Kann ich ehrlich sein?«

»Nur zu«, nickte der Doktor.

»Es war sehr, sehr lange sehr, sehr geil.«

»Bestimmt. Sonst wären Sie schon viel früher hier gewesen.«

Ein Rätsel. Oder eine Antwort.

Blutabnahme, sein Herzschlag unter dem Ledergurt hatte etwas Beruhigendes, nicht aber der Geruch des Desinfektionsmittels. Natürlich bestand es nur aus Alkohol, doch Eric roch ein ganzes Orchester: den Alkohol, geringe Spuren von Lösungsmittel, etwas Katzenpisse und Lack. Was für ein Wohlgeruch!

»So viel zum angenehmen Teil des Entzuges.« Die Schwester scherzte nicht. ›Ein Glück, dass ich nie Heroin genommen habe.‹ Eric betrachtete die Nadel in seiner Armbeuge.

›Kacke, Kacke, warum habe ich mich darauf eingelassen?‹ Inzwischen hatte die Schwester vier Röhrchen Blut abgenommen, was wenig war im Vergleich zu den Mengen, die bei vergangenen Auseinandersetzungen geflossen waren. In den Kinderbüchern von Erics Großvater stand etwas von »Raufereien«, als würden Welpen spielen und sich gegenseitig zu beißen versuchen. In den Augen der Jugendjustiz allerdings hieß das »schwere Körperverletzung«.

Noch wusste Eric nur, dass seine Urgroßväter Piloten waren. Er hatte keinen Schimmer vom innerfamiliären Umgang mit Amphetaminen vor zwei Generationen, noch brauchte er keine Familiengeschichte, um sich selbst zu verstehen.

Wieder der Arzt. »Da haben Sie ja eine beeindruckende Karriere hinter sich. Sie gehen jetzt duschen, dann verschließen wir Ihre privaten Sachen und die Schwester bringt Sie in den Iso-Raum. Schön, dass Sie sich entschlossen haben.«

Wir schaffen die Umstände, in denen Sie sich heilen können, Herr Stehfest. Toller Arzt.
Ekelhaft, dieser Geruch.

Es war Erics Geruch, sein Schweiß, seine Angst.

4.

Die andere Schwester war hübsch, kaum älter als Eric. Fragte, woher er käme, fragte Nebensächliches, wollte ihn ablenken. ›Braucht sie nicht‹, dachte Eric. ›Ich ziehe das jetzt durch. Auch falls sie mich nicht noch einmal so angrinsen sollte, war schon ziemlich gut, wie sie dabei über die Schulter geblickt hat.‹ Er folgte der Schwester durch Türen, Korridore, in einen Raum mit Handtüchern, Bettlaken und Reinigungsmitteln. Dahinter der Waschraum. Auf einem Podest eine sehr große knallorange Badewanne aus Plastik. Eric sah Trolle darin, die wollten aber nicht baden, die wehrten sich gegen Wasser und Seife. Riesen im Stroboskoplicht, leises Zischen. Links drei Kabinen mit angeschraubten Klappstühlen, um im Sitzen duschen zu können. Auch auf dem Klo, selbst in der großen orangen Wanne verdächtige Vorrichtungen, die ihn an Kindersitze mit Gurten erinnerten. Eric musste sich setzen. Das war für Behinderte, das war auch für ihn. Für Leute, die durch Drogen so sehr im Arsch waren, dass sie nur noch im Sitzen duschen und pissen konnten. Die Vorhänge mit einem einfallslosen Muster aus Wassertropfen. Ein Duschvorhang, bedruckt mit einem Duschvorhang – was für ein hässliches Bühnenbild! War aber kein Bühnenbild, sondern echt.

Er fand keinen Spiegel, jetzt hätte er sich gern angesehen, weil er dann immer die Stimme hören konnte, nicht mehr »Endlich!«, sondern: »Schau dich an!« Wie gern würde er etwas Vertrautes sehen, wie hatte er vergessen können, etwas mitzunehmen auf diese Reise, das nicht in dem Regal landen wurde im Raum neben dem Arztzimmer? Und der blöde Geruch! Chemo-Schweiß, dabei hatte Eric nichts genommen, obwohl sich jetzt gerade alles wie ein mieser Trip anfühlte.

Ich muss unbedingt runterkommen, ich bin Schauspieler. Atmen, nicht mehr atmen … schon besser.

Die letzten sechs Monate sogar täglich Methylamphetamin, das hatte er eben dem Arzt erzählt. An der Armatur unter der Dusche schon wieder: kalt oder warm. Zuerst kalt, egal, das hatten wir heute schon. Es dauerte sehr lange, bis die Temperatur angenehm wurde. Das Wasser floss nicht, es schlug auf ihn ein. Eric sah nur noch den Klappsitz. Er kniete sich auf den Boden, hielt sich ein Auge zu und starrte mit dem anderen auf das abfließende Wasser. »Wo bist du nun, Schwesterchen?« Dort unten stach das Wasser wie mit scharfen Klingen schmerzhaft in die Haut.

Im Kreisel des Abflusses müsste es sich mit Blut mischen. Nichts. Gut, eine letzte Szene noch, dann Schluss mit dem Theater.

Er drehte den Kopf zur Seite, als befände sich hinter dem Vorhang eine Kamera. »Ich sage nichts, klar? Kein Wort. Cut!«

Eric konnte nicht unterscheiden, ob an seinen Händen Wasser klebte oder Schweiß. Nichts war still, nichts friedlich. Stimmen hinter der Tür, er musste hier raus, jetzt. Die Haare trocknen, obwohl der Föhn irrsinnige Geräusche machte. Dauerte viel zu lange. Dann anziehen und fertig. Der Gang war leer, nein, ganz hinten zwei bewegungslose Gestalten, was für ein elendslanger Gang. Bis eben hatte Eric wirklich geglaubt, dass er auf tausendmal heruntergekommenere, kaputtere Menschen treffen würde. Auf Drogenzombies – Druffis aller Länder, vereinigt euch endlich. Ein Trugschluss.

Neben ihm ein junger Mann, vielleicht dreißig, machte seltsame Bewegungen, er schielte. Die hübsche Schwester fragte höflich, ob alles in Ordnung sei. Lächelte dabei zu Eric, genau wie vorhin. Gewonnen. »Wann gehen wir aus?« Eric schwitzte wieder, bekam ein Kopfschütteln zurück. Sie zeigte ihm die Station, sterile Zimmer, sterile Gänge, manche Türen geöffnet. Krankenbetten, über den Waschbecken winzige Spiegel. Na also. Darauf hatte er am liebsten gezogen, mit Blick in sein rechtes Auge, erst die Kristalle zu Staub geknirscht, ein tiefer Zug, und … Eric wusste, dass er hier Abschied nehmen würde. Neben den Betten noch hässlichere Nachttische, ein Tablett, um auch im Liegen essen zu können. Die waren hier auf alles vorbereitet, darum die Metallösen seitlich an den Betten. Ohne Frage, waagerecht und vertikal fixiert ergibt ein Kreuz. Kalter Kaffee, zweitausend Jahre alt. Es sei denn, er ließe sich doch noch taufen.

Der Ruheraum, ausgelegt mit Matten, vielen Kissen. Leise Musik. Von wegen Musik, langweiliges Rauschen, einfallsloses Gedudel, Wasserplätschern, und als wäre das nicht genug, Vogelgezwitscher. Wer sollte das aushalten? Ein anderer Raum mit Tischtennisplatte, einem Bücherregal, schon besser. Doch der Blick auf die Bücher war enttäuschend, nichts für die Bühne. Ein kleiner Schrank mit einem Radio. Die längere Wand in Kopfhöhe verglast, Eric hörte Stimmen, sah Bewegungen unter Kapuzenshirts, doch die waren real, die anderen »Klienten« aßen dort gerade. Dort würde er also auch sitzen. Er war nervös. Wie oft war er mit seiner Mutter umgezogen, wie oft hatte er vor fremden Schulklassen gestanden und war vorgestellt worden. Hatte sich vorstellen müssen. Die Schwester nickte, »dann nicht, heute keine Vorstellung«. Eine Vorstellung, und das hätte ihm nichts ausgemacht, ist eine Vorstellung, keine Vor-Stellung. Nur war diese Entzugsklinik kein Theater. Es gehörte dazu, alles was geschah, gehörte dazu. Musste er sich merken, damit er sich daran erinnern und es spielen konnte, wenn er hier durch war.

Drogen, das Flimmern, keine Drogen mehr. Einfach alles merken. Und nun hör auf, du weißt, dass es keinen Regisseur gibt. Beobachte. Denk einfach an den Deal.

Der Deal war simpel. Studium der darstellenden Kunst des Schauspiels gegen Entzug plus abgeschlossene Therapie. Hatte ihm sein

Mentor an der Hochschule abverlangt. Sonst keinen Abschluss, kein Schauspiel, weder Film noch Bühne. Tage davor, ein kleiner Zettel, von ihm unter Erics Wohnungstür durchgeschoben:

»So wirst du wohl umkommen. Ein besorgter Freund.«

Mit verstellter Schrift, doch den Worten nach mühelos erkennbar vom Mentor. Der hatte gesehen, dass Eric zugeknallt auf der Bühne gestanden hatte. Pantomime-Prüfung, ein wirklich anspruchsvolles Fach. »Eins, setzen.« Als einziger Student mit Auszeichnung. Selbst das konnte den Mentor nicht täuschen. Darum der Deal. Davon wussten auch die Mutter und der perfekte Doktor nichts. Davon würde Eric überhaupt niemandem erzählen.

5.

Was die hübsche Schwester unerwähnt ließ, war die fette Eisentür am Ende des Hauptganges, dort, wo die unbeweglichen Gestalten standen, mit winzigem Fenster und doppelt vergittert. Sie erwähnte nicht, dass dort eine andere Station war, auch nicht, dass in der Etage über ihnen drogenabhängige Strafgefangene versorgt und therapiert wurden. Darum der Stacheldraht und die Gitter. Der Neuankömmling wurde geschont oder getäuscht, und weil die Schwester so hübsch war, tippte Eric auf ersteres. Es fiel ihm auf, dass er sich in einem L bewegte, das Haus von außen jedoch ein U war. Zweimal L gleich U. Es fehlte also eine Hälfte, fehlte genau die B3.2 hinter der fetten Eisentür am Ende des Hauptganges. Dort warteten »die großen Jungs«, denen sollte man besser nie begegnen, sagte Stevie.

Eric würde morgen zu zählen beginnen, Tage begannen mit Aufwachen, nicht mit Ankommen. Stevie hatte ein Einzelzimmer, saß stundenlang dösend am Fenster. Der zählte nichts, dachte nicht darüber nach, wie viel Zeit er hier schon verbracht hatte, bei seinem dritten Entzug. Stevie hatte sein Kreuz bei »warm« gemacht und begann gerade autonom zu werden, also die Ersatzstoffe zu minimieren.

Neuroleptika, die ihn »takten« sollten, das war richtig dumm, denn nun hatte er großartige aggressive Aussetzer. Darum öffnete sich die fette Eisentür, sieh an, hat nur wenige Tage gedauert, und da waren sie schon, »die großen Jungs«. Weiß gekleidet, Springerstiefel. Kein Zweifel, grobe Männer für grobe Arbeit zerrten Stevie in Richtung fette Tür. Als der sich wehrte, wurden die großen Jungs zu bösen Jungs, klar, warum hier alle Schiss vor denen hatten. Stevie klammerte sich an Eric. »Lass es nicht zu!« Kein Rätsel, was er damit meinte. Darum folgte ein Besseres. »Okay!« Stevie gab auf, das Zerren wurde sanfter, nur um Eric zuzuflüstern: »Versprich mir, dich um ein Geheimnis zu kümmern, bitte …« Die »Jungs« nahmen ihn mit sich. Da brüllte Stevie: »Der erste, den du triffst, wenn du hier rauskommst … sag ihm, alle Drogen müssen zurück nach China!«

Stevie und die »Jungs« verschwanden durch die fette Tür. Alles würde gut, glaubte Eric, bis er einen erschütternden Schrei hörte. Er würde Stevie nie wiedersehen.

Eric saß vor dem Radio, als Stevies Gesicht das erste Mal vor ihm auftauchte, als hätte er ihn auserwählt. Sie hockten im Vogelzwitscherraum wie Schulkinder auf der Matte. Stevie wollte nichts erzählen, sondern hatte etwas zu sagen. »Pass auf mein Freund, ich wollte auch mal in die Stadt, saß wartend am Buswendeplatz. Ich bin Freeclimber, ich werde wahnsinnig von diesem Zeug, werde müde und fett, verliere meine Sprache. Und meinen Mut. Auch Ersatzstoffe haben Nebenwirkungen.« Da kam die Schwester ins Zimmer, ermahnte Stevie, seine Medizin zu nehmen. Stevies Unterschrift hatte eine Bedeutung, war kein loser Schnörkel. Den hatten sie nicht mal gefragt ob warm oder kalt. Von den Verliesen unter dem Keller für Leute wie Stevie wusste Eric nichts. Den wollten sie einpegeln, darum war er in Arnsdorf. Stevie machte keinen Entzug, sondern seine Eingewöhnung an das Leben eines sedierten Krüppels. Auch das können Amphetamine hinterlassen.

6.

Eric verbrachte drei Tage ohne Regeln, denn er hatte vergessen, die Hausordnung zu unterschreiben. Die Hausordnung hatte es in sich, ein Pfleger musste den Strahl beobachten, nein, bezeugen, dass er von Eric stammte, bei der morgendlichen Urinprobe. Jeden Morgen eine Urinprobe, das war mehr als unangenehm, Eric konnte auf keinen Fall zustimmen. »Lassen Sie sich Zeit, Herr Stehfest.« Kein Kreuz, Unterschrift.

Langsam wehrte sich sein Körper gegen den Entzug. Halluzinationen, Schweiß, unerklärliche Geräusche. Nichts Neues für Eric, doch das war nur der Anfang. Dann bäumte er sich auf, als würde er ver- und nicht entgiftet, bekam dazu Fieber und Schüttelfrost. Für die Pfleger Routine. »Wir können ihnen sofort etwas zur Beruhigung geben.« – »Neeiin!«, brüllte Klient Eric, halbnackt in einem gefliesten Raum, vor einem tellergroßen Gulli in der Mitte. Er würgte die gröbsten Erinnerungen der Chemikalien über den Verdauungstrakt aus seinem Körper. »Das kann dauern«, sagten die Pfleger, mit tonlosen Gesichtern. Kein Lächeln mehr, kein Mitleid. Fühlte sich an wie eine Strafe für das Kreuz bei »kalt«. Eric konnte darüber nicht wütend sein, dazu war er viel zu geschwächt. »Meine Entscheidung, lasst mich.«

Drei Wochen Hölle, zwei davon über einem Gulli in der Mitte eines Raumes, der bis zur Decke mit einem Ölsockel angestrichen war. An der Wand ein verchromter Wasserhahn mit einem, sieh an, knallorangen Gummischlauch. Jemand in dieser Klinik liebte diese Farbe, das Sonnenrot der Sonnenrose, Orange, steht für Wärme und Feuer. Das brüllte jetzt in Eric.

Heilen fühlt sich an wie sterben.

Für den groben Entzug brauchte er tatsächlich drei Wochen, der Doktor schüttelte den Kopf. »Viel zu lange. Sie hätten Hilfe gebraucht.«

Drei Wochen voller Gewalt und Halluzinationen, Alpträume und Stimmen, in denen sich alles mit allem vermischte.

Ein wildes Durcheinander aus Verdrängtem und Vergessenem, Wahnsinn, vierundzwanzig Stunden am Tag. Vierundzwanzig unüberschaubare Stunden, Eric dachte dabei, wenn überhaupt, nur in winzigen Teilen von Stunden, die er hoffentlich überleben würde. Vierundzwanzig mal sieben mal drei einkalkulierte Höllen, währenddessen alles Gift den Körper verließ, als wolle es das Leben gleich mit sich nehmen. Vollrausch durch Entzug, die Summe aller nur denkbaren Vergehen und ihrer Strafen. Bis eines Morgens die Sonne aufging.

Eric lag wieder in einem Doppelzimmer. Nur das Summen war geblieben, ein fernes Echo der letzten einundzwanzig Tage. Beginn der Ergotherapie, er wollte der Therapeutin unbedingt gefallen. Sitzkreis im Raum mit den Matten, nun ohne Vogelgezwitscher. Die abendliche Abschlussrunde, ein Erfolg sollte von jedem aufgesagt werden. Die Standardantwort: Ein weiterer Tag ohne Drogen. Klienten wissen, was die Therapeuten hören wollen.

Gestorben, Abschied, das fiel Eric doppelt schwer, denn die Erinnerung wollte er ja behalten. War den Therapeuten aber egal, die blieben solange sitzen, bis das Hündchen die Wurst apportierte und lieb mit dem Schwanz wedelte. »Na dann, jetzt bist du dran, Eric.« Der ließ sich Zeit, wofür gab es denn das Kammerspiel, betrachtete die Gesichter der Runde.

»Böse Drogen, ein Tag mehr ohne böse Drogen«, und bekam einen Lachanfall.

Die Sprache, auch die des Personals, war heruntergebrochen auf medizinische Fakten, genannt »Therapiesprech«. In den Runden und Gesprächen pausenlos die gleichen Worte, wie »konsumieren«, »Verhaltensmuster« oder »Suchtdruck«. So redeten sie also, die Erbsenzähler, denen Eric sich freiwillig auslieferte. Nach den ersten

Kristallen hatte er den Versuch ständig wiederholt, mit der Droge zu arbeiten, hatte Zugang zur Sprache moderner Bühnenstücke und zu den großartigsten Dramen der Weltliteratur gefunden, konnte sie seitdem ausfühlen und spielen. Was für ein Kontrast!

Eric eignete sich die neuen Worte in der Klinik nur an, weil sie für den Umgang offensichtlich nötig waren, und nahm sich vor, sie an der letzten Tür wieder zu vergessen. Drinnen, draußen, Sprachtausch. »Ein Tag mehr ohne Drogen« würde auch Eric täglich herunterbeten, das würde genügen.

Ein gruseliger Gedanke, die Patienten würden diese Entzugsklinik niemals verlassen können. Auch er selbst, die Junkies und »Druffis«, auf die er vor drei Wochen fast herabgeschaut hätte. ›Wir werden natürlich entlassen, doch etwas wird mit der alten Sprache hierbleiben.‹ Im Leben, »draußen«, dumpfe stumme Zombies, frisch entkalkt, aber dumpf.

Müsste es bei mir behalten können, den Zustand, kurz vor dem Kick. Der war schon echt. Ich werde allem entsagen, aber nicht der Erinnerung daran. – Das wird richtig gefährlich.

Der Tagesablauf militärisch organisiert, sehr viel war pure Beschäftigung, und es lenkte tatsächlich ab. In den Zwischenräumen und Pausen Anfälle von Selbstmitleid oder extremer Aggression. Eric wurde immer dünner, seine Haut wie Pergament. Nun verstand er, was »dünnhäutig« bedeutet.

Ihn plagten Alpträume seit der ersten Nacht. Manche so erschreckend bunt und real, als würde er sie gerade im Kino sehen. Sex mit Anja, unsagbar grob, sie blutend unter ihm, schrie. Selbst nachdem er davon wach geworden war, konnte er das Blut riechen, die Angst. Und Anjas Stimme hören: »Du hast deine Kinder getötet!«

Im Traum rannte er die Gänge entlang, suchte nach Anjas Zimmer, der Nummer, die er vergessen hatte.

Im Raucherbereich Heroinsüchtige, die weder laufen noch kommunizieren konnten. »Fehlte nicht viel und ich hätte neben denen gesessen. Danke, verehrter Mentor und Lehrer. Danke, dass du genau hingeschaut hast.« Die Sprechtherapie begann, noch ein Versuch, die Kliniksprache zu implementieren. Die Therapeutin war noch hübscher als die Schwester von Tag null, doch der zählte ja nicht.

Erics erste Besucher: Mama und seine »beste Freundin« Blanca. Doppeldeutige Blicke. »Darfst du überhaupt sprechen, Eric?« Verständlich, sah von außen wie ein Gefängnis aus, die Klinik. Blanca hatte auch noch »Zeug« zu Hause, wie sie sagte. Eric stellte ihr nur drei knappe Fragen. Am Abend schrieb Blanca ihm, dass sie alles in der Toilette heruntergespült hatte.

Wieder ein neuer »Klient« in seinem Zimmer, Max aus Dresden, von Beruf Masseur und Meth-Junkie. Der behandelte ihn zweimal in der Woche, denn Erics Rücken war voller Knoten, rechts und links der Wirbelsäule. Sein Körper hatte alle unangenehmen Erinnerungen in den Muskeln versteckt. Ein Knoten für jede Lüge.

»Jetzt fange ich auch schon an, so zu denken, Verhaltensmuster.« Max und Eric überarbeiteten die Hausordnung, begannen die Station zu »leiten«. Es fing als Scherz an, sie machten viele Verbesserungsvorschläge. »Wann wurde der Außenputz zum letzten Mal ausgebessert? Müsste man mal …« Niemand widersprach ihnen.

Als Eric unter seinem Bett einen Klienten entdeckte, schneeweiß und steifgefroren, als sei er tot, war er entsetzt. ›Müssen wir uns selber schützen?‹ Max und Eric trugen »Schneewittchen« zur fetten Tür.

Eine Zwangseinweisung. Stevie hatte Eric verraten, dass diese »Zwangsneuen« noch schlimmer seien als die »Jungs«. Eric und Max trafen also ihre eigenen Sicherheitsvorkehrungen und sicherten den Gang mit Stühlen und Wäscheständern. Mitten in der Nacht Krawall, jemand hatte eine Tür aufgebrochen, also kamen die »Jungs«. Routine, sie nahmen den Typen mit auf die B3.2. Eric stand angelehnt an der Wand, als ihm einer der »Jungs« zuzwinkerte.

Die fette, graue Stahltür am Ende des Flures ... mehr: die hässliche, fette, graue Stahltür zur B3.2 war eine Falle.

Ein Grundsatz geschlossener Systeme lautet: Einer redet immer. Den fand Eric in der Küche und erfuhr, was hinter der fetten Tür geschah. Sie hatten alle unterschrieben, dass sie auch gegen ihren Willen ... das galt für die B3.2. Sie wurden »ruhiggestellt«, also sediert, und bekamen sechsunddreißig Stunden den Tropf. »Ausgespült« mit einer Lösung aus guten und schlechten Substanzen, sie konnten sich nicht daran erinnern.

»Sie leiden keinen Schmerz«. Na fein. Kein Schmerz, keine Erfahrung, oder? Der erste Zahn, das erste Hinfallen, die Geburt – das Gebrüll der Kleinen lässt uns wissen, wie sie leiden. Jede elementare Erfahrung des Menschen ist begleitet von Schmerz. Und der wird auf der B3.2 einfach ausgeknipst?

Der arme Stevie war dort ans Bett gefesselt worden, »fixiert«, dann durfte er sich eine Woche lang einscheißen, als Strafe für die Frechheit, gegen die Tabletten-Regeln verstoßen zu haben.

7.

Erics latenter Zorn war verflogen, Zeit für die Trauer. Anja hatte Recht: ein Kind verloren, nein, zwei Kinder, einen Traum verspielt. In der Trauer fand er Stille. Abends im Kreis hörte er den anderen zu, blieb reizbar, aber interessiert.

Tagebucheintrag von Tag 32: »Dein Kummer ist gut, er lenkt von dir ab, lässt dich auf die Welt außerhalb von dir achten. Auf die Dinge, die getan werden müssen.«

Immer wieder sonntags, ein Pfarrer hielt seltsame Predigten. Kein einziger Satz aus der Bibel, dennoch schwere Worte. Es gefiel Eric nicht, über Schuld und Vergebung nachzudenken, sich zu vergeben. Leere schöne Worte. Doch wer weiß? Er bat um eine Unterredung, eine »Vier-Augen-Runde«, in der Klinik gab es für alles eine Erklärung. Eric wollte über Anja und seine Trauer sprechen, ja, damit musste er anfangen, dass er unter dem Einfluss von Drogen vollkommen falsche Entscheidungen getroffen hatte. Richtig krasse Scheiße gebaut hatte. Alles, was er noch tun konnte, wäre sich zu entschuldigen, Anja um Vergebung zu bitten.

Schon beim ersten Satz kamen die Tränen. Der Pfarrer schwieg, gab ihm ein Taschentuch. Eric wusste nicht, ob er ihm trauen konnte, Pfarrer sind Profis im Trostspenden.

Der hier war völlig anders. »Für morgen schreib dir alles auf einen Zettel, was dir auf dem Herzen liegt. Nur Stichpunkte«.

Ein weißes Blatt Papier konnte bedrohlich sein, Eric begann dennoch ohne nachzudenken. Letzter Punkt: Anja.
Eric wollte dem Pfarrer das Blatt geben. »Nein, nicht. Der ist nur für dich. Beginne mit dem Letzten.«

Worte, schwer wie Steine. Das Letzte. Anja war überhaupt nicht das Letzte, was ihn bedrückte. Das Gespräch summte noch Tage danach in seinem Kopf. Eric musste mit Anja reden, das hätte er längst tun sollen.

Anja war schneller, am Sonntag ihr Anruf.

»Eric?«

»Hi«.

Stille. Doch nein.

»Hör auf zu heulen«

»Nein, hör du auf ...«

Sie lachten beide.

»Ich hatte Alpträume. Von uns.«

»Hör auf.«

»Du fehlst mir.«

»Ich weiß, Eric.«

»Können wir uns verzeihen?«

»Ja.«

Inzwischen war vieles selbstverständlich, auch der morgendliche Beobachter beim Pinkeln. Eric konnte heute oder heute nicht entlassen werden, er traf keine Entscheidungen mehr. Dabei hatte er sich längst entschieden, Eric war klar und aufmerksam »hier drinnen«. Würde er auch »draußen« sein, und sich dann erinnern und gern zurück schauen. Alles zu seiner Zeit, auch wenn sie gerade für ihn stillstand.

Die Zeit kam zurück an einem Sonntag, sieben Tage vor seiner Entlassung, durch Blancas letzten Besuch. Eric durfte mit ihr sogar das Haus für einen Spaziergang verlassen. Ihre Begleitung war einer der »Jungs«, Karl, der Eric auf dem Gang zugezwinkert hatte. »Geht zum Parkplatz, wenn ihr wollt, ich muss noch etwas erledigen.« Ein Code, eine Belohnung vielleicht für gute Führung, versteckt und kumpelhaft übergeben. Jeder Klient träumte irgendwann wieder von Sex.

In Blancas Auto. »Eine Viertelstunde«, hatte Karl gesagt, »dann komme ich nach.« Blanca zog ihre Jacke aus. »Lass uns nur knutschen, ja?« Eric war erleichtert. »Nur küssen« war richtig gut.

»Ich kann dich abholen kommende Woche, wenn du willst.«

»Danke, Blanca. Lass mich hier allein herausgehen, so, wie ich hineingegangen bin. Ganz freiwillig und allein. Ich ruf dich an«.

Am letzten Abend vor der Entlassung wie jeden Tag duschen. Oft unangenehm. Doch jetzt, wie entspannt er sich den Sitz runterklappte und sich setzte, still und friedlich. Die Plastikwanne und davor die drei Duschkabinen mit dem albernen Vorhang. Er hatte nie die

Sitze benutzt, nur das eine Mal, am letzten Abend. Wasser aufgedreht, sofort die richtige Temperatur gefunden, nicht zu kalt und nicht zu warm. Eine halbe Stunde unter der Dusche gesessen.

Ich werde dich nie wieder belügen, Eric.

Die Stimme war zurück.

Da entdeckte Eric das Lächeln in seinen Händen, musste sie nur nebeneinander halten. Hielt beide Handflächen nebeneinander und fand, dass sie ihn anlächelten, die Linien auf der Innenseite. Ein verhaltenes feines Lächeln.

Dieser Augenblick. Nicht nach außen schauen, sondern ganz bei sich sein. Wo nichts falsch ist und nichts richtig. Dieses Lächeln wie eine wunderschöne Erinnerung zu betrachten. Sowas wünsche ich jedem Menschen.

Eric saß gerade unter der Dusche im Entzug und hatte eine Langzeittherapie vor sich. Vor ihm lag die monatelange Quälerei selbstauferlegter Gefangenschaft. Das Geschenk, das Lächeln, war etwas Besonderes, auch der Umstand, es ausgerechnet hier zu entdecken, am letzten Abend vor seiner Entlassung.

Eric musste seit Langem das erste Mal wieder richtig lachen, allein unter der Dusche. Das wollte er unbedingt mitnehmen.

Die Tür des Doppel-L schloss sich einen Tag später um 10:00 Uhr hinter Eric. Keine Pause, Fahrt direkt in die Therapie, die warteten auf ihn bis exakt 12:13 Uhr, keine Minute länger. Adieu B3.1 und danke.

8.

Willkommen in Großrückerswalde im Erzgebirge, ein Ort an einem steilen Hang. Dort, wo Frankensteins Schloss gewesen wäre, befand sich die Therapieeinrichtung. Es blieb eine Frage der Zeit, wann die Dorfbewohner mit Mistgabeln und brennenden Fackeln ihr geschändetes Erbe zurückfordern würden. Behinderte Aussteiger statt tollkühner Piloten besetzten am Sonntag die Bänke in der Dorfkirche.

»Sucht ist eine Krankheit, keine Frage mangelnden Willens oder Ausdruck von Charakterschwäche.« So stand es am Eingang zur »Alten Flugschule«, wie eine Parole oder ein Aufruf zu kämpfen.

Ein echter Mindfuck war natürlich dieser Name, die hieß nicht nur Alte Flugschule, sondern war tatsächlich mal eine. Hier wurden Piloten ausgebildet für die Weltkriege, hier wurden hochdosierte Amphetamine vergeben, um die Tollkühnheit der Flieger zu provozieren. Für das deutsche Volk, für die Millionen Schafe.

Interessanter Ort, viel strukturierter als Arnsdorf. Der Ausstieg zog sich über neun Monate. Die Begrüßungsmappe: Willkommen auch im Namen der unsichtbaren Legionsführer, so funktioniert die Einrichtung, das »Batzensystem«. Einfach und grafisch erklärt. Ein Plan für die Eingewöhnungswochen, der Leser wurde zum »Klienten«. Dann ein Formular, sehr heikel, musste ausgefüllt werden für die Rückfallprophylaxe. Abgabe zum Ende des Ausstiegs. Keine Kreuze, der Klient benannte selbst seine Risiken. Platz eins in Erics Formular nur ein Wort: Beziehung. Sehr gefährlich, wenn es schiefgeht. Das Glück, von zweien herbeigesehnt, zerbricht nie in zwei gleiche Teile, da helfen auch viele Taschentücher nicht.

Weiße Betten, kein Geruch von Krankenhaus, eher Jugendherberge. Frische Landluft, fehlende Gitter. Einzig die Gesichter der »Ureinwohner« verrieten Unbehagen, doch für ein paar Monate konnte man es hier gut aushalten. Extra-Bereiche für Familien, Ex-Huren, Ausstiegsmütter mit ihren Kindern. Ein riesiger Landrover vom Obersten Legionsführer, ein Symbol seiner umfassenden Herrschaft.

Der nahezu Unsichtbare trug viel Bart, war groß und dick und unantastbar. Fünfzehntausend Euro pro Klient, egal, ob sie blieben oder flohen. Klienten heizten für Klienten, kochten für sie oder bastelten alberne Zimmerkunst. Totale Selbstverwaltung, extrem preisgünstig.

Technik abgeben, die privaten Sachen. Finger in den Po, Filzung, Drogenkontrolle. Erste Vollversammlung, Einteilung zur Arbeit, Patenschaft des »Blumenmanns« über Eric, schon länger hier, hegte Pflanzen in seinem Zimmer, das aussah wie ein Gewächshaus. Jede Woche eine Extra-Filzung auf der Suche nach versteckten Cannabis-Pflanzen, sie trauten ihm nicht, die Legionsführer der Alten Flugschule. Dabei wollte er nur Pflanzen hegen, sich endlich gebraucht fühlen. Erics Pate hatte nichts vom Gärtner aus Dresden, kannte keine doppelte Sprache. Pflanzen gießen hieß Pflanzen gießen, nicht Dope verkaufen. Herzlich willkommen in der Langzeittherapie, ihr dürft euch alle aufs Fensterbrett setzen und Milch trinken.

Eine Schonwoche nur zum »Einfühlen«, der Blumenmann hatte zum Glück eine Techno-CD. Die war an diesem Ort noch mehr verboten, als das böse Wort »Meth« auszusprechen. Vollversammlung, Methylamphetamin wurde gefunden, das hatten zwei gepiercte Volldeppen in Erics Zimmer gezogen. Der eine durfte zurück in den Knast, der andere flog sofort raus. Dreißigtausend Euro für nur eine Line.

Zeiten, Pläne, Positionen kennenlernen bei der Selbstverwaltung, Kontrolleure, Anscheißer. Einteilung in die Küche, kreatives Blabla, Malen nach Zahlen. Landwirtschaft, Schweine, Kühe, Ziegen und Bau. Eric wollte, wenn schon, dann zum Bau. Holz, Ausbildung zum Zimmermann inklusive, Dachkonstruktionen.

Eine Jacke aus Holz, Mama, ich werde sie mir zimmern.

Die Tafel, der Plan, das Allerheiligste zur Disziplinierung. Knapp vorbei an Schikane, wehe dem, der sich nicht »umsteckte«. Die Monstertafel hing gegenüber vom Empfang, mit dem Grundriss der Alten Flugschule darauf, Maßstab eins zu vierhundert. Magneten mit Namen, einer für jeden Klienten. Umstecken, ganz wichtig. Vor dem Gang zur Toilette umstecken auf der Magnetkarte, dahin, wo die Toiletten waren. Zurück das gleiche, umstecken. Vor jeder Handlung, vor jeder Bewegung umstecken. Erst umstecken, dann handeln – erst denken, dann handeln. Wer nicht dachte, durfte fühlen, bei Versäumnis gab es gnadenlosen Abzug von »Batzen«, dem nicht konvertierbaren Goldstandard der Klinik. Bargeld und Nichtdenken existierten nicht in der Alten Flugschule.

Verlorene Tage, scheiß auf deine Haare, mach Frühsport,
trage ausgeleierte T-Shirts. Denk einfach mal zu Ende,
auch wenn es nicht um dich geht.

Dauerte vier Wochen, bis er wirklich ankam, seine eigene Geschwindigkeit fand. Gruppen- und Einzeltherapien, Zuhören. Eric beobachtete Klienten, die schon länger hier waren. Hörte auf zu rauchen, sein zweiter Entzug. Zur Belohnung ein Entwöhnungskalender, hundert Seiten dumme Sprüche. Er wollte die Therapie abbrechen, die Strafe dafür laut Hausordnung »Batzenabzug« plus vierundzwanzig Stunden Bedenkzeit. Eric blieb.

Sport- und Bewegungsgruppen, Mannschaftssport, Minimum zwei Disziplinen waren Pflicht. Die durften sogar erfunden werden, also erfand Eric ein Tanzseminar, »GRUSI«, das Grundlagenseminar der Schauspielschule. Gruppenleiter Eric ließ die Klienten Schaf und andere Tiere spielen, war ja freiwillig. Niemand fand es komisch, ein Tier zu spielen, dann hätten sie auch das Batzensystem komisch finden müssen.

Innen: Therapeuten, ein Oberster Legionsführer und seine neuroleptischen Magister-Clowns herrschten auf einer Psycho-Insel. Vollversammlung, Eric wurde angeklagt. ›Du bist nichts Besonderes, Eric, rede nicht so geschwollen.‹ Konnte er nicht schlucken, darum lernte er ihre Sprache. Die seine hatte ihn schon wieder verraten.

Er verlegte Unterhaltungen und Heilung hinter die Holzstapel. Tonnenweise Baumstämme mussten mit Kettensägen und Äxten zu Feuerholz gemacht werden. Die Stapel wurden größer, Riesenberge wuchsen in Rekordzeit. Dort versteckte sich auch der persische Arbeitsverweigerer Sharam, Schachweltmeister aller Knastis. Von Knast zu Knast, er machte internationale Tourneen mit »eigener« Eskorte. Ist mal Lkw gefahren, lange her, und hat sich auf einen Opiumdeal eingelassen, bei dem er geschnappt wurde. Neun Jahre Zuchthaus, dann Therapie. Ein toller Typ, mit einem Lkw voller Opium einen anderen Lkw zu überholen, ist streng verboten. Die Regel kennen im Ost-Erzgebirge sogar Kleinkinder. Sharams Welt bestand aus Strategien, vorhersagbaren Ereignissen, deren System erkennbar war. Nur Verkehrsregeln lagen außerhalb seiner Logik.

Von Sharam lernte Eric dennoch viel, die Strategien des Schachs und der Straße. Neun Monate lang, bei einer Partie pro Tag. Der Kerl aß zum Frühstück ein Kilo Quark mit einem Kilo Honig. Als er »Arschloch!« brüllte, durfte er sich endlich in einer Vollversammlung über seinen Vater ausheulen, so sehr hatten ihn neun Jahre Zuchthaus weichgekocht.

Er hatte einen klugen Deal gemacht, stell dich deinem Suchtproblem und wir schenken dir ein paar Jahre.

Darum war er so still bei seinem Urlaub im Erzgebirge.

9.

Konzentration erzeugt Müdigkeit, den sogenannten »Totstellreflex«. Hundert Tage blöde Sprüche im Kalender, hundert Tage rauchfrei.

Die dümmste Idee überhaupt, denn es gab keinerlei Ersatz. Keine Schokoladenriegel, keine anderen Naschereien. Schlimmer als Arnsdorf, drei Tage nackte Heulerei unter der Dusche, ein Kilo Möhren zum Trost. Nachdem alle Fragebögen ausgefüllt worden sind, ist man ein absoluter Versager. Das dröhnt, macht taub und benommen. Tinnitus, schlafen. In den Träumen geht es weiter. Der Gang nach jedem Aufwachen zur Stationsschwester, Paracetamol gegen die rasenden Kopfschmerzen. Daher die Müdigkeit, die physische Verweigerung. Ein Versteck suchen, Kurzschlaf. Auch im Heizungsraum hinter den Öfen. Er schlief überall ein, obwohl der Tagesablauf keine einzige Lücke aufwies. Wachwerden, Aufstehen, Stationsschwester besuchen, Frühsport, Frühstück, Aufräumen, Hausordnung, Gruppentherapie, Arbeit, Bewegung, Mittag, Aufräumen. Hausordnung, Arbeit, Einzeltherapie, Versammlung, Abendessen, Aufräumen. Hausordnung, Schach, Drogenverdacht, Alarm, Batzenabzug, Schlafen, Schwitzen, vielleicht Träumen.

Jeder Tag wurde von Eric notiert. Die hundert rauchfreien. Immer in Zahlen, nur kein Datum, kein Blick nach draußen. Dazu war er viel zu müde. In Normalgeschwindigkeit, strukturiert zu leben, war quälend. Wer von den »Klienten« vier Monate lang brav war und genug »Batzen« auf seinem Konto hatte, durfte ausgehen. Sonntags, in die Kirche, zu den Fackeln und Mistgabeln, um sich dort andächtig auf bevorstehende Wurzelbehandlungen vorzubereiten. Nur Eric und einige Mädchen genossen das Ausgehprivileg, doch auch die waren müde. Der Pope band sie höflich in seine Predigten ein, der wusste ziemlich gut Bescheid, sobald sie sich zur hinteren Bank schlichen, wo keiner der Dorfbewohner sitzen wollte. Er sprach gerne von Reisenden, die Gut und Böse nicht unterscheiden konnten, doch höflich und zuvorkommend waren. Der Pope langweilte sich mit den Mistgabeln, nur die Sonntagspatienten hörten ihm aufmerksam zu. Sie waren Reisende, lasen im Heiligen Buch, ohne nach dem Erlöser zu suchen. Auf dem Berg zerlegten sie ihr Leben in Einzelteile, scharfkantige Scherben, die sie irgendwann zutiefst verwundet hatten. Beim Vaterunser, dreimal von den Mistgabeln herunter gemurmelt, blickte Eric in seine Hände, ohne sie zu falten, und freute sich auf seinen Besuch beim Zahnarzt.

Der Dorfzahnarzt, genannt »Wurzelpeter«, Waidmannsheil.

Wurde eine große Reise durch Erics Vergangenheit, acht Jahre Meth forderten schmerzhafte Konsequenzen. Zwölf Behandlungen, die musste der Oberste bezahlen, darum die billigen Plomben. Jeder Zahn stand für eine Person, der Fliegerzahn, der Papazahn. Drähte wurden in die Wurzeln gestochen, um sie abzutöten, die letzten Keime auszufeilen, damit sie niemals wieder wehtun würden.

> *Mein Name ist Eric Stehfest, ich komme aus Dresden und habe noch nie gelogen. Ich muss nie wieder meine Wohnung aufräumen und habe gesunde Zähne.*

Mit nur zwei Minuten Verspätung zurück in der Klinik, Batzenabzug und das übliche Bestrafungsritual.

Drogenverdacht. Zimmer verwüstet, Arsch aufgerissen, wörtlich. Das ganze böse Programm.

Spaß, Lust, Lachen, was den Sexualtrieb auch nur hätte berühren können, verschwand. Für den digitalen Ausstieg war Eric dankbar, neun Monate ohne Netz und Kommunikation. Keine Bücher, Handy, Alkohol. Wenn man permanent seinem Gequatsche im Kopf zuhören muss, hat ein Tag schreckliche vierundzwanzig Stunden. Die Ärzte sagen, dass du clean bist, der Dreck raus ist. Null. Falls nicht, kommst du in die nächste Maschine, die auch dem Obersten Legionsführer gehört.

Das ganze Drogenmilieu zeigte sich als Business, selbst der Ausstieg, absolviert in einer hässlichen Klinik. Zwei Abbrüche wurden akzeptiert, drei Starts. Macht fünfundvierzigtausend Euro brutto.

Zwei Sporttherapeuten, guter Bulle, böser Bulle. Der Gute hatte zwei Prozent Sehkraft, seine Augen bewegten sich kaum. Spielte mit beim Fußball, extremes Gehör. Der vermeintlich böse Bulle betrieb UFC, Vollkontaktkampf in einem Käfig, turnte mit an den Geräten und schmiss sich Extra-Kilos drauf. Er war so eine Pfeife, dass er immer gewinnen musste. Bei dem nahm Eric Einzelunterricht, Kampfsport. Monat für Monat. Jetzt lernte Eric alle bösen Skills, jetzt kam zur Logik die Statistik, denn der überwiegende Teil aller Schläge kommt von links, Rechtshänderglück.

Spagatübungen, Müdigkeit beendet, die Therapie fast beendet.

Eine besondere Runde, die Rückfallprophylaxe. Ein Therapeut stellte eine Flasche Jägermeister in die Mitte des Raumes. Alkohol, der umgänglichste aller Enthemmer. Wer diesen Knoten löste … war Herrscher über viele Drogen. Die Klienten beobachteten sich argwöhnisch, dass würde ihr realer Alltag sein. Bis dahin kannten sie nur die Horrorgeschichte von einem Ex-Aussteiger, Lorenz, der sich am Tag seiner Entlassung »Goldkrone« spritzte.

Die Anspannung war hörbar, wie sie schwitzten, ein hartes Training. Die Diagnose stand: Lasst mich bitte nicht nach Hause.

Nun, gute Gedanken. ›Was kannst du, Eric, mitnehmen aus dem Gespensterschloss, der alten Pilotenschule auf dem Berg?‹

Die Nummer der Hotline, den ersten Vertrauten bei einem Rückfall. Um es aussprechen zu können: ›Ich bin wieder drauf.‹ Dann Zuverlässigkeit, Pünktlichkeit, Alltag und Bühne trennen, zuhören ohne zu urteilen. Manieren bei Tisch und Damen.

Viele schöne Worte also, feinste Therapiesprache, wie abgelesen aus einem Handbuch. Eric absolvierte gerade seine achte Gerichtsverhandlung, saß vor einem Tribunal und das Strafmaß war längst entschieden, nur die große Beichte fehlte noch.

Die Peitsche der Langzeittherapie erforderte vor der Entlassung einen Abschiedsbrief an die Vergangenheit, vielleicht sogar an »die« Drogen. Eine Aufgabe, gestellt von den Magister-Clowns, das klang weniger schlimm, als es wurde.

»Meine liebe Christin ...«, es folgten ausschließlich Zitate in der Sprache der Magister-Clowns.

Eric hatte die leise Vermutung, dass er in Japan, Korea oder Prag immer die gleichen Menschen treffen würde oder getroffen hatte wie in der Therapie. Dass sie nur ausgetauscht wurden, denn so viele gehörten laut Statistik nicht dazu, zum »Ensemble«.

Genauigkeit, Herr Stehfest. Schau in den Spiegel, wer bist du? Vererbt sind Zwölfkommafünf. Fünfzig Prozent von jeweils Mama und Papa, macht Fünfundzwanzig von den Großeltern, also Zwölfkommafünf von den Fliegern. Das ist deine Familie, Herr Stehfest, schau ihnen in die Augen.

Er sah sie nun im Spiegel, aufgereiht wie zu einem Familienfoto. Rechts Liane und Peter, dahinter Oma und Opa. Links die Urgroßväter, Hans mit Hilde und Horst mit Hildegard.

Kurz das Gehirn auf »kacken« gestellt. Eric wurde genau einen Tag vor seiner Entlassung beim Vögeln erwischt. Wollte bei einem Mädchen im Zimmer den »Sputnik-Springbreak« hören, sie lagen schon auf dem Bett, als eine Schwester die Tür aufriss. »Drogenverdacht!« Finger in den Po, Zimmerdurchsuchung. Inzwischen Routine, der Alarm.

Die Abschiedsfeier, festliche Kekse und billiger Kuchen, ein lustiges Hütchen für den absolvierten Ausstieg. Eric bekam nur keinen Kaffee bei seinem Rausschmiss, genau am Tag seiner Entlassung.

10.

Dresdener Hauptbahnhof, davor die Prager Straße. Was für ein Lärm. Stell dich an eine Kreuzung, wenn du neun Monate auf Frankensteins Insel verbracht hast. Ein therapierter Ex-Meth-User gilt zu fünfunddreißig Prozent als körperlich behindert, für den ist das kaum auszuhalten.

Erics erster Weg führte zu den Großeltern, ein Kriegsheimkehrer durfte sein Leben ordnen.

Waren doch nur drei Jahre, Hilde.

Jetzt musste er laut lachen.

Die Prager Straße, die »Wendemeile«, wo man den Westen käuflich erwerben durfte. Die schönen alten Springbrunnen wurden verscheuert, dafür standen hübsche Bockwurstbuden am Casino. Glücksspiel für die Unbewegten, alle folgten dem Leitwolf McDonald's zum »Supersale«. Arbeiter schwitzten in Überseeklamotten vor dem Nordseefriedhof, standen an für Remoulade, der von »damals«. You are welcome, kleiner Schwarzfahrer. Zwischen den Abfalltonnen des »Starbucks« verschwanden die Überreste der Montagsdemos. Ein bärtiger alter Mann mit einer roten Fahne verteilte weiterhin Flugblätter, wahrscheinlich der einzige Bürger Dresdens ohne Telefon.

Eric drehte sich langsam im Kreis, ein staunender Alien auf Langzeitbesuch. Vor fünfzig Jahren fuhren hier Autos, standen hier weiß gekleidete Polizisten, die den Verkehr regelten mit majestätischen Gesten. Ein verlockender Gedanke, den Verkehr zu regeln ohne Mandat der Behörden. Wäre die Rückfahrkarte gewesen, einfache Fahrt, zu den Räumen ohne Türen und Fenster, zu den weißen Jacken mit den überlangen Ärmeln.

Kopfhörer auf, neue Musik, eine Sinfonie. Gänsehaut, das Kribbeln wie auf Ecstasy. Er war kurz davor, sein Glück zu teilen, ein grinsender Clown wünschte Passanten einen schönen Tag. Das Beste jedoch, er hatte viel Zeit. Ampel war nicht zurückgekommen, das Überangebot hatte seinen Reiz verloren. Vorsatzlos gelaufen, ohne Absicht, zu den Großeltern nach Prohlis, ein plötzlicher Besuch ohne doppelten Boden.

»Bin wieder da.«

»Komm rein Eric, Schuhe ausziehen.«

Zur Begrüßung Schnittchen, Gurken und Kaffee. Wenige Worte, anders, zwischen Oma und Enkel. Sie hatten beide ein Geheimnis.

Die Männer saßen am Esstisch, Oma schmierte den Nachschub.

Opa zeigte auf einen Karton voller Rechnungen und Strafbefehle. »Die Nebenkosten von Leipzig. Das hattest du bestimmt vergessen. Ist alles geregelt, deine Wohnung leergeräumt, Auto abgemeldet. Handyrechnungen, Strom, vierzig Tage Zwangshaft ausgelöst. Danke, Opa, oder?«

»Danke, Opa ... Was weißt du eigentlich von deinem Vater?«

Opas Kopf blieb stehen.

»Unsere Väter sprachen wenig vom Krieg. Glaubst du, mein Vater hat mir etwas erzählt? Von der ›Piloten-Medizin‹? Nur, dass sie massenhaft umkamen, abgeschossen wurden. Und großen Schiss hatten.«

Hans aus Hamburg, der Glasfresser, darauf konnte er wetten und gewann auch, in den Wirtshäusern zwischen Nordsee und Sachsen. Ganze Saalrunden gingen an Hans, der brennende Zigarettenstummel im Mund drehte, oder ein Stück von seinem Bierglas zerkaute. Er sah aus wie ein Ufa-Star mit seinem energischen Kinn, kleidete sich verwegen und elegant zugleich. »Der hätte jede haben können«, sagte die Großmutter – zu wirklich jedem Familienfest. Hans liebte die Jacke mit dem großen Fellkragen. Dadurch gehörte er zu ihnen, den »Teufelskerlen« der U-Boote und Jagdflieger. Hat sich mit Hilde heimlich in Paris verlobt. Ihr Vater, ein wohlhabender Bauer aus der Nähe von Parchim in Mecklenburg, mochte ihn nicht besonders. Dabei brachte ihn der »Hamburger Jung« nur in Verlegenheit. Als die Piloten an einem freien Wochenende zum ersten Mal nach Marnitz kamen, war das eine Sensation. Hübsche Jungen, wie von einem anderen Stern, elegant in ihren Ausgehuniformen, verwegen, ungeniert und vorlaut. Fand auch Hilde Quade. Sie hatte nicht mit ihren Freundinnen im Tanzsaal getuschelt und gekichert, Hilde hatte sich Hans, den Hübschesten, sofort geschnappt. Wenn das Geschwader von den Einsätzen zurückkam, flog Hans Extra-Runden über den Hof der Quades, im Tiefflug, und ließ die Schornsteine wackeln.

Auch Hildes Herz zappelte, vor Stolz und Angst um ihren Verlobten, und das war nur ihre Ahnung. Denn Hans durfte kein Wort davon sagen, dass auch er langsam Schiss bekam vor den Himmelfahrtskommandos, in welche die Piloten geschickt wurden. Im Krieg gegen England hatte sich das Blatt gewendet, die deutschen Jäger wurden zu Gejagten, und ein Jäger mit Angst taugt schlecht zum Siegen. Hans und Hilde schrieben ihre eigene Geschichte, als sie sich in Paris, der »Stadt der Liebe«, verlobten.

Opa holte aus dem Herrenzimmer die verbotene Kiste, für die Eric bis gestern noch »einen Zentimeter zu klein« war.

»Deine Vorfahren wurden auch fürs Überleben ausgezeichnet.«

Opa packte Fotos aus, Orden. Er hätte einen ganzen Roman schreiben können mit den Geschichten aus Marnitz. Und nicht nur Marnitz, jedes Dorf hatte seine Geheimnisse.

Nach dem Krieg, als er aus der Gefangenschaft zurückkehrte, war Hans Herz auf das Vierfache angeschwollen. Das vom Nachbarn, dem Fleischer, nicht. Der Kriegsdunst löschte noch jahrzehntelang Familien aus – der Nachbar steckte sich eine Schrotflinte in den Mund und drückte ab, danach erhängte sich seine Frau. Zwei Waisen blieben, die Hans sofort adoptierte. Nun hatte er mit seinen eigenen Kindern vier, die mühelos in sein riesiges Herz passten.

Es war zu Silvester, als die Raketen in den leeren Sektflaschen gezündet wurden. Ein Adoptivsohn zündete Böller auf der Straße, dort, wo höchstens einmal in der Woche ein Auto vorbeikam. Ein weiteres kam in dieser Silvesternacht und überfuhr den Jungen, er war sofort mausetot, worauf sein Bruder spurlos verschwand.

»Die Orden, Eric, bekam Hans nicht für die Zeit des Krieges, sondern danach.«

Schnittchen-Nachschub wurde an den Esstisch geliefert, zu Eric und dem Marinesoldaten, in den Oma so verliebt war. Früher hatte Opa sie zärtlich »Krümel« genannt.

»Danke, Krümel.«

Im Schlafzimmer befand sich Omas Geheimnis. »Setz dich, hier aufs Bett.« Ihre Haare waren komisch, anders. Sie nahm eine Perücke ab. »Wir wollten dir nichts sagen, damit du dich um deine Gesundheit kümmern kannst.«

Der Anblick dieser Frau zerriss Eric, fremd wie sie war, ohne Haare. Doch ihre Entschlossenheit, das war Erics Oma.

Sie gab ihm ein Foto. »Das ist mein Papa. Horst, dein Urgroßvater, schenke ich dir. Waren alles Kinder der Liebe, musst du wissen. Deine Mutter, meine Mutter. Meine Eltern sind früh gestorben, bei denen lief immer Musik. Die tanzten ständig, die hättest du gemocht. Meine Mama und die von deinem Opa, die müssen auch in Paris gewesen sein, steht auf den Fotos. Von denen weiß ich viel zu wenig.

Ich habe mich nicht gefragt, warum ich krank geworden bin. Papa, ich meine dein Opa, hört nicht mehr gut.

Bin meinen Eltern sehr dankbar. Mitten im Krieg ein Kind zu haben, obwohl Horst nie wusste, ob er den nächsten Tag überleben würde. Sonst hätte ich ja deinen Opa niemals getroffen.«

Oma stand oft am Fenster, um heimlich zu rauchen. Dann kam dieser Kerl, schon von weitem auffällig. Sie war gerade achtzehn, mit glühenden Wangen und zittriger Stimme, als er sie ansprach.

»Entschuldigen Sie, Fräulein, wo geht man denn hier nett aus?«

»Schillergarten, sagt man. Ist sehr schön dort.«

»Kann ich Sie heute Abend dorthin einladen?«

»Hm.«

Sie rannte zu ihrer Mutter. »Der ist es!«

Kein Zweifel, Hans-Peter war der Richtige. Schillergarten, leise gingen im Saal die Lichter aus. Seitdem waren sie ein Paar.

Für zehn Monate musste Hans-Peter noch zur Armee, und sie warteten aufeinander. Ließen sich die Zeit. 1967 haben sie geheiratet, bei der Hochzeit die erste Begegnung der Urgroßväter, zwei Flieger erkannten sich am Gang auf dem Bauernhof in Marnitz. Horst: »Was machst du so?«

»War Pilot.«

»Und du?«

»Pilot.«

Hans hochdeutsch, Horst sächsisch.

»Das Kind dieser Liebe ist deine Mutter Liane. Von der Trennung mit Peter hast du ja nicht viel mitbekommen, weil du noch klein warst. Zehn Jahre hat sie gebraucht, um deinem Vater zu vergeben.«

Ehlers, das wäre ein schöner Name für einen Schauspieler gewesen, Eric Ehlers. Opa hatte sich so sehr einen Sohn gewünscht, dass er durch die Straße rannte, als Eric geboren wurde: »Wir haben einen Sohn!«

Tja, Opa, diesen Sohn hättest du im Knast besuchen können, der hätte dir deine schöne DDR-Zeit versaut. Dafür hast du eine wunderbare Tochter. Liane war mit fünf schon Eiskunstläuferin, ein fröhliches Kind mit aufgeschlagenen Knien. Die Filmleute von der DEFA suchten solchen Nachwuchs, boten Liane eine Hauptrolle an. In der

DDR stand Sport jedoch weit über der Filmbranche, also weiter die Kufen angeschnallt, weiter Jugend im Sportinternat. Liane blieb beim Eiskunstlauf. Die Trainer brüllten herum, das Internat ähnelte einer Kaserne, bestand nur aus Anordnungen und Befehlen.

Auch Oma sparte nicht mit guten Ratschlägen, als Liane sich mit sechzehn in Erics Vater verliebte. »Niemals einen Schauspieler oder Sportler, Kind.«

Peter, ein schauspielender Fußballer, war beides. Die ungehorsame Liane widersetzte sich allen Geboten, so sehr wollte sie ein Kind von Peter.

»Liebe ist Rebellion, wenn man strenge Eltern hat. Du bist wie unser zweites Kind, unser Sonnenschein.

Ich bin müde, die Chemo. Weiß jetzt, wie sich das anfühlt. Hoch, wieder runter. Schöne Perücke, nicht wahr?«

Oma setzte sie wieder auf.

Meine Urgroßväter waren druff, das war also kein Geheimnis. Meine »Schwester« war eine Kriegswaffe und ich ein bewusster Täter.

11.

Das schönste Weihnachtsfest aller Zeiten. Eric hatte Geschenke, für die Geschwister, Mama und Papa. Es gibt nur einen Papa, und der Papa seiner Geschwister heißt Tilo. Für Norman ein Skateboard, was Eric am liebsten behalten hätte. Für Eylin auch ein Board, doch mit Tasten. Schluss mit dem Klimper-Ding, den bunten Tasten, die »Muh« und »Mäh« machen konnten. Für Mama einen Barockrahmen mit einem alten Foto, auf dem Eric und sie tanzen, schöne Kinderzeit, üppig in Blattgold gefasst. Auf der Rückseite als Widmung eine Frage. »Wann gehen wir wieder Eislaufen? In Liebe, Eric. Weihnachten 2011.«

Für Tilo einen Spielzeug-Wartburg aus Gusseisen, plus Reise-Guide, die fünfzig schönsten Orte in Griechenland. Und »Die Kunst des Krieges« des Chinesen Sun Tsu. Ein Buch über Strategie, doch eigentlich über jegliche Vermeidung von Krieg, Kampf und Schlacht.

Die Talerspur führte von Erics Zimmer zum Gabentisch. Nicht alle aufessen, sondern einzeln auflesen, verschenken. Backen in der Küche, mit der verfusselten Hausstrickjacke, keine Erntezeit heute. Dafür Bauchschmerzen vom Naschen, Rolf Zuckowskis »Winterkinder« in der Dauerschleife, auch so kann Weihnachten sein. Nicht im Bad verschwinden. Die Familie blieb dennoch beunruhigt, ob die Fragen kämen, »Wann darf ich endlich gehen?«. Dafür half Eric beim Nachtisch und Tischdecken, hatte als Überraschung ein wunderbares Lied vorbereitet. »O Tannenbaum, o Tannenbaum, wie schön ist deine Zeitschaltuhr.« Nichts blieb dem Zufall überlassen.

Halb drei Uhr nachts am zweiten Weihnachtsfeiertag. Sein alter Kumpel René feierte Geburtstag, Erics erste wilde Party nach der Therapie, Saufen mit den Dorfkollegen. Nur war gar nicht Erics Zeit, schlafen zu gehen, an diesem neu angebrochenen Tag. Anja hatte Geburtstag. Er wollte sie unbedingt sehen, ihr Sog war immer noch gigantisch. Er brauchte ein Fahrzeug, und zwar gleich. Der Stiefvater hatte gerade die Batterie seines Autos aufgeladen. Ein Kabel hing noch aus dem Motorraum, die Kühlerhaube nur vorsichtig daraufgelegt, doch wer achtet auf solche Kleinigkeiten? Der betrunkene Eric gewiss nicht, der suchte und fand den versteckten Schlüssel. Er raste los, mit oder ohne Kabel. Parkte vor ihrem Haus. Parterre, Licht im Fenster. Genau dort, wo er auch bei seinem Horrortrip gestanden hatte, bot sich jetzt ein ähnliches Bild, nur, dass die Unterarme im Kühlschranklicht stark behaart waren. Anjas Neuer, der Bulle. Anja im Schulmädchenkostüm, Eric winkte ihr zu, doch keine Reaktion.

Eric fuhr wütend zurück, wurde noch wütender, fuhr viel zu schnell. Anja war vorbei. Irgendwo ein Schlagloch oder ein Stein, die Kühlerhaube löste sich, sprang auf und knallte gegen die Scheibe. Vor Eric rotes Blech, er versuchte blind zu bremsen. Kein Baum versperrte heute den Weg, wieder ein Wunder, die schmalen Alleen des Ost-Erzgebirges sind gesäumt von Bäumen, morgen wieder, doch heute nicht. Er traf auch keine Leitplanke, keinen Gegenverkehr. Heute nicht. Mitten auf einer Kreuzung kam Eric endlich zum Stehen. Ein makelloser Stunt, ohne sich zu überschlagen oder in Brand zu geraten, ganz ohne Beleuchtung.

Sprang aus dem Auto, hinter ihm die Vollbremsung eines Taxis. Dessen Fahrgäste, zwei alte Bekannte aus dem Fightclub, stiegen auch aus. Zwei »Thomasse«, na schick, reichte ja noch nicht, dass es ihn fast erwischt hätte. Eins gegen zwei, wie richtige Kämpfer im Käfig. Nein, Dorfbums-Straßenschläger, die waren in Wahrheit noch viel schlimmer. Die erste Regel im Fightclub lautete, wenn du Papas Karre im Dunkeln zu Schrott fährst, fällt jede Prügelei aus. Darum schoben sie gemeinsam den BMW in eine Bushaltestelle, parkten ihn vorschriftsmäßig hinter einem Warndreieck.

»Danke, mich braucht ihr nirgendwohin fahren.« Eric ging zu Fuß, benötigte lange für den Weg nach Hause.

Er schrieb den schlafenden Eltern keinen großen Zettel, weil er keinen großen Zettel fand. Legte dafür eine Reihe kleiner Post-its auf den Tisch, auf jedem nur ein Wort. Eine große Entschuldigung, die konnte nur aus Großbuchstaben bestehen, ein Wort, ein Zettel, wie ein Preisausschreiben.

ES TUT MIR EXTREM LEID HABE DAS AUTO GENOMMEN ALLES GUT ABER KAPUTT.

Hätte Eric mehr Platz gehabt, hätte er geschrieben, dass es schnell hatte gehen müssen. Zu schnell gegangen war, und wo der Wagen nun stand. Scheibe, Kühlerhaube, Kupplung, das ließ sich regeln, dachte Eric.

Am Morgen großes Geschrei, das Auto sei gestohlen. Auch wenn die

Zettel auf dem Tisch klare Worte sprachen. Nach den Strapazen seiner Familie mit ihm, den Jahren mit der Schwester, den Anklagen und Einweisungen hatten sie ihm immer verziehen. Nicht an diesem Morgen, jetzt fielen Kino-Worte schwer wie Steine.

»Niemals mehr, du brauchst dich niemals mehr hier sehen lassen.«

Knappe Sätze ohne Komma, mit »niemals« und »überhaupt nicht mehr«. In einem Film hätte sich der verzweifelte Vater die Haare gerauft, sie herausgerissen. Das machte Liane nun mit ihrem Herzen.

»Genug, Eric. Verschwinde.«

Liane weinte, die Schwester weinte, und Eric wusste sich nicht zu verteidigen. Wegen eines kaputten Autos, er hätte tot sein können. Nicht sie warfen ihn aus dem Haus, er würde niemals mehr das Haus der sieben Schwestern betreten.

12.

Leipzig, zurück zum Studium. Wie versprochen hatte der Mentor Erics Studienplatz freigehalten.

Neue Aufgabe: sechs Monate Pünktlichkeit, dann Berlin überleben. Denn das Studienjahr wurde aufgeteilt, in Berlin und nicht Berlin. Sogenanntes Szenenstudium am Gorki-Theater. Erics Name stand auf der Liste für Berlin, oben, in der dritten Etage. Er war aufgeregt wie am ersten Tag. Der nächste Jahrgang wurde seine Klasse, Bier mit Seife inbegriffen.

Lorris Begrüßung war bühnenreif. »Eric, so wie du aussiehst, musst du beim Zahnarzt gewesen sein! Gib mir deine Handy-Nummer.«

Ein Wochenende, Wohnungssuche in Berlin. Bloß nicht zu nah an die Kaserne kommen, wo alle Straßen gleich aussahen. Frischtherapierte sollten Orte meiden, wo die Zeit keine Rolle spielt. Und Freunde aus der Therapie zu treffen ist kein verlässlicher Schutz, sondern verhängnisvoll. Alle Alarmglocken hätten klingeln müssen, vier

Clubs in einer Nacht, dunkler als jeder Darkroom. Erics Rückfall war vorprogrammiert. Ein letztes Mal, erneut ein letztes Mal.

Guten Morgen, ihr fünfzigtausend Synapsen, hier ist eure Belohnung für tapferes Warten.

Nur einer hatte den Bogen ohne Rückfall hinbekommen, ein Abschreckbild von Junkie, mit dem die Magister-Clowns in der Therapie gedroht hatten. Alkohol gespritzt, der hatte seinen Rückfall schon während der Therapie. Dichter dran geht wirklich nicht.

13.

Sechs Monate später wieder ein Umzug, Leipzig–Berlin. Schrank, Bett und eine Plastik-Salatschüssel, alles auf Kamera festgehalten. Groß gedacht, so richtig auserwählt.

Es brauchte lange, um nach Berlin hineinzukommen, und noch länger, wieder herauszufinden. »Easy living is easy money«, die Verwaltung vom Wohnheim thronte angemessen über dem Potsdamer Platz. Sekretärinnen-Roboter, die nur lächelten, damit sie niemand anschwärzen konnte, sonst kalte Masken, die kalten Kaffee servierten. Eine hingeklatschte Botschaft, vom Schlüsselmacher. »Torben, den findet ihr in Haus 9.«

Neun-Zwo-Acht, dein Klingelschild.
Eine Versager-Nummer.

Sie hätten nur ins Navi schauen müssen, um die Studenten-Platten in Marzahn zu finden. Eric kam aus Leipzig, Lorris vom Hiphop, rappte nonstop Freestyle. Wo waren nur die »Easy«-Blocks? Lass uns suchen. Jedes Grafitti wurde vertextet, jedes Werbeschild zur Hook. Die Fahrt zu den A-B-Bezirken roch nach Fencheltee und endete in Marzahn an der Fitnesscenter-Pyramide. Ein Stockwerk über dem anderen Muskeln, Adrenalin und Steroide, gratis Eiweiß-Shakes am Empfang.

Der neunte Song endete, als sie das Haus fanden. Neue Horizonte, Block 9, Etage 9. Ein ellenlanger Korridor, mit einem Teppichläufer, die fehlen ja nie.

Der neue Himmel über Berlin ist nicht mehr als eine Fünfzehn-Quadratmeter-Scheißhaus-Küchen-Wohnung, inklusive Stimmen aus der Vergangenheit. Ich bitte darum, mich erhängen zu dürfen.

Guter Ort für die nächste Prüfung, die Aufgabe, Berlin zu überleben. Oder sich endlich beim Hausmeister vorzustellen. Eric besaß einen Cowboyhut, steckte sich einen Grashalm in den Mund und klingelte. Vier separate Schlösser, niemand kam rein oder raus, der nicht erwünscht war. Die Verhandlung fand vor der Tür statt. Herausgabe von Chips mit einem Loch in der Mitte, der Wäsche-Jetons, hübsch und böse. Der Hausmeister bestand auf Reinlichkeit und Ordnung.

»Wehe, ihr seid laut, ihr kleinen Pisser.« Typisch kalte Berliner Schnauze, musste man hinnehmen. ›Ok, du auch ein Pisser, drück die Knie durch und Sport frei!‹

In die Ferne schauen, gute Zeit für Weitblick. Eric lebte im Fenster. Für dreihundertfünfzig Euro ein fantastischer Blick über die Stadt. Die Silhouette, großmäuliges Abbild am Himmel, war von so weit außerhalb betrachtet wunderschön. Besonders der Osten, wenn die Sonne aufging.

Dreh dich niemals um.

Nach dem Umzug verabschiedete sich Lorris mit den Worten: »Das schaffst du schon, hast ja die ganze Etage für dich.« Die Shisha qualmte aus Langeweile Tag und Nacht. Eric war jetzt der einzige Mieter auf der Etage. Alte Geister aus Dresden besuchten das »Neunte Haus«, auch eine alte Bekannte mit ihrem Chiuwawah. Hat garantiert zwischendurch angeschafft, eine Vermutung. Niemand spricht gern über Sachzwänge, ob Drogen oder Lebenssucht. Sie zogen bei ihm ein, sie und ihr Hund, und dann schon begann es zu riechen. Eric fand den Haufen erst beim Auszug. Vergangenheit stank vorläufig nach Scheiße.

14.

Proben zum »Aufstand« im Theater. Szenenstudium mit Sturmmasken, bunt zusammengewürfelte Amateurchor-Flashs, Erinnerung an die Zeit in Dresden. Zwei Proben, dann der Einsatz. So würde das kommende Jahr langweilig werden.

Oder auch nicht, Proben zu »Hamlet«. Eric spielte Hamlet kein bisschen verrückt, den dänischen Prinz-Boxer, der seinem Stiefvater-Onkel auf die Fresse hauen wollte. Ein Vorhang, zusammengerollt zu einem Boxsack, hing in der Mitte der Bühne. Der bekam alles ab.

Unter den Zuschauern ein großer Glatzkopf. Grinsend, als wüsste er, wie das ist, auf dem Boden liegend, mit dem Stiefvater. Als wüsste er, was Hamlet verbarg. Wilhelm, ein Mann, der seine Mutter an Haltestellen aufgelesen, nach Hause geholt hatte, wenn ihr Geld restlos versoffen war. Eine Frage ist eine Frage - Wilhelm hätte Eric zum Zahnarzt begleitet.

Außerhalb der Theaterblase Stillstand. Von der neunten Easy-Etage sorgte nur das Panorama von Berlin für Ablenkung. Sobald Eric hinsah, lockte die Stadt: Nimm mich.

Ins »Kitkat« in Kreuzberg, eine beliebte Passion, sich nicht sprachlich zu verständigen, sondern über Gerüche. Viele Clubs rochen gleich, wie verstopfte Duschen. Einfallslos, auch die ersten Preise für die einfallslosesten Kostüme. Schein und Anarchie, die kleine Maus in Erics Kopf hielt das nicht lange aus.

Open-Air in Dresden, eine perfekte Mischung aus Ost und West. Paul an den Mixern. Er begann ungewöhnlich, am frühen Abend, als es noch hell war. Die Musik und die Partys in den Clubs liefen vorwiegend im Dunkeln, wie etwas Verbotenes. Aber eine Ecstasy-Pille wirkte ganz anders im Hellen. Eric stand direkt neben Paul, der grinste zurück. Nein, Paul grinste immer. ›Tief durchatmen, Eric, eine Krise ist überstanden, jetzt atme durch. Wenn du im Hellen beginnst zu schmeißen, brauchst du keine Sonnenbrille.‹ Die Wangen wurden rot, nicht von der späten Sonne, ein leichtes Fieber breitete sich aus. Mit jedem Song von Paul erhöhte sich die Temperatur um ein Grad. Sonst rannte Eric ständig zum Klo, um sich mit den Papierrollen abzutrocknen, hier war der Schweiß ein Geschenk. Paul forderte nur wenige Zentimeter, die er höher stand, und eine Flasche Wodka pro Auftritt. Nach dem Loveparade-Kitsch-Trance mit den Kindermelodien und Trillerpfeifen bastelte Paul neue Töne. Viel minimalistischer, viel realer, aus den Geräuschen der S-Bahn, aus dem Puls seiner Stadt. Willkommen in Berlin.

Erfahrungen mit geschlossenen Augen. Paul holte die Musik zurück in Licht, Wärme und Schönheit. Jetzt hätte Eric eigentlich die Pillen lassen können, jetzt genügte nur die Musik allein. Neue Türen, in denen stand der lächelnde Paul mit seiner Flasche Wodka. No Schranz – no Meth. Wäre genau jetzt gut möglich gewesen.

»Berlin Calling«, das Album hatte Eric unter seinem Bett versteckt, in der Therapie, als einen letzten Gruß an Morgen-Gestern. Eric hörte Berlin, bevor er es gesehen hatte. Nicht die Schauergeschichten aller Großstädte, von Ausländern, Diebstahl und Betrug, sondern den Rhythmus der Stadt.

15.

Eric in seiner Studentenwelt ignorierte, wie er roch oder schmeckte. Schaute Serien, die er schon mit dreizehn gesehen hatte, die von fliegenden Wolken handelten. Sein Schutz vor den Risiken war der Rückzug ins rückfallfreie Kinderland, in die Zeit »davor«.

Das Leben sagte gerade, du hast mit dreizehn aufgehört, dort musst du wieder einsteigen. Du bist in Wahrheit dreizehn Jahre alt, dein Kopf jedenfalls. Nachsitzen, jedes verlorene Jahr mit Drogen musste nachgeholt werden. Flirten stand jedenfalls nicht im Drehbuch.

Aus einer grässlichen alten Bimmelbahn stieg sie, mit einem Blick, als wäre Eric ein Depp. Kostümprobe, er hielt sich einen Rock an. Draußen stand rauchend das Haltestellen-Mädchen mit den goldenen Locken.

»Hast du eine Zigarette für mich?«

Johanna war ein Biest, ein trinkfester blonder Engel und Kostümhospitanz am Gorki-Theater. Proben zu »Die Idioten«, das Theaterstück nach dem gleichnamigen Film von Lars von Trier. Eric spielte keinen der Behinderten, sondern Susanne, die Gruppenleiterin. Ein aufblasbarer Po mit Muskeln, eine Männerbrust mit viel zu großen Nippeln in Damenanzug und Stöckelschuhen. Susannes besonderes Talent war, mit nur einem geschlossenen Auge zu schlafen. Mit dem anderen Auge bewachte sie die Idioten. Das hatte Eric wirklich beeindruckt beim Detektiv im Warenhaus.

Die Betreuerin hielt die Idioten zusammen, eine gefügige Gruppe behinderter Kleinkinder. Nachts, wenn nur eine Auge schlief, begann ihr geheimes Leben.

Der Regisseur rief die Akteure herein, Vorstellungsrunde. Name, woher kommst du, das Ensemble musste sich kennenlernen. Als Johanna dran war, wenige Sätze. Nervös, zittrige Stimme. Eric hatte sie gut verstanden und fand sie unglaublich hübsch. Kostumhospitanzen reichen Kostüme, sind hinter den Kulissen beschäftigt. Eric wartete, bis Johanna in der Nähe war, erst dann zog er sich um.

Romantik in der »Bierquelle«, der erste Doppelkorn unter vier Augen, in einem todschicken mit Neon beleuchteten Stübchen. Eric konnte sie nur anstarren. Johanna hatte aus ihrem Leben ein Ritual gemacht, schon die Art, wie sie Zigaretten anzündete, ließ darauf schließen. Eine Frau mit Klasse. Wer hätte gedacht, dass Pinguine so schön tanzen können? Johan, so wurde sie von ihren Freunden genannt, ließ sich Zeit.

Das zweite Vier-Augen-Gespräch in den Pfützen der Großstadt. Billig-Wodka vom »Späti«. Weiter in einen Club, Johannas Mitbewohnerinnen warteten dort. Um ihnen zu imponieren, knallte Eric gegen den Türrahmen, beim Wodka-Hock-Strecksprung. »Können wir endlich gehen, Johan? Viel zu laut hier.« Sein Kopf summte einen Vierviertel-Bass.

Bis zum Taxi vor der Tür nur wenige Meter, zwischen zwei Autos fielen ihre goldenen Locken ins Wasser. Eine Einladung, sich auch fallen zu lassen. So lagen sie nebeneinander im Spucknapf, wenn sie ihren Kopf zur Seite drehte, verschwanden ihre Wangen im dunklen Brei.

»Hast du gerade gestottert, Eric? Gewöhn dir das nur nicht an. Worauf wartest du eigentlich?«

In einer Pfütze waren verliebte Worte unangebracht, also konnte sie nur meinen: »Küss mich« oder: »Wo bleibt der nächste Doppelkorn?«

Jede Erinnerung an die Fahrt zu ihrer Wohnung fehlte. Auch, dass sie im falschen Zimmer geschlafen hatten. Die Mienen der verlegenen Eltern von Johannas Mitbewohnerin verrieten noch mehr, das Kissen war nicht ordentlich aufgeschüttelt.

Ihre Wohnung bestand aus vielen Überraschungen. Die Lampe in Johannas Zimmer hatte nicht eine Glühbirne, sondern sechsundzwanzig, ein ganzer Glühbirnen-Rosenstrauß hing an Drähten als dimmbares Glück an ihrer Zimmerdecke. Die hölzernen Rollläden erinnerten an besetzte Häuser, an Schießscharten und zugenagelte Fenster, um das Elend der Welt nur in Ausschnitten sehen zu müssen. Zeit zu gehen, Eric. Johannas Klasse verbot, das auszusprechen. Falls du nicht gehst, darfst du mich behalten, was für ein fantastischer Abzählreim.

Nachdem die Eltern sich verabschiedet hatten, blieben bis zur nächsten Probe zwölf Stunden. Elf, Eric musste unbedingt eine Stunde vor Johanna bei den Idioten sein. Zwei Wochen dauerten die Proben mit »Gaki«, dem Badewannen-Entchen, was sich einer der Idioten auf der Bühne vergeblich in den Arsch zu stecken versuchte.

Herzbergplatz, die schöne neue WG. Eric hatte Easy-Living unbedingt verlassen müssen. ›Tut mir leid, sonst sterbe ich.‹ Außerdem war Johannas Bett riesengroß.

Neben Pizzalieferanten arbeiteten in Berlin auch andere Kuriere. Ich, du, er, sie, es. Drei Tote pro Saison im »R19«, übrig blieben ich und du. Ohne Sonnenbrillen, ohne Schokoriegel in der Tasche. Keine vielen Kilometer herumfahren, um irgendwo ein Gramm zu kassieren. Am Straßenrand viele kleine Hausmeister, bei denen nur Touristen oder Idioten kauften. Touristen waren besonders blöd, die mochten am Eingang noch mal naschen. Koks in Folie gewickelt, dann wirkte es größer. Darum bunte Folie drum, zusammengedreht, mit dem Feuerzeug zusammengeschmolzen. Bomben, etwa die Hälfte war tatsächlich Stoff, der Rest Plastik. Mit den Dealern konnte man sich auch anfreunden, die mochten Ortswechsel, fuhren gern durch die Stadt. Wer brav genug war, bekam eine Telefonnummer, dann brachten sie die Lieferungen bis zur Haustür. Keine Frage, warum Koks plötzlich noch attraktiver wurde.

In der Disneywelt kommt eine Schöne und macht aus einem Biest einen Lappen. In der realen Welt frisst das Biest sprechende Tassen auf, bevor sie tolle Sprüche aufsagen können, weil es sich wieder weißes Zeug durch Nase geknallt hat.

Eine bunte Bombe mit Koks zum halben Preis. Eric war inzwischen Profi, beim Kauf öffnete er die Kugel, wog den Inhalt in der geöffneten Hand, schloss dabei die Augen. Eine lebende Waage kann aufs Milligramm genau schätzen, was wirklich drin ist und neu verhandeln. Damit ließen sich die Nächte vor den Partynächten gestalten, vierundzwanzig Stunden verfügbare Freude. War ja nur Koks.

Nach der nächsten Doppelkorn-Nacht rief Eric seinen Kurier an, der nun in Johannas Wohnung lieferte, Übergabe am Fenster. Koks gegen die Wirkung von sehr viel Doppelkorn. Eine Line, lang wie Erics Unterarm. Er war sofort wieder nüchtern.

Der Strudel. Montag hieß Dienstag, Mittwoch hieß Freitag. Schön anonym, ohne Vorgeschichte, interessiert ja niemanden im Ich-Bezirk. Der vertrug echt viel, der kleine Stehfest. Fehlte nur noch, dass er Glas fraß. Hans hatte es so gemacht.

In Johannas Bett einzelne kurze ungelockte Haare, blond.

»Hast du ein Haustier?«

»Ja, warum? Einen Hund, der lebt bei meinen Eltern.«

Die Fahrt nach Hamburg beim ersten Besuch war schrecklich. Eric war nah an einer Überdosis aus Speed und Billig-Kokain. Johanna angerufen: »Ich bin im Arsch.«

»Komm nach Hamburg.«

»Zu euch? Ich kenne deine Familie nicht.«

Empfang am Hamburger Bahnhof, Eric hatte sich verschleiert, Kapuze, Sonnenbrille, die Zugfahrt auf der Toilette verbracht.

Hamburg-Altona, Johannas Haare leuchteten wie ein Gruß. Fifi die Hundedame wedelte lustig mit dem Schwanz. Kein zum Kind mutiertes Haustier, zu therapeutischen Zwecken missbraucht, sondern eine richtig gute Freundin. Ein Kuss, dann gab Johanna Eric wortlos die Leine. Ihr Hund Fifi war zum Verlieben.

Sie hatten noch einen Wunderknaben im Haus, Paul, den Erstgeborenen. Der schon mit elf blutige Kriegsgeschichten geschrieben hatte, frei erfunden, doch wahnsinnig detailgetreu.

»Hallo Eric«, begrüßten ihn zurückhaltende Eltern, »ruh dich aus.« Sie stellten keine Fragen, endlich keine Fragen. Er schlief sofort ein.

Am Morgen schien die Sonne Hamburgs ins Fenster, Fifi schlafend neben ihm im Bett. Eric in einem Pullover, der ihrem Vater gehörte. Johanna machte ein Foto vom Hund und dem neuen Freund in ihrem Bett. Willkommen auf der Erde.

Zurück im Berliner Glühbirnenparadies. Sie machten Zukunftspläne, er genoss es, mit ihr Tage im Bett zu verbringen, stundenlang Serien zu schauen. Manchmal abends in schäbigen Kneipen, das mochte sie sehr, zu rauchen, die Gespräche. Johanna war eine leidenschaftliche Biertrinkerin, sie trug edle unauffällige Kleidung, Rosenparfüm, gegen das riesengroße Fernweh in ihrem Herzen.

Sechs Uhr früh. Eric hatte bei Johanna das Fenster aufgerissen und Frühstück präsentiert. Johanna hasste Überraschungen und wusste lange nichts von Erics doppeltem Berlin. Jetzt überraschte sie ihn: »Such dir eine eigene Wohnung.«

16.

Vier Jahre, mehr oder weniger gewaschen, waren zu Ende, vielleicht sogar fünf. Aus der Familie der Kommilitonen wurde Konkurrenz, ganz egal, was du in den letzten Jahren angestellt hattest. Wer hatte das größere Engagement, die besseren Aussichten? Wer würde länger als zwei Jahre durchhalten? Als hätte der Intendant mit einer großen Nadel in die Theaterblase gestochen. Wichtige Männer und Frauen in der ersten Reihe schätzten nun den Marktwert, es wurden Strichcodes verteilt. Darauf, was ein Ellenbogen anrichten konnte, achtete kaum jemand, besonders nicht an diesem Tag.

Mochten die Spiele beginnen.

Zwischen Couscous-Salat und Wodka der letzte stille Moment, Schnaps gegen die Aufregung. Durch die Gänge liefen fast nackte Schauspieler auf der Suche nach ihren Kostümen. Die Audienz war das Grundgesetz, Familienmitglieder zeigten auf ihre Sprösslinge, als hätten die im Lotto gewonnen. Lorris und Eric saßen als Letzte in der Kantine. Die Prüfung kurz vor Bestanden, doch etwas fehlte, fühlte sich unfertig an. Was bedeutete es schon, Meister der Künste zu sein? Sie waren in den Hauptfächern bei null geblieben, Regie, Details, Kamera. Ein Trick der Magister-Clowns. Was war mit morgen und übermorgen, mit danach? Unter dem Abschluss ihres Studiums stand in fetten roten Lettern das Wort »Warten«.

Vorhang auf.

Eric balancierte auf der Rampe der Großen Bühne im Gorki.

Leise der Ton, ein Monolog, gleich zu Beginn. Er setzte sich auf den Hocker am vorderen Rand der Bühne und begann. John aus »Bash«, seine Abschlussprüfung.

»Ich erzähl es ein Mal. Ein Mal, weil es wert ist, erzählt zu werden, aber das war's dann. Abgemacht? Na ja, eigentlich egal, was Sie denken.

Ich meine, mir liegt dran, ja, ich möchte, dass Sie sich das anhören, dass Sie mir bis zum Schluss zuhören, aber es kommt eigentlich nicht drauf an, wie Sie das Ganze am Ende finden.

Passiert ist eben passiert.«

Vorhang. Applaus. »Master of Arts« mit Auszeichnung.

Jägermeister für jeden, leere Flaschen knallten an die Decke der Kantine. Mehr oder weniger feste Hände waren zu schütteln, heimliche Gespräche, Einladungen an deutsche Theater zu vereinbaren. Stolz die Mentoren, wegen der Vermittlungsrate, die hatte nie jemand hinterfragt, einhundert satte Prozent. Ab morgen dürft ihr niemals wiederkommen. Trinkt, Absolventen, trinkt. Vergesst Stoppschilder und Verpflichtungen, vergesst euren Auftritt. Und nun verpisst euch.

17.

Eric überhörte Johannas Wunsch, zu zweit den Abschluss nicht zu feiern, sondern zu genießen. Zu verlockend waren die Koksorgien auf den Toiletten. Aufmerksame Ensemblemitglieder verschenkten freizügig ihre Tickets auf den gefliesten Vorsprüngen als Belohnung für ein gutes Ende. An der Jägermeister-Koks-Maschine fehlte nur der Aus-Knopf, Eric jedenfalls fand ihn nicht.

Irgendwo zwischen Kreuzberg und Friedrichshain das »Berghain«. Eine schmale Treppe führte nach oben, dahin, wo die gefallenen Helden tanzten. »Extrawelt« legten auf, Eric stand auf der Empore, betrachtete das Wellenbad. Viele Spaßvögel, die ihre Nippel präsentierten. Nach unten, er brauchte nur Sekunden, bis er unsichtbar wurde. MDMA dippen, nicht fein säuberlich auf dem Klodeckel in Spuren gelegt, sondern gleich aus der Tüte. Je feuchter der Finger, desto mehr Kristalle bleiben daran hängen. Der Mund trocken, die Zunge übernahm das Dosieren. Im Labyrinth von Trip, Wachsein und Physik würde es schwer sein, wieder herauszufinden, Fühlen und Denken zurückzusynchronisieren. Eric hatte noch nie seine eigene Stimme im Berghain gehört, nun brüllte er: »Geschafft! Bestanden!«

Die Schwester. Kein Hallo. Zeit, sie endlich zu beschimpfen. Sie kennt jeden Trick, zu den geheimen Schließfächern zu führen, in den Keller, wo die Monster an der Kette liegen. Dort sollten Kinder einfach nicht spielen.

Unten ein schwarzes Loch, der große Raum für die anonymen Bärte. Diskretere Kabinen für die Poeten, ›Achte immer auf deine Schnürsenkel‹.

Kleine Feen saßen in der oberen Etage an den Fenstern, die verschlossen wurden, sobald die Sonne aufging. Eingemauert im ersten Schein vom Morgenrot, um drei Tage zu feiern. Willkommen in der Panoramabar.

In der Welt der endlosen Partys gab es keine Kälte, keinen Winter. Beats schlugen wie ein riesiges Herz. DJ Ben Klock drehte an den Reglern, also an der Zeit, und das Berghain folgte jubelnd. Lederschreie zu den Kick-Drums, im Gleichschritt, Marsch! Ältere Männer mit Gebetsriemen unter den Klamotten, mit Helmen auf dem Kopf. Eric entdeckte sie an der Bar. Seine zwei Piloten.

Das Foto von dem einen hing neben dem Spiegel in seiner Wohnung. Wieso beide, die hatten sich doch nur einmal getroffen? Sagte Opa, der sich alles gemerkt hat. Einmal nur, 1967 in Marnitz, als ihre Kinder Hans-Peter und Walburga heirateten. Zwei Flieger erkannten sich an einer geheimen Geste. Gedient? Nicken. Waffe? Keine, Pilot. Dann ein Schnipsen mit dem Mittelfinger seitlich an den Hals. Sehr diskret, zweimal. Sie meinten die Abstürze oder Abschüsse, wie oft es sie erwischt hatte. Hans schnipste zwei-, Horst sogar dreimal.

Sie saßen nebeneinander, die beiden Schwiegerväter, und alle Vorbehalte gegen die Verlobung der Kinder waren vergessen. Sie sprachen wenig während des Festes, wozu auch. Das Jahr 1967 war im Frieden, es wurde geboren, geheiratet und gestorben. Zur Hochzeit von Hans-Peter und Walburga war nur das Glück geladen, zwei Flieger aus der Zeit des Krieges überflüssig. Die Piloten teilten knapp ihre Erinnerungen über die Gefangenschaft, ob Russen oder Franzosen die »schlimmeren« Sieger waren. Hans der Glasfresser hatte die Nase voll von Schicksal und Kleinmut. Manchmal weinte er, wegen Frankreich. Nicht dem Frankreich, in dessen Hauptstadt er sich heimlich mit Hilde verlobt hatte, sondern dem danach, während der Gefangenschaft. Der weinende Hans wurde von der Geschichte festgehalten.

Erics Uroma Hilde war machtlos. Jahrelang schoss sich ihr Mann Hans im Wirtshaus ab, um danach zu weinen. Ein Krüppel, der keine Ruhe fand. Die Kinder sahen aus wie Hans, bekamen nach der Pubertät die gleiche Stimme. Alle waren Hans, alle waren der Krieg, den Hilde vergessen wollte. Bis sie dement wurde, ihren Mann vergaß, ihre Kinder und Kindeskinder vergaß und sogar den Verlust ihrer Erinnerung vergaß.

Von den Millionen Schafen hat jeder seine Hilde.

Zwei Piloten saßen an der Bar, hielten sich bei den Händen und bewegten ihre Lippen synchron.

»Hau ab, Junge. Wir bekamen Befehle und waren folgsam. Von wegen Pilotenmedizin, haben Hilde alles erzählt, Briefe geschrieben, die musste uns später sogar das Zeug besorgen. Dafür haben wir Idioten sie überhäuft mit den Luftbildern von Rauchwolken und Trümmern in unseren Köpfen. Hilde war nicht an der Front, die wollte kein Wort davon hören.«

Eric hätte gern verstanden, was mit Hans in Frankreich geschehen war, und dann mit Hilde.

Doch Eric hatte für sich verstanden. War mitten im Rückfall. Er hatte sehr viel vergessen. Den Entzug vergessen, die neun Tage vergessen, vergessen, dass er immer nur vergessen wollte.

Der stundenlange Fußmarsch zurück nach Neukölln wurde zum Bußgang.

Johanna, Mama, Schneemann. Studenten, die gerade von zu Hause entlassen wurden, von den Eltern in Sicherheit gewähnt, im echten Leben angekommen, alle, die er verleitet hatte. ›Ich bitte euch um Entschuldigung. Ich muss mich um mehr als nur eine Biografie kümmern.‹

18.

Johanna war eine Frau, die nichts vergessen konnte. Keines der bösen Worte auf der Verlass-mich-nicht-Skala. Ihr größtes Problem war nicht, dass Eric seine Rückfallrunde drehte, sondern dass der Junge von der Bahnhaltestelle verschwunden war. Erics »Suicide Circus« erhängte die Vertrautheit der beiden. Er saß mit epileptischen Ausbrüchen in ihrem Zimmer und beschwor sein Spiegelbild, hatte Johannas Verständnis längst überdosiert. »Es tut mir leid« wurde ausgesprochen und kurz darauf neu ausgedacht. Kaum ein Satz von Eric war für mehr als ein paar Stunden von Bedeutung. Er beschloss, so viele Pillen zu schmeißen, bis das Warten wenigstens kein Gesicht mehr haben würde. Doch Johanna wollte nicht mehr warten.

Die Worte »Ich liebe dich« erfroren drei Zentimeter vor Erics Lippen, das hatte Johanna gesehen. So beginnt der Tod der Liebe oder der eines Schauspielers.

Johanna kam gerade von einer schlaflosen Tour zurück, aus dem »Goldenen Hahn«, ihrer Lieblingskneipe. Eine Flasche Wein noch. Erics Bußgang endete vor ihren schmutzigen Füßen. Dann der Fotoautomat, sehr eng, viel kleiner als eine Umkleidekabine. So eng, das nicht erkennbar war, wem welche Haare gehörten.

»Vorbei, oder?«

Vor dem vierten und letzten Doppel-Passbild ihre Antwort.

»Ja.«

Wo Johanna sich verweigerte, nie sein wollte, war Erics neue

Wohnung. Barfuß legte sie sich auf sein Bett. »Schau mich nicht an, meine dreckigen Füße. Muss schlafen.« Sie hatte die Notbremse gezogen, zu viel Zerstörung, darum trennte sie sich vom Zerstörer. Auch Fotos mussten getrennt werden, zwei Bilder. Eines für Eric, das andere bekam Johanna, nur keine Trennungskatastrophe. Eine wache Nacht mehr neben der schlafenden Johanna, die am Morgen aufstehen würde und verschwinden. Kein Bad bei Kerzenschein, keinen rasierten Kopf in ihren Schoss gelegt. Johanna besaß Verstand genug, egal, was ihr Herz sagte. Das konnte Eric nur akzeptieren.

19.

Die Mechanismen um auszusteigen waren banal. Zum Beispiel, sich einem Arzt anzuvertrauen. Oder erneut zu sagen: »Ich brauche Hilfe.« Der erste, den Eric um Hilfe bat, war Johannas Vater. Der Kinderneurologe stand ganz oben auf der Liste seiner Vertrauten. Ein Doktor, der sich in Kopfdingen selbst auskannte.

Der seinen Patienten schlimme Diagnosen so freundlich vortrug, als würden sie ihn selbst betreffen.

Eric mochte den Schwiegerpapa so sehr, dass er ihm die schlechte Nachricht selbst überbringen wollte. »Ich bin weg, es ist vorbei mit Johanna und mir.«

»Schau aus dem Fenster, ein ganzer Himmel voller Deformation, das ist die Welt, in der du lebst. Du kennst dich aus mit Sucht. Nun verlier nicht die Nerven«.

20.

Tiefstand auf dem Konto, Eric begann, die Kartons für den Umzug nach Hause zu füllen. Zurück zu Mama, so leid es ihm tat. Berlin konnte er sich nicht mehr leisten.

Hatte gewartet, viele Castings, doch die meisten Agenturen meldeten sich nie wieder. Die Wohnung lag neben einer Kneipe, »Ratzeputz, wer mich trinkt, meidet weder Himmel noch Hölle«. Eric hätte sich leicht ablenken können, die Betrunkenen an seinem Fenster zeigten ihm, was er gerade verpasste. Draußen das brüllende Leben, doch er musste bereit sein, falls der Anruf käme, eine Rolle. Eric musste weiter warten.

Er lenkte sich ab, indem er große Blätter beschrieb, die er dann an seine Wand pinnte.

Dann tauchte ein seltsamer Mann auf. Schon etwas älter, sammelte Erics Liebeskummer und seine leeren Flaschen ein. Stand am Fenster und erzählte Spionagegeschichten. Brachte ausgeschnittene Zeitungsartikel mit, die er vorlas und kommentierte. »Vielleicht kannst du's gebrauchen.« Schenkte alte Kaffeemühlen im Tausch für die leeren Flaschen. Irgendwann hatte er einen Liederabend vorbereitet, an Erics Fenster vorgetragen, auf seinen Zettelchen die Texte. Es ging sehr oft um Flieger. Aus seinem Keller noch mehr Bücher, auch Essen, uraltes Dosenfutter. Genau das, was Eric gerade fehlte, der wollte nie wieder einkaufen gehen. Sie unterhielten sich über die Bücher, natürlich immer gegen einen kleinen Aufpreis. Obwohl Eric nur zuhörte, weil ihn die Stimme faszinierte, mit Stimmen kannte er sich ja aus.

Dann eine Überraschung, der Mann schenkte Eric eine alte Adler-Schreibmaschine. Für seine Arbeit an der Wand, für die vielen Zettel und Notizen. Wer schreibt, muss nicht warten.

21.

Ein erster Job in Prag. Eric wurde Teil der Fußball-WG, er zeigte sein Gesicht in einem Werbespot. Durch die Gage konnte er in Berlin bleiben, musste nicht zu Mama zurück. Abholung vom Flughafen in die Höhle des Meth-Phistos von Prag. Berlin steht für Mode- und Partydrogen, Prag für Überlebenskrieg. Prag spielte Roulette, setzte sein verbliebenes Kapital auf Zero, einen deformierten Kreis um den letzten Rest Anstand, der Tschechien geblieben war. Nur die Bank gewann. An diesem Ort traf Eric auf Hollywood, Mister Larry

Charles drehte Werbespots für Chips im Rahmen der Fußballweltmeisterschaft. Gute Laune, falsche Dollars, das »Cabaret« von Prag. Eine freundliche Stripperin am Abend vor dem Dreh. Sie würde mit Eric nach Deutschland gehen, hatte er beschlossen. Um Mitternacht, dem Geburtstag eines anderen Werbegesichts, »Private Dance«. Erics Chips-Partner lallte frisch gelernte Worte, »Kurva Dobraze«, Nutten-Arbeit. Das gefiel der Stripperin nicht, die ihren Job mit einer ausgesprochenen Hingabe erledigte. Sie verschwand fluchend in die Nacht.

Verkatert wurden acht Werbespots zur ewigen Klotzerei, die Unmengen Chips wollten nicht in Eric verweilen. Kurva Dobrace, drehen, begeistert Chips essen und dabei lächeln. Auf der Terrasse des Lofts plauderte Larry mit den Set-Psychologen.

»Habt Ihr Euch ›Borat‹ oder ›Der Diktator‹ angesehen? Ich drehe Werbeclips, damit mir bei meinen Filmen niemand reinquatschen kann. Weil ich sie selbst bezahle. Ein Jahr Werbeclips und ich habe mein Budget.«

Bei der letzten Szene, als Eric zum letzten Mal »Cheese-and-Onion-Soße!« vom Balkon schrie, hängte er seinen Dank hinten an: »Larry, ich habe verstanden.« Filmkunst und Kommerz sind brave Geschwister, wenn sie nicht auf einer Bühne tanzen müssen.

22.

Die Studenten wurden nach den Examen an deutsche Bühnen verteilt, Lorris vom »Grips-Theater«, einem Berliner Jugendtheater, engagiert. Eric wollte zum Film oder zum Fernsehen. Er übte zu warten. Einen Monat, zwei, drei, dann der Anruf seiner Agentin.

Sie hatte für Eric ein Angebot von »GZSZ«, doch das Casting erwies sich als Irrtum. Eric war zu jung für die angefragte Rolle. Da stutzte die Produzentin, haben Sie noch drei Monate Geduld? Ich brauche Ihren Lebenslauf. Zum Warten gehörte ein Ziel, und das hieß Chris Lehmann, Retter und Gerechter, genannt »Why«. Der wurde nun nach dem echten Eric geschrieben. So begann seine Zeit im deutschen Fernsehen.

Erster Drehtag, Eric betrat das Set, gab allen nacheinander die Hand.

Zweiter Drehtag. »Guten Morgen, Team!«

»Guten Morgen, Eric!«

Willkommen in Babelsberg.

Die Serie hatte ähnlich viele Entwicklungen erlebt wie Eric, war fast gleich alt, minus zwei Jahre, wurde ständig angepasst, neu erfunden. Eric wollte sie kennenlernen, er notierte sich, wie alles funktionierte, welcher Aufwand nötig war, um eine Serie am Leben zu erhalten. Seine Rolle war so »auf ihn geschrieben«, das sie nichts versprach, was Eric nicht halten konnte. Keine halbfertige Figur, sondern ein Mensch, der Aufmerksamkeit forderte. »Mach es richtig oder lass es sein.« Klare Strukturen bestimmten Erics Alltag in Babelsberg, die Chefetage gewährte Freiräume für eigene Projekte und integrierte ihn in die Entwicklung, Erics Biografie war von Anfang an kein Geheimnis.

Einer vom Team wurde Erics zweiter Kameramann. Ein Hauptsatz in der Welt von Bedeutung und Aufmerksamkeit, die gerne die Rollen tauschen, lautet: Unterschätze nie die zweite Reihe.

Eric hielt sich von roten Teppichen und Premierenfeiern fern, er blieb Student seines Handwerks, versuchte nüchtern sein Werkzeug zu perfektionieren. Sein Ziel war, selbst zu produzieren, Filmemacher zu werden, der jeden Bereich kennt.

Auf den Bahnfahrten blieb Zeit, Notizbücher zu füllen, Drehbücher zu entwickeln. Er versuchte, Aufgaben zu verteilen, das Feuer in anderen ausbrechen zu lassen. Mit Lorris gründete er die Station B3.1, eine Filmproduktionsfirma, sie drehten innerhalb eines Jahres fünf Filme, mit jedem Teil bekam »die Station« neue Gesichter. Lorris war der erste, dem Eric das Lächeln in seinen Händen schenkte. »Daraus müssen wir etwas machen«, war seine Antwort. Freund Lorris war Erics größter Kritiker und der beste Zuhörer. »Hast du eine Minute für mich?« Manchmal reicht ein einfaches Ja. Wochenlang trafen sie sich in ihrer Lieblingsbar. Aufgabe Nummer eins hielt Eric gut verborgen, seine größte Angst hieß weiter »warten«. Lorris hingegen konnte verdammt gut warten. Die Möglichkeiten der beiden trafen sich exakt in der Mitte.

23.

Große Geschichten beginnen gern in Burger-Buden oder leeren Theaterkantinen. Die ersten vier Musketiere hießen Lorris, Jan, Wilhelm und Eric. Im Abspann der vierten Premiere lasen sie ihre Namen und wurden kritischer. Die Temperatur stieg mit jedem Film, neue Techniken wurden ausprobiert, die besten Kameras getestet, die Drehbücher zunehmend konzentrierter. Sechzehn Filme standen immerhin auf der Liste ihrer gewünschten guten Taten, sechzehn Versuche zu lernen.

Film Nummer fünf, in einem schäbigen Fabrikgelände in Leipzig errichteten sie ihre Soundbasis. Jan, der Kunstgeschichte-Kameramann, filmte Erics ersten Selbstversuch im Keller eines alten Kinderkrankenhauses. Die Filme dienten ausschließlich der Befreiung. Niemand war zufrieden, Abbruchgedanken, Vorwürfe, einmal Flugschule für alle bitte. Wie sollten sie sechzehn Filme miteinander durchhalten? Kümmern wir uns um die frische Unterwäsche, bevor wir eine Kamera in die Hand nehmen, konzentrieren wir uns auf das Team. Lasst uns wenigstens Freunde bleiben. »Nein, lasst uns arbeiten.« Eric gab das Datum für den nächsten Dreh bekannt.

24.

Vor der Neuköllner Pforte ein Telefonat mit Fritz. Ein Musiker aus Leipzig, der sich sieben Tage und Nächte im Studio vergrub, ohne einen einzigen Song fertig zu bekommen. In jedem Geräusch ein zweites, in jeder Melodie eine Dritte. Dabei war es Betrug, denn die Schwester hütete den Schlüssel zum Finish. Hatte ihn versteckt bei Fritz, dem neuen musikalischen Herzstück der Station. Das emotionale Bewusstsein, »Emotional Awareness«, war sein erster Versuch, sich zu heilen.

»Ich habe eine neue Stimme entdeckt.«

»Ist sie kalt oder heiß?«

»Sehr heiß. Als wäre sie schon fertig, sehr professionell.«

»Lass hören.«

Fritz besuchte Erics Tempel in Neukölln, die Baustelle für halbfertige Visionen. »Wo ist die versprochene Stimme?«

»Kommt gleich, sie bekam Appetit, sucht nach Frischkäse, Oliven und Milch.«

Es klopfte. Flapsige Worte von Eric.

»Stammen Sie tatsächlich aus Orléans?«

Die Frau an seiner Tür mochte Spiele mit Worten, doch keine störenden Haare. Hatte den Kopf halb rasiert. Sprachlos ein Nicken, die Lady aus Orléans bestand darauf, hereingebeten zu werden. Eric schwor sich, nie jemandem davon zu erzählen, wie viele Flugzeuge in seinem Bauch gerade Loopings flogen.

Niemand hatte jemals so lange seine Wand mit den Zetteln betrachtet wie sie.

»Haben Sie denn, Verzeihung, auch einen Namen?« Eric sah ihr Staunen, und darüber eine Sprechblase. »Ist das alles?«

Edith hatte an der Wand einen Film entdeckt, noch bevor das Drehbuch geschrieben war. Sie scherzte. »In Ihrem Zimmer wohnen Riesen mit langen Stäben, die sich gerade durch die Decke bohren.«

Genau das wollte auch Eric gerade sagen. Sie war nicht nur schneller, vor ihm stand der schönste Junkie, den er jemals gesehen hatte.

Für Edith war die Droge wirklich ein Geist. Sie war dadurch extrem arbeitsfähig, voller Lust, grenzenlos, und einhundert Prozent abgelenkt. Die Zeit der Heroin-Waisenkinder vom Bahnhof Zoo war vorüber, weil die Geisterdroge Amphetamin inzwischen gesellschaftsfähig wurde, nur weil sie nicht sofort verheerend wirkte. Edith befand sich in allerbester Gesellschaft, in der Epoche der Neo-Junkies.

Gleich zwei Orte westseits der Elbe heißen Börnchen, zwischen Dresden und tschechischer Grenze, zwanzig Kilometer voneinander entfernt. Ein Königskind verbrachte hier seine Ferien, das andere da. Eric und Edith hätten sich jeden Sommerferientag ihres Lebens begegnen können. Die beschriebene Wand in Neukölln war nur ein Symbol dafür, eine Idee. Edith tanzte mit der Schwester, folgte dem Ziehbefehl. Stellte sich eine Nacht lang schlafend, obwohl sie hellwach war. Frühstückte in normaler Geschwindigkeit, perfekte Kontrolle, kein einziges Anzeichen der Schwester, die sich immer verraten hatte, früher oder später. Wie schön musste diese Frau erst sein, wenn sie ihre geballte Energie in ihr richtiges Leben stecken würde?

Es muss der Einfluss einer höheren Methyl-Evolution gewesen sein, eine Idee nur, ein Rauschen im Ohr oder mehr noch ein Warten ohne Langeweile. Auch Ediths Vater war ein verlorengegangener Reisender, auch sie hatte ihre Lieben mit der exakt gleichen Anzahl von Lügen vernichtet. Mit Edith traten in Erics Leben nicht zwei, sondern vier Füße. Er spielte damit, nicht zu verraten, dass er sie kannte, die geliebte Ex-Schwester. In jedem Satz von Edith doppelter Boden, sie spielte brillant auf der Klaviatur des Scheins. Edith, die Frau aus der Stadt der Heiligen Kriegerin, war Sängerin und hatte keine Angst vor doppelt gelesenen Büchern.

Eric war glücklich, denn er durfte nackt einen Handstand an einer Hauswand machen und singen: »Ich bin Mister Miagi!« Am nächsten Wochenende beendete Edith das Kind-Spiel und kehrte zur Front der digitalen Waffen zurück. Sie buchte in fünf Minuten eine lang geplante Reise um und orderte gleichzeitig verlorene Autoschlüssel direkt aus dem Werk per Kurier. Was für grandiose Aussichten.

Während der Dreharbeiten konnten sie sich nur heimlich treffen. Edith irrte durch Berlin, durch die Clubs, bat Eric um eine sichere Zigarette, um dann wieder für achtundvierzig Stunden zu verschwinden. Doch wenn die beiden auf die Straße gingen, schrien sie: »Alt gegen neu!«, so sehr hatten sie die Schnauze davon voll, mit schiefem Rücken zu laufen. Edith brachte die Geschwindigkeit zurück in Erics Leben. Diese Frau forderte Widerstand und machte ihm Mut, die Haare noch wilder zu frisieren.

Fangen wir mit den schlechten Nachrichten an, ein guter Tag beginnt stets mit der Wahrheit. Eine brachiale Materialschlacht, Edith musste aus ihrer Dachgeschosswohnung erlöst werden.

Das Biest war geweckt, das in der Sechs-Tage-wach-Edith seit Jahren lauerte. Eric rief ihre Großmutter an, wo war ein sicherer Ort? Die Wohnung ganz oben im Haus kam infrage. Einen Transporter besorgt, zwei Freunde um Hilfe gebeten. Ediths Umzug ohne Edith. »Ich will selbst entscheiden!« Sie bekam einen erstklassigen Anfall, dann ging sie schlafen im neuen Nest. Eric hatte nur vergessen zu sagen, dass er sich um sie kümmern würde.

»Lass uns nie wieder etwas nicht sagen.«

Film sieben, »Schuld«. Rollentausch, Edith spielte Eric, Eric führte Regie. Sehr biografisch, auch die Schlägerei mit dem Stiefvater. Ediths Familie spielte im Film Erics Familie, weil Edith jetzt Eric war.

Im Klo, eine bedrückende Szene im Film. Sie befürchtet, schwanger zu sein. Weil ja alles echt sein sollte beim Film, benutzte sie einen echten Schwangerschaftstest.

Überraschung, positiv! »Eric, ich bin schwanger!« Dieses Kind ist ihr gemeinsamer Sohn, Aaron Amadeus.

Ein Königspaar in Vorfreude auf ein Kind, zwei Herztöne, was für ein Augenblick, die zum ersten Mal zu hören. Von außerhalb, Edith war nicht Eric, das Kind war nicht Eric, dennoch fühlte es sich an wie ein dritter eigener Körper.

Eric glaubte, mit den Chemikalien jedes Gefühl einmal durchgespielt zu haben. Und dann dieser einzigartige Sound. Zwei Menschen, einen, den du liebst. Den anderen, den du lieben wirst, obwohl er noch in deiner Geliebten verborgen ist. Das zärtliche Gefühl zerriss ihn fast.

Edith war gerade ausgestiegen, und nun ein Kind. Kein Arzt fand klare Worte, doch überall Anspielungen. Wer weiß …?

Neukölln verlor gerade seine Romantik. Auf nach Charlottenburg, bescheidenes Hinterhaus, vorn war noch eine andere Wohnung frei. Besichtigung. Als Edith den Kaminofen sah, war die Entscheidung gefallen. Spartanisch die Einrichtung, zwei Tische, Stühle, ein Bett, das Studio-Equipment, ein großes gerahmtes Bild.

Eric stand nackt vor dem Bett. »Ich muss dir etwas sagen, Edith.« Sie folgte ihm in das leere Speisezimmer. Er kniete sich auf den Boden, ein nackter Ritter, demütig gebeugt auf dem Parkett. »Einmal muss ich es aussprechen. Du bist so viel besser als ich. Willst du meine Frau werden?«

Hochzeit, zu oft gespielt, im Theater, im Film. Beamte mögen keine albernen Liebespaare, das zerstört die Autorität des Amtes. Die Standesbeamtin blieb jedoch gelassen, fragte nur: »Wissen Ihre Eltern davon, dass Sie sich gerade trauen lassen?«

Eric und seine Regenbogenbraut Edith, die gerade seinen Namen bekommen hatte, fuhren an den Rand der Stadt in ein leeres Hotel. Saßen sich im Restaurant gegenüber. Beide Kinder, die den Geschmack von Milch hassten. Darum besser keine Familie zum Jawort, keine Party, das sollte im nächsten Sommer sein. Schauten sich in die Augen. »Schön, wir ganz allein, nur wir beide. Dann haben wir uns doch. Was sagst du?«

»Ja!«

25.

Lasst uns tanzen, Dreharbeiten in Babelsberg. Folge fünftausendetwas. Die S-Bahn-Fahrten Zeitreisen von zwanzig Minuten, wo die äußere Geschwindigkeit die innere veränderte, zurückdrehte. Schubladen, Erinnerungen auf und wieder zu. Drehbücher schreiben. Charlottenburg – Babelsberg, gerade genug für den Entwurf einer Szene.

Im Herbst 2015 begannen die Castings für die Tanzshow. Eric wurde als Kandidat der Seriendarsteller angefragt, Beginn kommendes Frühjahr. Klar, gern, gab seine Agentin zurück. »Nein«, sagte Eric, »ich muss Edith fragen.« Ein Jahr voller Überraschungen.

Der dritte Monat der Schwangerschaft ging auf den Magen, ihre Entscheidung nicht. »Mach es unbedingt. Du liebst das Tanzen und du kannst strahlen. Keine halben Sachen – warte mal kurz, ich muss mich übergeben.«

Was Eric ohne die Schwester verlernt hatte, war tanzen. Seine Clubmomente hielt er nach der Therapie geheim, tanzte immer hinter der Meute, um bloß nicht aufzufallen. Er musste Minuten lang die Augen schließen, um sich überhaupt zu trauen.

Die Proben für die Show, selbst das erste Treffen mit der Tanzpartnerin, waren Teil der Inszenierung. Als Eric die Augen wieder öffnete, stand eine Frau vor ihm, die sich mit fordernden Stimmen auskannte, nur hatte sie ihnen nie nachgegeben. Oana Andrea Nechiti, Profitänzerin, die sich der deutschen Kultur äußerlich angepasst hatte. Doch ihre sprachliche Poesie lag immer noch im Rumänischen, genau wie ihr Tanz.

»Lass uns Geschichten erzählen«, Show, Glanz, Hochsteckfrisuren. Sie wollten etwas hinterlassen bei denen, die zuschauten, etwas Unausgesprochenes. Drei Tage Training pro Woche, fulltime, Babelsberg, Familie, Tanzen. Erics Handflächen glühten, was sich auf Oana übertrug. Seine Hand auf ihrer Schulter, fast zeitgleich konnten sie einer des anderen Bewegungen »abnehmen«. Choreografien wurden nicht konstruiert, sie ergaben sich. Ihnen blieben nur die Nächte, die Tage vergingen mit Dreharbeiten in Babelsberg und dem Hüten seiner schwangeren Frau.

Erics Körper verweigerte sich schmerzhaft, dann nahm er die Entschuldigung für etliche Jahre Beschimpfungen an, hob Oana spielend in die Luft. Auf Wiedersehen, geliebtes Spiegelbild.

Vor Millionen Zuschauern tanzten Eric und Oana, liebten sich auf der Bühne, hatten sich ihre ganz eigene Erzählung ausgemalt, aufgeteilt in zwölf Kapitel.

Seine Mutter staunte als Zuschauerin, Erics Tanzgeschichten machten sie sprachlos. Einen Auftritt widmete er ihr, danke, Mama. Eric wurde Vater zwischen den Proben. In der Nacht zu einem Montag blieben die Tanzschuhe im Saal zurück, Oana lieh ihm ihr Auto. Edith war bereit, das Kind war bereit, und Eric trainiert genug, um sie mindestens eine Stunde ohne abzusetzen halten zu können, zwischen den Wehen, auf der Liege, hockend oder im Pool. Am Morgen legte Eric seine Hand um Aarons Kopf, der einen einzigen Schrei von sich gab und dann schlief. Alle schliefen, nur über Erics Netzhaut flimmerten weiter Blitze. Er brachte seine kleine Familie nach Hause ins Himmelbett-Nest und blieb lange neben ihnen sitzen, so wichtig war ihm jede kleine Bewegung der beiden Erschöpften. Taubensuppe, Tee, zurück zur Probe. Ein junger Vater tanzte sich wach. Viel Zeit blieb nicht, weiter ans Set nach Babelsberg, dann nach Köln zur Tanzshow. Eric nahm Oana in den Arm und dankte Millionen Müttern vor laufender Kamera, eine bühnenreife Vaterbotschaft.

Die beiden mussten vor dem letzten Kapitel ihrer Erzählung die Show verlassen.

Eric verschwand mit Frau und Kind in Börnchen I, dem Ferienhaus von Ediths Großeltern, und schrieb an einem Wochenende das Drehbuch von »Trieb«. Fünfundsiebzig Minuten, in denen Oana und Eric ihr Finale vor einer Filmkamera tanzen. Oana Andrea Nechiti spielt darin Erics geheime Schwester.

Eine letzte Träne für Christin.

26.

Ausflug zum Feiern nach Barcelona, mit den DJs, die Erics Filmmusik mixten. Eric tanzte, nahm jeden Klang ab. Wunderschön auch, wie der Sound sich allmählich veränderte. Wasser mit Zitrone, gleich drei, bitte. Eric ging essen, genoss den Augenblick.

Subkultur gibt es kaum in Berlins tollen Hipsterläden. Aber im Umland von Barcelona, zur Aftershow in den Favelas. Dort legten sie nun Platten auf für sich, die sie liebten, und niemals vor Publikum gespielt hätten. Geschützte Musik.

Ein Festival in der Stadt, hundertzwanzigtausend Besucher, und im Bruchhaus in der Favela die Sounds, die nirgendwo sonst liefen. Musik, die sich Zeit nahm, Atmo, die auf einen Ton traf, bevor sie regelrecht explodierte. Stunden zwischen den Drops, extrem smooth, kein Stakkato. Einfaches Licht, aber hell, nicht eklig, keine Nebel, kein Gedöns.

Richtig schön und einfach.

»Eines langen Tages Reise durch die Nacht«, und Eric reiste durch Tage und Nächte. Die verschwitzten Bombenschmeißer lauerten in jedem Teil der Erde. Die einen grüßten mit »Ahoj«, die anderen mit »Hello« oder »Konichiwa!«. Jetzt saß Eric links hinten als Richter-Papapa. Er führte Protokoll, er schrieb mit.

27.

Premiere von »Trieb« in der Berliner Kulturbrauerei, ausverkaufter Großer Saal, Oktober-Dreckswetter. Die Danksagung als Erstes, danach wurde der Film gezeigt. Zwei Dutzend Menschen auf der Bühne, Aussteiger, Versager, aussortiert. Enkel-Krüppel und verzogene Stiefhunde. Das geliebte Team, die Station B3.1 auf der Bühne eines übervollen Kinosaals. Sie waren überhaupt nicht fertig, studierten Kunstgeschichte oder Geografie, lernten gerade, eine Kamera zu führen. Autonomer Film, keine erklärte Arbeitsteilung. Beim letzten Projekt die Lichtassistenz, beim Nächsten den Ton, Genauigkeit mussten sie lernen. Jeder auf der Bühne wurde vorgestellt, beim Fünften gab Eric Lorris das Mikrofon. »Machst du bitte weiter? Ich bin gerade sprachlos.«

Tausend Prozent glücklich. Aus der »Station B3.1« war ein offenes Labor geworden. Hereinspaziert, lasst uns reden, zusammen arbeiten und lernen, Projekt für Projekt. Glück ist immer Plural, alles andere bleibt Selbstbefriedigung.

Ein Fach hätte Eric in der Schule niemals geschwänzt, das »Runterkommen«. Austausch, sich freisprechen, damit Hamlet auf der Bühne bleibt und sich nicht in der Kantine zulöten muss.

Als die Platzanweiser durch die Reihen gingen, um die Türen zu öffnen, blieb es ungewöhnlich still, nur das Rauschen der Klimaanlage war zu hören. Dann zögerlicher Beifall, der anschwoll, Pfiffe, die Besucher erhoben sich von ihren Plätzen. Von rechts tastete eine Hand nach Eric. Eylin lächelte ihn an. »Was ist?«

»Weiß nicht.«

»Die meinen dich, Brüderchen.«

Eric hatte sehr aufmerksam seinen Film geschaut. Er korrigierte, setzte andere Akzente, ärgerte sich über unfertige Dialoge.

Der Applaus steigerte sich, sein Name wurde gerufen. Zeit, wieder auf die Bühne zu gehen, Fragen zu beantworten. Na klar doch. Eric kreuzte zwei Finger und legte sie auf seine Lippen, wobei er Eylin ansah. Dann ging er nach vorn.

28.

Babelsberg Kantine. Eric musste Text lernen, der gerade umgeschrieben worden war. Im Fernsehen eine Parlamentsdebatte, brüllende Politiker, fast alle brüllten ihre Reden. Da war sie, die Stimme der Schwester. Die Debatte endete auf »Endlich«. Endlich kamen oder gingen Abgeordnete, endlich teilte sich das deutsche Volk. Der Ausdruck in den Stimmen war verräterisch, die glühenden Wangen, wenn es um Entscheidungen ging, um »Wir-sind-das-Volk-Entscheidungen«.

So geht Schauspiel. Kostüm, Requisiten, Krawatte, Worte. Schon glaubt man dir, selbst wenn du das Parlament anbrüllst.

Eric bekam die Chance, mit den Nicht-Mitläufern zu sprechen, die weniger nette Familienväter im Richterstuhl angetroffen oder verpasst hatten, sich zu isolieren, als der Irrsinn bei ihnen ausbrach. Kurz nach den angespannten Weihnachtsfeiertagen, wo Gefängnisinsassen ihre Frauen und Kinder sehr vermissen, eine Mail aus der JVA Bremervörde:

»Viele Biografien in einer Justizvollzugsanstalt sind von Abhängigkeit geprägt. Die Inhaftierung auch, in mehrfacher Hinsicht. Sie selbst haben die Erfahrung gemacht, was eine Abhängigkeit physisch und psychisch bedeutet. Sie, Herr Stehfest, haben einen Ausweg aus der Sucht gefunden und damit ihr Leben neu begründet. Genau auf dieser Suche befinden sich viele unserer Inhaftierten. Vielleicht können Sie ein Schlüssel für diese Suche sein. Wir würden uns freuen, von Ihnen eine Rückmeldung zu erhalten, um eine gemeinsame Veranstaltung in der JVA Bremervörde zu planen.«

Pure Realität in Erics Postfach. Keine Filmszene, kein ausgedachter Plot, sondern Hilfe wurde von ihm erbeten. Die Antwort des neuen selbsternannten »Drogenbeauftragten«: »Lasst uns keine Zeit verlieren, bin dabei. Eric.«

Thema des Jahres im Ministerium für Gesundheit war »Meth«. Die Statistik wusste davon, dass die »Zahlen stiegen«. Darum lud eine neue Ministerin ein zum Tag der offenen Tür, wo auch Touristen Fragen stellen durften. Erics Projekt, die »Station B3.1« sollte ausgezeichnet werden.

»Was für ein Projekt?«, fragte die Ministerin. Sie sagte »Ja«. Wiesnbier war natürlich großes Kulturgut, sie kam immerhin aus Bayern. Doch Kiffen war scheiße. Dazu sagte sie »Nein.«

»Was für ein Projekt?«, fragte die Ministerin noch einmal. Sie sagte »Ja«. Nur kein Lob für die Station, dem schwierigen Umgang mit Sucht, dem Thema ihrer Filme. Stattdessen lobte Frau Beauftragte ein anderes Rauschmittel, das Bayrische Wiesnbier.

Den Reinfall hatte Wilhelm vorausgesagt in der Produktionsbesprechung zu Film zehn, »Angst«.

»Seit zwanzig Jahren interessiert es keine Sau, wenn sich Schüler vor dem Unterricht eine Line ziehen. Trotz Ministerien, Drogenbeauftragten und Sonderkommissionen. Zwanzig Jahre lang schöne Worte zu harten Fakten. Die Zahlen der Drogentoten sind übrigens

Bullshit. Vom Bus überfahren, von der Klippe gesprungen, das zählt alles nicht, auch nicht die Gewaltverbrechen unter Drogeneinfluss. Sport frei.«

Wilhelm hatte gerade ausgesprochen, warum er mit im Team war.

In Hamburg hatten die Saubermänner ein ganz besonderes Geschenk für die bettelnden Heroinsüchtigen am Hauptbahnhof. Sie installierten Lautsprecher. Über den Vorplatz bis in die kleinsten unbeobachteten Nischen floss dezente klassische Musik als Rattengift, Musik, die Menschen auf »Age« wahnsinnig macht. Darum war der Bahnhof plötzlich sauber, gereinigt von den Junkies, über die sich die Touristen beschwert hatten. Verpisst euch, geht arbeiten, oder nehmt bessere Drogen, die man euch nicht ansieht in unserer perfekten Hamburger Bahnhofswelt. Nur verschwindet. Heimlich und still wurde aufgeräumt, ein Lob an den Minister. »Es« hatte längst begonnen, nicht an den Kreuzungen und Haltestellen, sondern auf den Bahnhöfen.

Früher fragte niemand, woher das Geld kam, nun servierten hoffnungsvolle Praktikanten in Büros Kaffee, weil sie alle in dieses tolle Leben schlüpfen wollten, mit Krawatten und dunkelgrauen Hosenanzügen. Eltern hatten ihre Kinder im Stich gelassen. Die Haare saßen perfekt, auch das Makeup war tadellos. Hier und da ein Piercing an den Schamlippen oder eine versteckte Hornhautentzündung. Sie waren so sehr verrückt nach der Geschichte von Christiane F., dass sie vergaßen, was sie ihnen tatsächlich erzählte. Uns. Überfluss, weniger Grund- als Luxusbedürfnisse, ausgequetscht wie Orangen, bis wir leer waren, ausgedrückt und leer genug für die nächsten Drogen. Eine Bohème, die sich selbst diesen Namen gab, eroberte die Kaffeehäuser und Vorzimmer der Chefetagen, wollte beginnen mit dem Kleinsten im Großen. Was sie geprägt hatte, war akute Prüfungsangst und Liebesentzug als Bestrafung. Ab morgen, zum Tag der offenen Tür, würde jedem ein Handy in die Schultüte gepfeffert werden, um damit das digitale System noch besser verstehen zu können. Keine ausgeklügelte Computertechnik, sondern Hochleistungskristalle.

Der Rahmen wurde verlassen, Gier gegen Sucht. Nicht nur Geld spielte eine Rolle, alle Ressourcen, auf denen Leistung basiert, wurden angezapft. Die Kinder wollten nur noch Mama und Papa gefallen. Darum versprachen sie feierlich, gut zu sein, besser und schneller als die Nachbarskinder, nach dem Preis dafür fragte niemand. Für die Herrscher der Zeit eine Etüde, sie spielten nicht mehr Gott, sondern Mama und Papa.

Aus Christiane F. wurde Christin, die kleine Schwester, die sogar in den Arsch von Mama und Papa kroch, nur um von ihnen gelobt zu werden.

29.

Zurück nach Berlin, einige körperliche Schäden durch Methylamphetamin tauchen erst allmählich auf. Zahltag, mal wieder. Ein Bahnhof, irgendwo, Eric wusste nicht, in welchem Stadtteil er sich befand. Irgendwo eben, so sollte die ganze Stadt heißen, Wo-Irgend-Wo. Kurz setzen. ›Guten Tag, Tinnitus, guten Tag, du lieblicher Ton, ich grüße euch, ihr lieben kleinen Meerschweinchen. Jetzt höre ich wirklich alles.‹ Eric zog seine Kapuze über den Kopf und legte sich auf eine Wartebank, zusammengekrümmt wie ein sterbendes Tier. Seine Ohren mussten bluten vom Dreckston. Stunden oder Tage blieb er liegen, scheiß Happy-End. Die Tür ließ sich nicht einfach wieder schließen. Jedes Zeug hätte geholfen, bis der Zirkus im Kopf endlich vorbei war. Frag einen der anderen Wartenden, ›Haben Sie Zeug bei sich, es singt gerade so prächtig in meinem Kopf?‹. Nein, Eric musste es aushalten, er würde dafür bezahlen, clean zu bleiben, hier auf der Bank am Bahnhof. Die Bank hatte Zeit, und auch Eric würde Zeit haben, abzuwarten, bis das Fiepen vorbei war.

30.

Zahltag Ende – nein, der Ton hatte seine Brüder eingeladen. ›Guten Tag, ihr lieben Zähne, ich will euch meinem Doktor vorstellen.‹ Das würde sehr wehtun, die Kater-Zähne mussten raus. Eric der Neo-Junkie saß in der Falle ohne die betäubenden Chemikalien. Und er wurde vergesslich, daran musste er unbedingt arbeiten.

Seine Bedenken waren geblieben, Fragebögen ehrlich auszufüllen. Allergien, Operationen, Drogen. Der Mann mit den befreienden Werkzeugen wünschte informiert zu sein, um die Betäubung dosieren zu können. Neue Lücken für neue Aufgaben nach dem Plomben-Billig-Pfusch vom »Wurzelpeter« in der Therapie.

Die Erklärungen aus dem Doktor-Mund blieben Andeutungen, immerhin beschrieb er ein Drama in mindestens sechs Akten.

Nach der fünften Spritze ein sehr vertrauter Gesang, das Nervensystem dechiffrierte die chemischen Substanzen. Eric überlegte kurz, sich die Zunge abzubeißen, was leicht gewesen wäre bei dieser Ladung. Fünf Blendgranaten an der Stelle, wo eben noch ein Mund war. Eisige Watte tupfte von Zahn zu Zahn, keine Reaktion. Der Startschuss für den Zahn-Entfernungs-Marathon.

Zwei überladene Jahre waren vergangen, neun Filme, eine Hochzeit, eine Geburt und eine Tanzshow. Daneben drehen, schreiben, Familie, drehen. Der Jahreswechsel sollte umbenannt werden in »Nochmal. Neuer Versuch«. Ein Neo-Junkie ernährte sich von Arbeit, sein Fieber ließ ein ganzes Team schwitzen.

Auf Wiedersehen, Papa-Zahn. Als die Zange den Ersten herausreißen musste, fehlte jede Liebe zum Detail. Wie in Erics Arbeiten. Seine Furcht davor, morgen kein sicheres Einkommen mehr zu haben, musste er verbergen, weil die Produktion der Filme davon abhing. Vor dem Team redete er nie über Geld, die Arbeit sollte leicht und frei sein.

Mit dem zweiten Zahn brach fehlende Zeit heraus, für die kleine Familie. Durch kommerzielle Arbeit Filme zu finanzieren, war eine

Idee, doch die Familie nicht aus den Augen zu verlieren, eine wirkliche Herausforderung.

Der dritte war der Hilde-Zahn. Ein großes Loch blieb für neue Worte. Auf Wiedersehen, keinen Gruß. Nur ein Bild blieb, wie man etwas nicht machen sollte.

Den vierten Akt widmete Eric seiner Meisterin, der Schwester. Ein Zahn ohne Wurzel ist tot, sollte extrem geschützt werden, sonst brechen Stück für Stück die Ecken ab. Durchschnittliche Zerfallsdauer etwa sieben Jahre, tote Zähne können nicht lernen.

Wie konnte Eric diese Zeit vermissen? Nicht den Ort oder das »Ensemble« in der Therapie. Nein, er vermisste den abwesenden dickbusigen Account, die Stille, das Fehlen ständiger News. Ihm fehlte das Fehlen. Die letzten beiden Jahre hatte Eric fast ausschließlich mit seinem Telefon verbracht. Mails, Bilder, Antworten, und nun das Wetter von morgen.

Die Lupe vor seiner Nase sprach zu Eric, verlangte eine Entscheidung. »Entspannen Sie bitte Ihrer Hände?« Der Staubsauger im Mund hinterließ eine wüste Landschaft aus Ruinen, kein Wasser, kein Zahn, keine neue Geschichte.

31.

Im Haus der sieben Schwestern, Eric stand am Küchenfenster. Liane beobachtet ihn über den Rand ihrer Zeitung. Eylin las ein Buch, eine Wanduhr zerlegte die Stille in kleine Episoden. Eric zog sein Hemd aus, ging vor die Tür. Der Holzhaufen war ziemlich gewaltig. Holz ist gut, brennt gut und lässt sich spalten. So spricht ein wahrer Zimmermann, die Axt steckte vor ihm in einem Baumstumpf. Eric konnte es sich nicht verkneifen, sah ja niemand.

»Endlich …«

Eylin aber entging nicht, wie er die Lippen bewegte. Wenn jemand stumme Worte lesen konnte, dann Eylin. Eric zwinkerte ihr zu, bevor er die Axt in den ersten Scheit krachen ließ. Sie war erleichtert, doch schüttelte sie den Kopf. Damit macht man keine Scherze, verehrter Bruder, Herr Schauspieler, ja?

Wegen Eylin hatte das Haus am Käferberg seinen Namen.

»Ich habe meine Schwester nicht gesehen, als ich Christin suchte, sieben Jahre lang.«

Eine Entschuldigung fehlte noch. Wenn Eric in Niedersachsen oder München aufgewachsen wäre, hätte er genauso geschimpft – Scheiß-Niedersachsen, Scheiß-Bayern. Das war niemals so gemeint. Ehrenwort.

32.

Drehen bis 22:00 Uhr, dann schreiben bis 6:00 Uhr früh. Eine gute Zeit, um ins Techno-Mekka zu pilgern, nur kurz, zum »Kater«. Vor der Tür eine lange Schlange, Eric zeigte sein Lächeln. »Ich hab nur zwei Stunden.« Auch Türsteher haben Familien. Eric kannte den vom Kater aus der kleinen Pizzeria in Neukölln. Der Türsteher beim Pizzakauf mit einer Kindertrage vor der gewaltigen Brust, drei Zentner Zärtlichkeit. »Viel Vergnügen, junger Mann, viel Vergnügen.«

Clubbesuch mit Werkzeugkoffer, Laptop, Stift, Notizbuch. »Drei Wasser mit Zitrone bitte, danke.« Tanzen mit dem Rücken zum Pult des DJ. Klares aufgeräumtes Sprachzentrum. Was gleich blieb, war der Schweiß. Darum die vielen potenziellen Käufer, die ihn für den Ober-Druffen hielten, den Abgedrehtesten. »Hast du was?« Sagte selbst der Spiegel im Klo. Woher kam eigentlich der Impuls, auf dem Klo zu ziehen, dort im Dreck vier, fünf Lines zu bauen? Eric fielen die harmonischen Pausen des DJ auf, der Körper hätte sie genießen können. Ein Set besteht aus Hoch und Runter, dazwischen Zeit fürs Klo. Nach zehn Drops ein Zwischenstück, viel zu ruhig, eigentlich Zeit für den Paartanz oder Zeit zu flüstern. Trance zu zweit, Nähe. Zu viel Nähe, darum das Ziehen auf der Toilette. Unisex. Bis die Morgensonne durch die rot gefärbten Scheiben knallte. Hier durfte niemals ein Wecker klingeln, in der Abstellkammer der unartigen Kinder. Vom ersten auf den zweiten Januar kein Feiertag, sondern die »Nacht der Stiefhunde«.

Die Armen konnten nicht schlafen, mussten den einsamen Jahreswechsel unbedingt verlängern, nur keine guten Vorsätze fassen. Sie kannten ihr auferlegtes Limit, spring niemals höher als dein Herrchen. Eine Armee von Abgewiesenen zog durch die Stadt, suchte nach MDMA-Liebe, Berührungen ohne Bedingungen. Der Kater war genau der richtige Ort dafür. Ex-Freundinnen flöteten aus der Ich-habe-dich-lieb-Soße in die Ich-lasse-dich-jetzt-los-Soße. Gleichgeschaltet der Herzschlag.

In diesem Club schrieb Eric die Hälfte seiner Drehbücher.

33.

Als es längst hell war, kam er nach Hause, schlich auf Zehenspitzen in die Wohnung, ein Kuss auf Ediths Stirn. »Schön, dass du da bist, wie spät ist es?«, murmelte sie und schlief weiter. Daneben das Bett des Sohnes.

Eric saß vor dem Kinderbett. »Guten Morgen, mein wunderschöner Liebling. Weißt du was?« Er nahm seinen Kalender und schrieb dort, wo die Geburtstage hinkommen, wo nur Zahlen stehen und keine Wochentage. »Heute plus sieben Jahre. An diesem Tag will ich es dir einmal sagen, du Kind der Liebe, dass du sehr willkommen bist. Falls du es bis dahin nicht schon längst …« Er musste kichern. »Psst, sonst weckst du die beiden. Oder gleich? In vier Stunden?« Er schloss kurz die Augen, »… darf ich nicht vergessen, so vieles, was ich nicht vergessen darf, das muss ich sofort notieren.«

Sein Kopf lehnte an der Wand, »einen Moment nur, geht gleich weiter. Nur einen Moment die Augen schließen«. Ein feines Lächeln auf Erics Gesicht, die Lippen halb geöffnet. Dann folgten lange gleichmäßige Atemzüge.

ERIC STEHFEST DANKT

Lorris Andre Blazejewski
Edith Stehfest
Aaron Amadeus Stehfest
Team der »Station B3.1«
Kater Blau
Liane Wetterney
Eylin Wetterney
Hans-Peter Ehlers
Walburga Ehlers
Edgar Kruschat

MICHAEL J. STEPHAN DANKT

Susanne Schleyer
Ellen Becker
Mi Spirandelli
Ulrike Stöhring
Sabine und Frank Adelsberger
Hannes Hametner
Lukas Lessing
Stiftung Schleyer

Das Zitat auf S. 259 stammt aus »bash. stücke der letzten tage« von Neil LaBute, Theaterfassung erschienen im Rowohlt Theater Verlag, Reinbek.

Edel Books
Ein Verlag der Edel Germany GmbH

Neumühlen 17, 22763 Hamburg
www.edel.com
1. Auflage 2018

Projektkoordination: Gianna Slomka
Lektorat: Judith Schneiberg
Umschlagfoto vorn: © Susanne Schleyer/autorenarchiv.de
Umschlagfoto hinten: © Lorenz Lenk
Fotos und Abbildungen im Innenteil: Eric Stehfest und Michael J. Stephan privat
Layout und Umschlaggestaltung:
Groothuis. Gesellschaft der Ideen und Passionen mbH | www.groothuis.de
Druck und Bindung: optimal media GmbH,
Glienholzweg 7, 17207 Röbel / Müritz

Printed in Germany

ISBN 978-3-8419-0629-8